'LIR Lippincott's Illustrated Reviews

Memorama: INMUNOLOGÍA

Deborah Lebman, PhD
Department of Microbiology and Immunology
Virginia Commonwealth University
Richmond, Virginia

Wolters Kluwer

Philadelphia • Baltimore • New York • London
Buenos Aires • Hong Kong • Sydney • Tokyo

Av. Carrilet, 3, 9ª planta, Edificio D - Ciutat de la Justícia
08902 L'Hospitalet de Llobregat
Barcelona (España)
Tel.: 93 344 47 18
Fax: 93 344 47 16
e-mail: lwwespanol@wolterskluwer.com

Traducción:
Dr. Mauricio Federico Becker D'Acosta

Revisión científica:
Dra. A. Karina Chávez Rueda
Investigador Titular "A"
Instituto Mexicano del Seguro Social

Revisión y correlación científica
Dr. Lenin Pavón Romero
Doctor en Ciencias con especialidad en Inmunología
Miembro de Sistema Nacional de Investigadores (SNI) Nivel III. México
Investigador en Ciencias Médicas de los Institutos Nacionales de Salud Nivel D. México

EBC. Priscila Samantha Alvarez Herrera
Especialista en Bioquímica Clínica
Departamento de Psicoinmunología
Instituto Nacional de Psiquiatría. México

Dirección editorial: Carlos Mendoza
Editor de desarrollo: Cristina Segura Flores
Gerente de mercadotecnia: Juan Carlos García
Cuidado de la edición: Carolina Arriaga Dorantes
Maquetación: Carácter Tipográfico/Eric F. Aguirre • Aarón León
Impresión: R.R. Donnelley-Shenzhen / Impreso en China

ISBN de la edición en español: 978-84-16654-69-7
Depósito legal: M-35251-2016
Edición en español de la obra original en lengua inglesa de *Lippincott Illustrated Reviews Flash Cards: Inmunology*, de Deborah Lebman, publicada por Wolters Kluwer

ISBN de la edición original: 978-1-4511-9533-0

RRS1611

Características: revisión en tres niveles

LLAMADAS RÁPIDAS: ¡evalúe su retención de conceptos clave en un contexto lectura por lectura!

REVISIÓN DEL CURSO: preguntas detalladas para asegurar un entendimiento exhaustivo del material del curso. ¡Datos importantes para la revisión de exámenes del curso!

CORRELACIÓN CLÍNICA: ¡explican la forma en que la ciencia básica ayuda a predecir los desenlaces en un contexto clínico!

Contienen las mismas ilustraciones visionarias de
Lippincott Illustrated Reviews: Immunología
Con las Lippincott's Illustrated Reviews, ver es comprender.

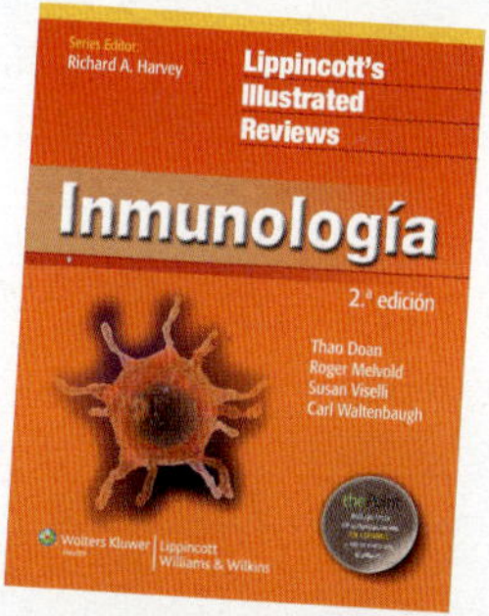

Incluye correlación con los capítulos del libro
Inmunología molecular, celular y traslacional
para ampliar los conocimientos sobre la inmunología.

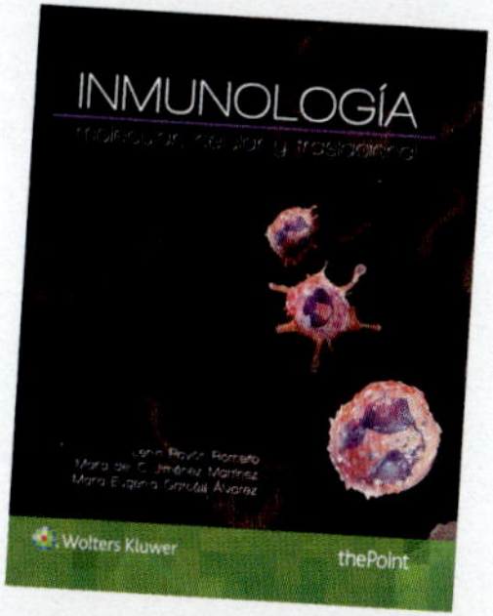

Prefacio

LIR Memorama: Inmunología es una herramienta portátil de estudio diseñada para la autoevaluación y revisión de la inmunología médica. Las tarjetas fueron desarrolladas principalmente para que las utilicen los estudiantes de medicina y se preparan para presentar sus exámenes.

TARJETAS DE PREGUNTAS

La mayor parte son preguntas para valorar el nivel de comprensión y la profundidad del conocimiento del lector:

LLAMADAS RÁPIDAS: las preguntas prueban el panorama conceptual de un concepto clave.

REVISIÓN DEL CURSO: estas preguntas desarrollan el panorama conceptual y explican los detalles necesarios para comprender las presentaciones clínicas asociadas con las estructuras y sistemas. Las respuestas revisan contenidos relevantes en la preparación de exámenes de certificación.

CORRELACIONES CLÍNICAS: estas preguntas llevan el contenido directamente a la práctica. El enfoque está en poner la ciencia básica en el contexto clínico; las preguntas se enfocan en presentaciones comunes y las respuestas preparan para la práctica clínica.

Las tarjetas incluyen ilustraciones diseñadas específicamente para que ayuden al estudiante a visualizar e identificar estructuras.

TARJETAS DE RESUMEN

Cada unidad contiene tarjetas de resumen que describen los puntos más importantes de la unidad. Las tarjetas de resumen son una herramienta de estudio independiente y pueden usarse en conjunto con las tarjetas de preguntas para probar la comprensión de conceptos clave.

TARJETAS DE CASO

Cada unidad contiene tarjetas de caso que incluyen un escenario clínico y los conceptos inmunológicos clave ilustrados para este escenario.

Agradecimientos

Agradezco al personal editorial de Wolters Kluwer por su apoyo en este proyecto y a los estudiantes de la Escuela de Medicina de la VCU cuyo deseo de aprender inspira mi deseo de enseñar.

–Deborah Lebman

Créditos de las figuras

Tarjeta 4.35 Pregunta y Respuesta: de Jennette JC, Olson JL, Schartz MM, et al. *Heptinstall's Pathology of the kidney*. 6th ed. Philadelphia, PA: Lippincott Williams & Wilkins; 2007.

Tarjeta 4.37 Pregunta y Respuesta: Modificada de Anatomical chart company. *Hypertension Anatomical Chart*. 2nd ed. Philadelphia, PA: Lippincott Williams & Wilkins; 2004.

Contenido

UNIDAD 1	Concepto de lo propio y reconocimiento entre lo propio y extraño	1.1
UNIDAD 2	Sistema inmunitario innato	2.1
UNIDAD 3	Sistema inmunitario adaptativo	3.1
UNIDAD 4	Aspectos clínicos de la inmunidad	4.1
APÉNDICE	Abreviaturas	A-1

Concepto de lo propio y reconocimiento entre lo propio y extraño

¿Cuáles son las tres etapas del sistema inmunitario para defenderse contra microorganismos?

¿Cuál es la diferencia entre los microorganismos clasificados como patógenos y las bacterias comensales?

Una joven a la que se ha tratado con éxito una infección de vías respiratorias con antibiótico de amplio espectro regresa a consulta con candidosis vaginal (infección oportunista). ¿Cómo explicaría la aparición de candidosis en esta paciente?

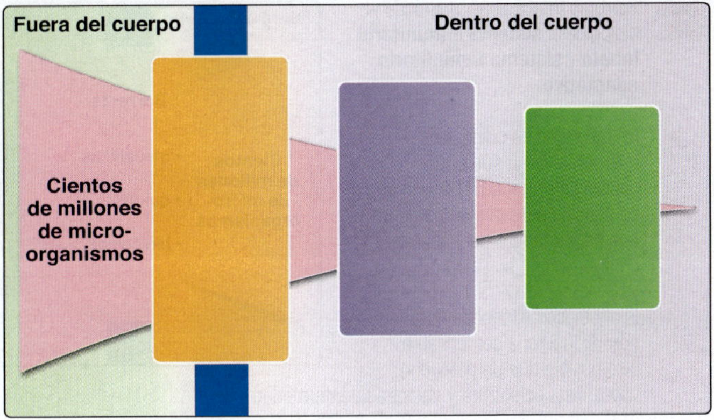

Concepto de lo propio y reconocimiento entre lo propio y extraño

Barreras (mecánicas, químicas y biológicas), **sistema inmunitario innato** y **sistema inmunitario adaptativo**.

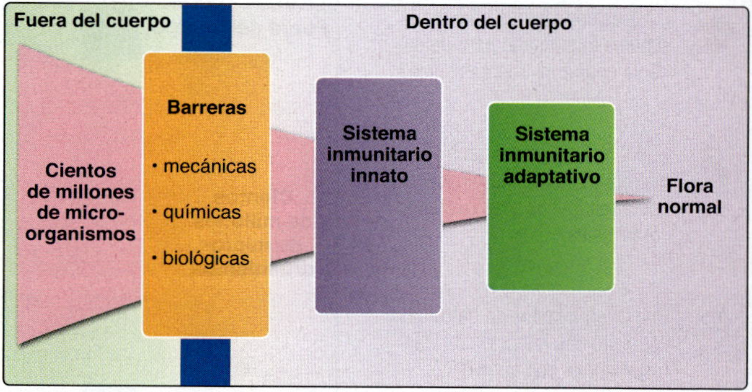

Un patógeno es cualquier microorganismo que puede causar enfermedad. Una bacteria comensal es un microorganismo que habita dentro del hospedero y contribuye con su salud.

El antibiótico eliminó la flora normal (bacteria comensal) e hizo posible que un patógeno oportunista colonizara y causara la enfermedad.

Para abordar más sobre el tema, consulta los capítulos **2** y **4** del libro *Inmunología molecular, celular y traslacional* de L. Pavón, M.C. Jiménez y M.E. Garcés publicado por Wolters Kluwer.

Concepto de lo propio y reconocimiento entre lo propio y extraño

Identifique las características de los receptores del sistema inmunitario innato y adaptativo que distinguen entre lo propio y extraño como se indica en los números en el recuadro.

Las células del sistema inmunitario ______, pero no las del sistema inmunitario ______, pueden generar receptores que reconocen lo propio.

La inflamación localizada que se presenta después de una lesión menor (p. ej., un corte en el dedo) se debe al sistema inmunitario _____.

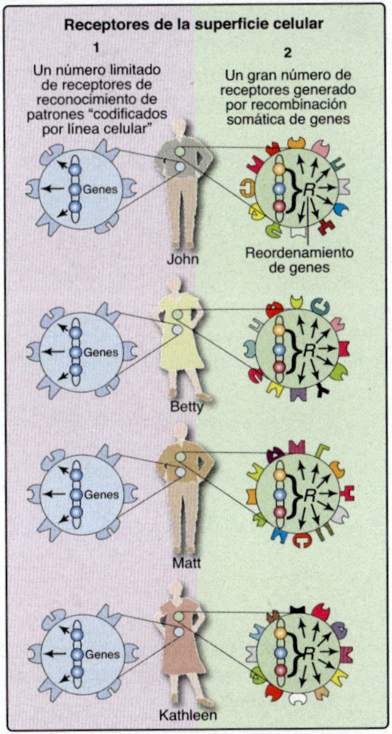

Concepto de lo propio y reconocimiento entre lo propio y extraño

1 (izquierda): innato; 2 (derecha): adaptativo.

Las células del sistema inmunitario adaptativo, pero no las del sistema inmunitario innato, pueden generar receptores que reconocen lo propio.

La inflamación localizada que se presenta después de una lesión menor (p. ej., un corte en el dedo) se debe al sistema inmunitario innato.

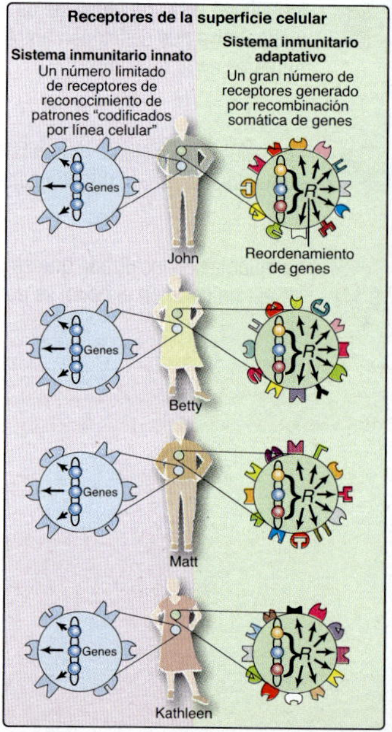

Para abordar más sobre el tema, consulta los capítulos **2, 4** y **11** del libro *Inmunología molecular, celular y traslacional* de L. Pavón, M.C. Jiménez y M.E. Garcés publicado por Wolters Kluwer.

Concepto de lo propio y reconocimiento entre lo propio y extraño

¿Qué distingue a los sistemas inmunitarios innato y adaptativo en lo que se refiere a rapidez y especificidad?

El nombre de los receptores que distinguen entre lo propio y extraño en el sistema inmunitario innato es ________ __ ________ __ ________.

La vacunación es un ejemplo donde se utiliza exitosamente el sistema inmunitario. ¿Qué papel desempeña el sistema inmunitario innato y adaptativo en la vacunación?

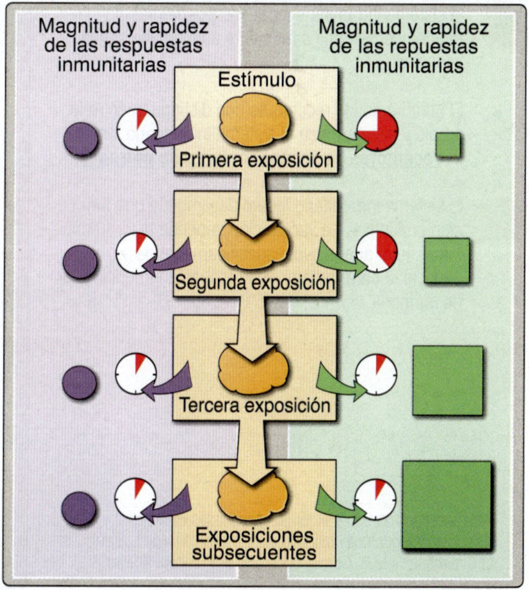

Concepto de lo propio y reconocimiento entre lo propio y extraño

El sistema inmunitario innato responde más rápido, y el sistema inmunitario adaptativo es más específico.

El nombre de los receptores que distinguen entre lo propio y lo extraño en el sistema inmunitario innato es **receptores de reconocimiento de patrones**.

El sistema inmunitario innato desempeña una función preliminar. La vacunación depende del sistema inmunitario adaptativo, específicamente de su capacidad para generar una respuesta inmunológica de memoria.

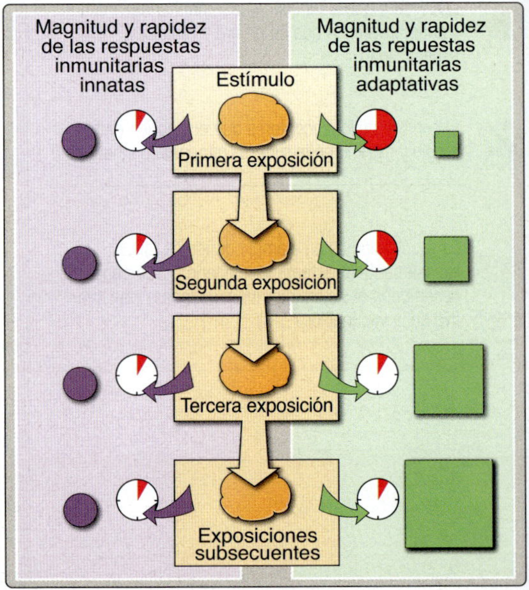

Para abordar más sobre el tema, consulta los capítulos **2** y **4** del libro *Inmunología molecular, celular y traslacional* de L. Pavón, M.C. Jiménez y M.E. Garcés publicado por Wolters Kluwer.

Identifique cada círculo numerado como antígeno o epítopo.

¿Qué distingue a un antígeno de un inmunógeno?

La progresión de algunas enfermedades autoinmunes (p. ej., el lupus eritematoso sistémico [LES]) se asocia con la propagación de epítopos. ¿Qué es la propagación de epítopos?

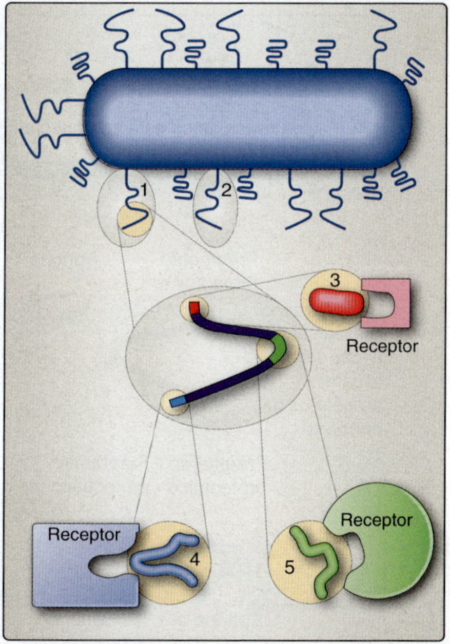

Concepto de lo propio y reconocimiento entre lo propio y extraño

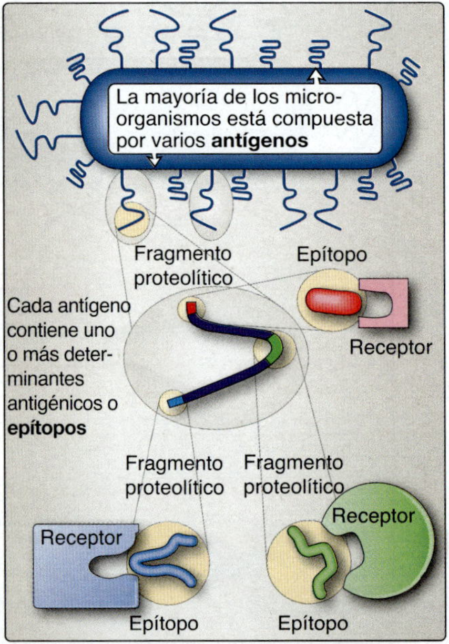

Un **inmunógeno** es un antígeno que induce una respuesta inmunológica.

La propagación de epítopos es el proceso por el cual se incrementa el número de epítopos que indujeron la respuesta inmunológica. Puede ser tanto intramolecular (la respuesta "se propaga" contra epítopos nuevos de la misma molécula [antígeno]) como intermolecular (la respuesta "se propaga" contra epítopos expresados en moléculas diferentes [antígenos diferentes], que forman parte de un complejo macromolecular).

Para abordar más sobre el tema, consulta los capítulos **8, 10** y **22** del libro *Inmunología molecular, celular y traslacional* de L. Pavón, M.C. Jiménez y M.E. Garcés publicado por Wolters Kluwer.

Complete la tabla.

En respuesta a la inmunización con el conjugado hapteno-proteína acarreadora, el linfocito B reconoce el ______, mientras que el linfocito T reconoce un ____________ ___ ___ ________ ________.

En la vacuna neumocócica (*Pneumovax*), el polisacárido neumocócico en el conjugado hapteno-proteína acarreadora se considera el ______ en un par hapteno-conjugado.

Inmunización con	Estructura	Respuesta al epítopo de la proteína acarreadora	Respuesta al hapteno	Comentario
Inmunógeno o proteína acarreadora	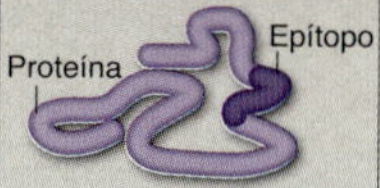			
Epítopo sintético o hapteno	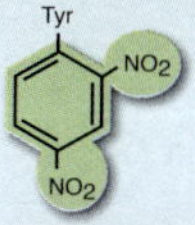			
Conjugado hapteno-proteína acarreadora	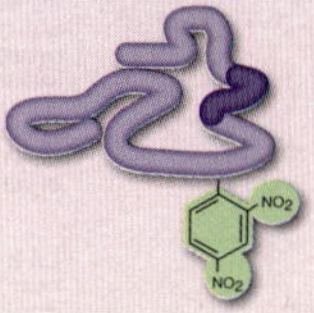			
Hapteno NO conjugado a la proteína acarreadora	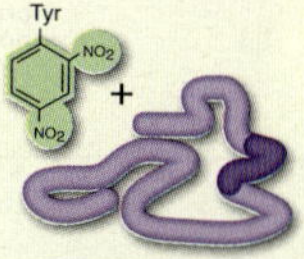			

Concepto de lo propio y reconocimiento entre lo propio y extraño

Inmunización con	Estructura	Respuesta al epítopo de la proteína acarreadora	Respueta al hapteno	Comentario
Inmunógeno o proteína acarreadora	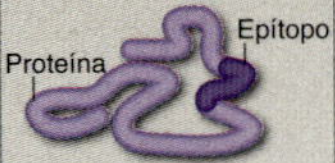	Sí	No aplica	La proteína con la que se inmuniza (a veces llamada proteína acarreadora) que induce una respuesta inmunitaria se llama inmunógeno
Epítopo o hapteno sintético	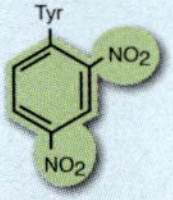	No aplica	No	La inmunización con una molécula sintética, en este caso 2,4-dinitro-fenil-tirosina, no induce una respuesta inmunitaria por sí misma y se llama hapteno
Conjugado hapteno-proteína acarreadora	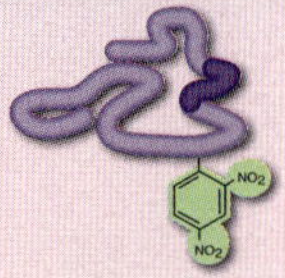	Sí	Sí	La inmunización con un hapteno unido químicamente con la proteína acarreadora induce una respuesta inmunitaria tanto para el epítopo de la proteína acarreadora como para el hapteno
Hapteno NO conjugado a la proteína acarreadora	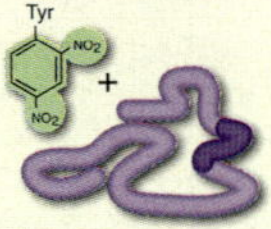	Sí	No	La inmunización con un hapteno sin conjugar con la proteína acarreadora no induce una respuesta inmunitaria

En respuesta a la inmunización con el conjugado proteína acarreadora, el linfocito B reconoce el **hapteno**, mientras que el linfocito T reconoce un péptido/epítopo de la proteína acarreadora.

En la vacuna neumocócica (*Pneumovax*), el polisacárido neumocócico en el conjugado hapteno-proteína acarreadora se considera el **hapteno** en un par hapteno-conjugado.

Para abordar más sobre el tema, consulta el capítulo **8** del libro *Inmunología molecular, celular y traslacional* de L. Pavón, M.C. Jiménez y M.E. Garcés publicado por Wolters Kluwer.

En la inmunidad innata, los ________ ____ ________ ____ ________ ____ expresados en las células del hospedero reconocen a los ________ ____ ________ ____ ________ ________ en los microorganismos.

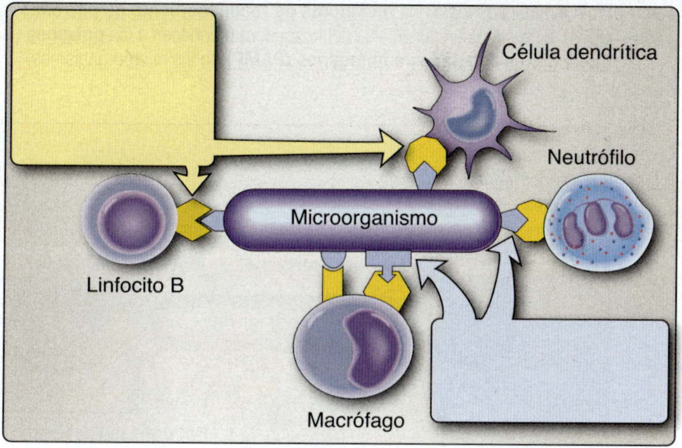

El lipopolisacárido (LPS) es un antígeno T-independiente debido a que el linfocito B lo reconoce a través de su Ig y ________ ________ ________ ____ de los linfocitos B.

Debido a que tanto macrófagos como neutrófilos pueden reconocer patógenos, la presencia de ________ en el tejido, distingue entre un tejido inflamado de uno normal.

Concepto de lo propio y reconocimiento entre lo propio y extraño

En la inmunidad innata, los **receptores de reconocimiento de patrones (PRR)** expresados en las células del hospedero reconocen a los **patrones moleculares asociados a patógenos (PAMP)** en los microorganismos.

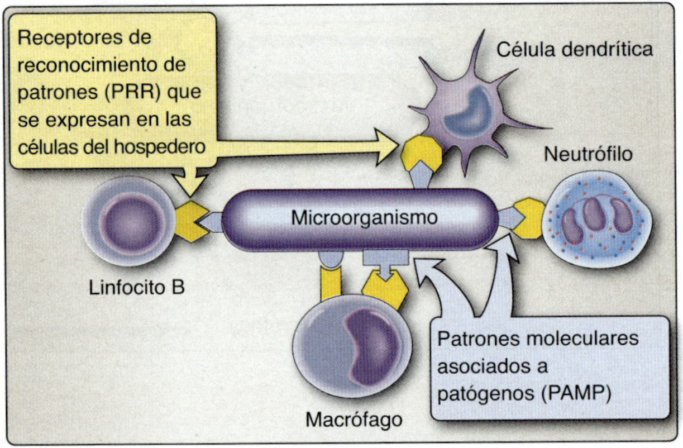

El lipopolisacárido (LPS) es un antígeno T-independiente debido a que el linfocito B lo reconoce a través de su Ig y **receptores tipo Toll 4** (TLR-4) de los linfocitos B.

Debido a que tanto macrófagos como neutrófilos pueden reconocer patógenos, la presencia de **neutrófilos** en el tejido, distingue entre un tejido inflamado de uno normal.

Para abordar más sobre el tema, consulta los capítulos **4** y **6** del libro *Inmunología molecular, celular y traslacional* de L. Pavón, M.C. Jiménez y M.E. Garcés publicado por Wolters Kluwer.

Concepto de lo propio y reconocimiento entre lo propio y extraño

Las células NK tienen dos tipos de receptores: ___ que reconoce moléculas relacionadas con el "estrés" como _________ y _________ que reconocen _________.

Las células NK son importantes en la respuesta inmunitaria contra células infectadas por _________.

Un paciente con leucemia recibe un trasplante de médula ósea, donde el complejo principal de histocompatibilidad (MHC, *Major Histocompatibility Complex*) clase I (HLA-C) difiere entre el del donador y el paciente. Esta diferencia tiene un efecto benéfico porque _________________________.

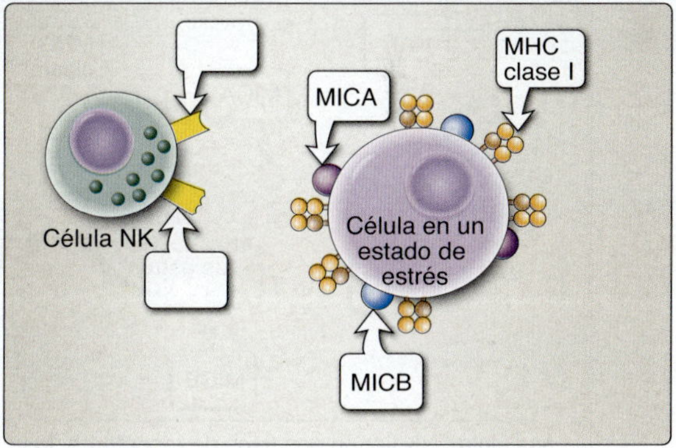

Concepto de lo propio y reconocimiento entre lo propio y extraño

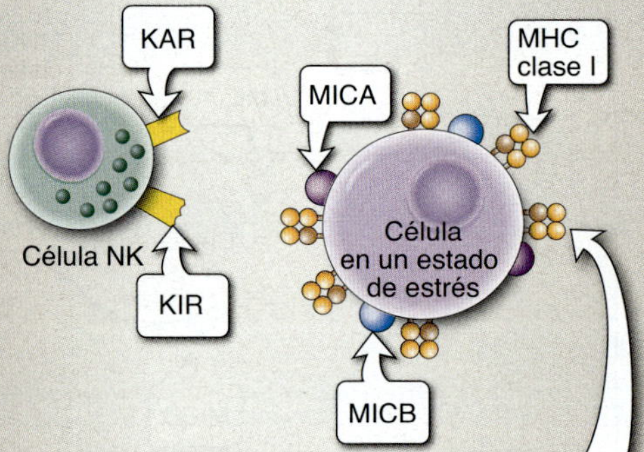

Las células NK tienen dos tipos de receptores: los receptores de activación (KAR) que reconocen moléculas relacionadas con el estrés como MICA y MICB, y receptores de inhibición (KIR) que reconocen moléculas del MHC clase I expresadas en las células con núcleo.

Las células NK son importantes en la respuesta inmunitaria contra células infectadas por virus.

Los receptores de inhibición (KIR) en las células NK del donador no reconocen completamente el HLA del receptor, y las células NK son capaces de eliminar a las células leucémicas residuales.

Para abordar más sobre el tema, consulta el capítulo **2** del libro *Inmunología molecular, celular y traslacional* de L. Pavón, M.C. Jiménez y M.E. Garcés publicado por Wolters Kluwer.

Complete los ligandos para TLR2, TLR3, TLR 4 y TLR5.

¿Cuáles son las dos vías de señalización activadas por TLR, y qué tipo de citocina se asocia con cada vía?

A pesar de que los pacientes con deficiencia de cinasa 4 asociada con el receptor de la interleucina 1 (IRAK4) presentan infecciones severas y recurrentes por bacterias piógenas, tienen sistemas inmunitarios adaptativos normales (p. ej., números normales de linfocitos T y B, concentraciones normales en suero de inmunoglobulinas y habilidad de generar anticuerpos protectores contra antígenos protéicos). ¿Cómo lo explica?

TLR	Expresado en	Reconoce y une	Que se encuentran en
TLR1	Monocitos/macrófagos Poblaciones de células dendríticas Linfocitos B		Bacterias
TLR2	Monocitos/macófagos Poblaciones de células dendríticas Mastocitos		Bacterias Bacterias Bacterias Bacterias Bacterias grampositivas Células del hospedero Hongos
TLR3	Células dendríticas Linfocitos B		Virus
TLR4	Monocitos/macrófagos Poblaciones de células dendríticas Mastocitos Epitelio intestinal		Bacterias gramnegativas Bacterias y células del hospedero Células del hospedero Células del hospedero Células del hospedero
TLR5	Monocitos/macrófagos Poblaciones de células dendríticas Epitelio intestinal		Bacterias

Concepto de lo propio y reconocimiento entre lo propio y extraño

TLR	Expresado en	Reconoce y une	Que se encuentran en
TLR1	Monocitos/macrófagos Subgrupo de células dendríticas Linfocitos B	Triacil-lipopéptidos múltiples	Bacterias
TLR2	Monocitos/macófagos Subgrupo de células dendríticas Mastocitos	Glicolípidos Lipopéptidos Lipoproteínas Ácido lipoteicoico Peptidoglicano HSP70 Zymosan Otras moléculas	Bacterias Bacterias Bacterias Bacterias grampositivas Células del hospedero Hongos
TLR3	Células dendríticas Linfocitos B	ADN viral (doble cadena)	Virus
TLR4	Monocitos/macrófagos Subgrupo de células dendríticas Mastocitos Epitelio intestinal	Lipopolisacárido Diferentes proteínas de choque térmico Fibrinógeno Sulfato de heparina Ácido hialurónico Otras moléculas	Bacterias gramnegativas Bacterias y células del hospedero Células del hospedero Células del hospedero Células del hospedero
TLR5	Monocitos/macrófagos Subgrupo de células dendríticas Epitelio intestinal	Flagelina	Bacterias

Por la vía TRIF/TRAM se secretan interferones tipo I, por la vía MyD88 citocinas proinflamatorias como factor de necrosis tumoral alfa (TNF).

IRAK4 tiene un papel importante en la respuesta inmunitaria innata. La señalización vía TLR activa IRAK4, lo que induce la producción de citocinas proinflamatorias, así como interferones tipo I. Sin embargo esto no parece tener un papel importante en la respuesta del sistema inmunitario adaptativo. Pero se requiere de ambas respuestas inmunitarias, innata y adaptativa, para combatir efectivamente las infecciones.

Para abordar más sobre el tema, consulta el capítulo **4** del libro *Inmunología molecular, celular y traslacional* de L. Pavón, M.C. Jiménez y M.E. Garcés publicado por Wolters Kluwer.

La activación del complemento por la vía ________ resulta en la producción de fragmentos del complemento que son reconocidos por los macrófagos.

¿Cuáles son las tres funciones del complemento?

¿Cuáles son las manifestaciones clínicas de la deficiencia de C3?

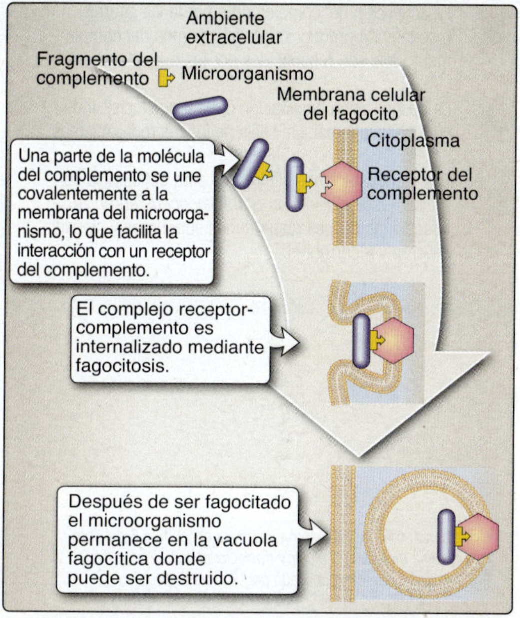

Concepto de lo propio y reconocimiento entre lo propio y extraño

La activación del complemento por la vía alterna resulta en la producción de fragmentos del complemento que son reconocidos por los macrófagos.

La opsonización (facilitación de la fagocitosis), inducción de la inflamación y lisis de los microorganismos.

Las manifestaciones clínicas de esta deficiencia son mayor susceptibilidad al *Staphylococcus aureus* e infecciones de vías respiratorias superiores y sinusitis severas y recurrentes.

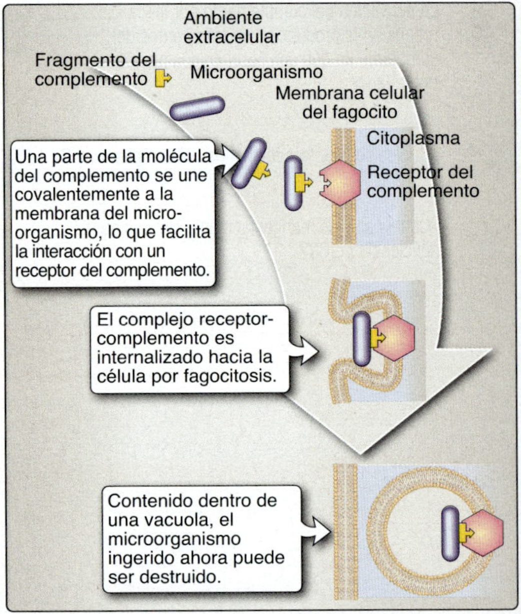

Para abordar más sobre el tema, consulta el capítulo **5** del libro *Inmunología molecular, celular y traslacional* de L. Pavón, M.C. Jiménez y M.E. Garcés publicado por Wolters Kluwer.

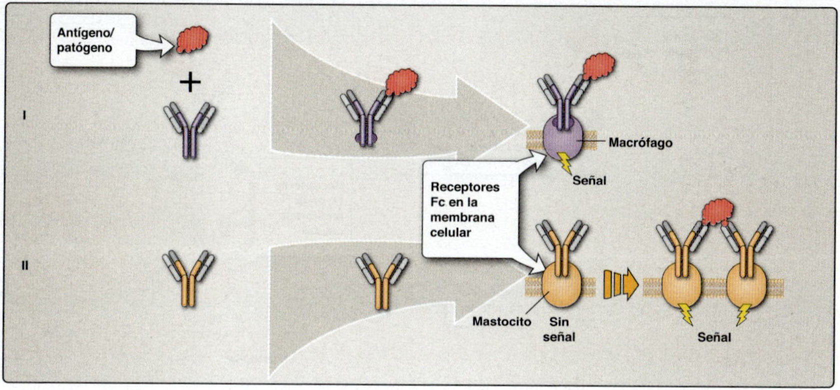

La función de los anticuerpos ilustrada en el proceso I se denomina ______________.

¿Qué isotipos de los anticuerpos median los procesos ilustrados en I y II?

¿Qué tipo de hipersensibilidad se ilustra en el II? ¿Cuáles son algunas de las manifestaciones clínicas comunes de este tipo de hipersensibilidad?

Concepto de lo propio y reconocimiento entre lo propio y extraño

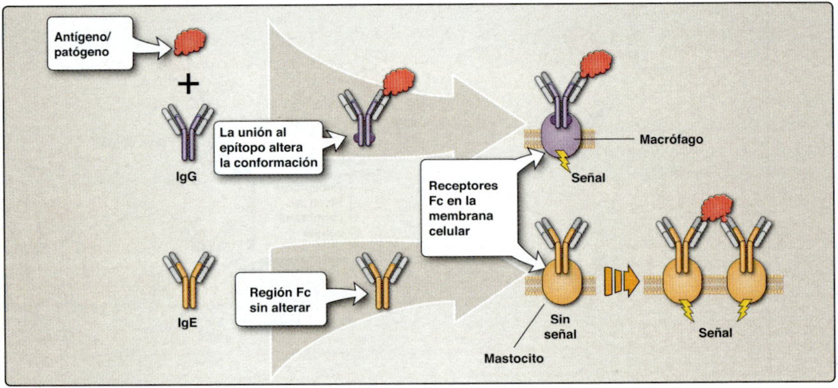

La función de los anticuerpos ilustrada en el proceso I se denomina opsonización. En la opsonización, la inmunoglobulina G (IgG) que reconoce el antígeno (Ag) se une al receptor Fc (FcR) expresado en el fagocito, facilita la fagocitosis. El proceso II es la degranulación de mastocitos. El mastocito une a través de su FcR a las IgE (inmunoglobulinas E), el antígeno (p. ej., polen) al ser reconocido induce un entrecruzamiento entre las IgE estimulando así a los mastocitos para que liberen histamina y otros mediadores alérgicos.

IgG media el proceso en el I. IgE media el proceso en el II.

Se ilustra la hipersensibilidad tipo I. Son manifestaciones clínicas comunes de la hipersensibilidad tipo I la alergia, el asma y la dermatitis atópica.

¿Cuál es la función de la región I y II de la molécula Ig?

¿Qué cambios se dan en la inmunoglobulina cuando un linfocito B madura a célula plasmática?

Los pacientes que carecen de tirosina cinasa de Bruton (BTK, *Bruton's Tyrosine Kinasa*) no producen inmunoglobulina. ¿Cuál es la manifestación clínica de estos pacientes y cómo los trataría?

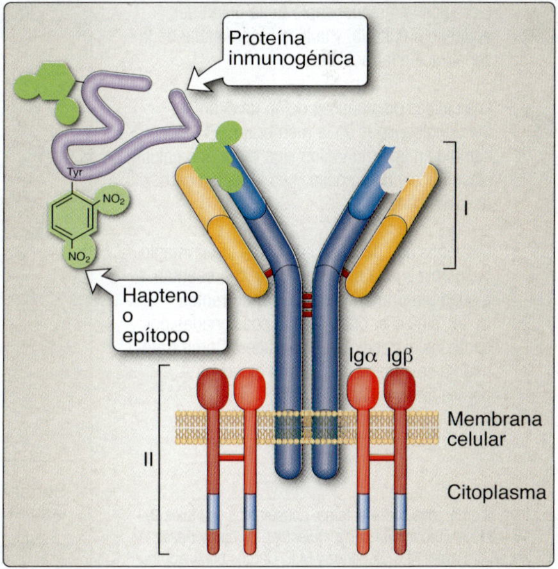

Concepto de lo propio y reconocimiento entre lo propio y extraño

La región I es responsable de la unión del antígeno o epítopo, y la II es responsable de la señalización intracelular.

Las células plasmáticas dejan de expresar inmunoglobulinas en la membrana. El único cambio en la inmunoglobulina entre una célula plasmática y un linfocito B es la región carboxilo terminal de la Ig.

Los niños con deficiencia de BTK (agammaglobulinemia ligada al cromosoma X) presentan a edad temprana infecciones recurrentes (p. ej., sinusitis, otitis media) ocasionadas por bacterias extracelulares comunes. Como tratamiento se administra gamma globulina por vía intravenosa.

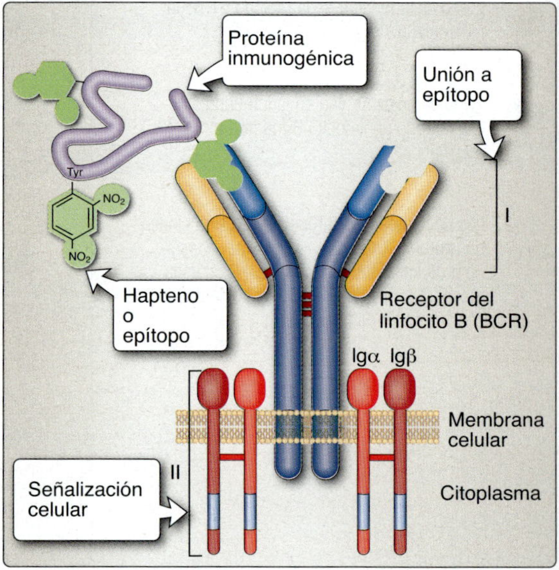

Para abordar más sobre el tema, consulta los capítulos **9, 16** y **21** del libro *Inmunología molecular, celular y traslacional* de L. Pavón, M.C. Jiménez y M.E. Garcés publicado por Wolters Kluwer.

Identifique los componentes típicos de un receptor de linfocitos T I, II y III.

¿Cuál es la diferencia en el reconocimiento del antígeno entre el TCR (receptor del linfocito T) del BCR (receptor del linfocito B)?

Una niña de 5 años de edad que recientemente se recuperó de una infección de un patógeno oportunista tiene una mutación que impide la expresión del HLA-DR. El análisis de linfocitos T en sangre periférica mediante un análisis de clasificación de células activadas por fluorescencia (FACS) revela una disminución en una población de linfocitos T. ¿Cuál de las siguientes moléculas accesorias (CD4, CD8 o CD4 y CD8) expresa estos linfocitos T?

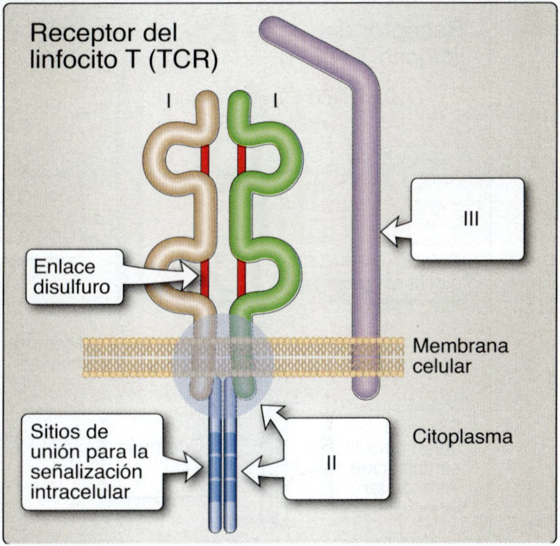

Concepto de lo propio y reconocimiento entre lo propio y extraño

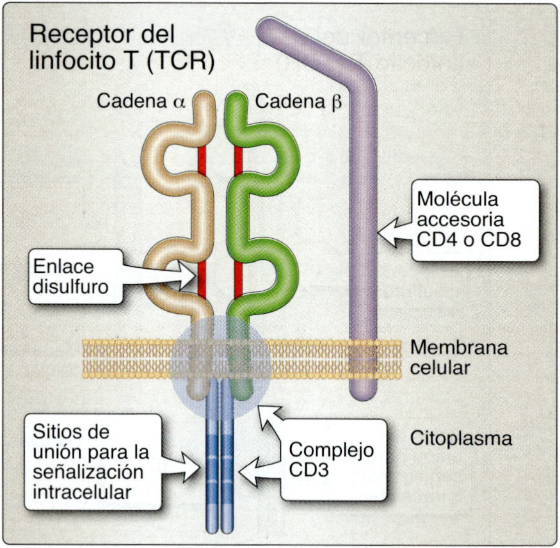

EL **TCR** reconoce péptidos (proteínas procesadas) presentados en el contexto de las moléculas del MHC de células presentadoras de antígeno, mientras que el **BCR** reconoce **antígenos** nativos (epítopos en moléculas intactas), los cuales no requieren ser procesados ni presentados por el MHC.

Disminuiría la proporción de células que expresan CD4. Las células que expresan CD4 y CD8 nunca están presentes en la sangre periférica.

Para abordar más sobre el tema, consulta los capítulos **11, 13** y **14** del libro *Inmunología molecular, celular y traslacional* de L. Pavón, M.C. Jiménez y M.E. Garcés publicado por Wolters Kluwer.

La ausencia de inmunoglobulina

Stephen es un niño de 2 años de edad con otitis media (inflamación del oído medio), su madre reporta que ha tenido múltiples infecciones de oído y un brote de neumonía por infección de *Streptococcus pneumoniae*. Todas sus infecciones previas fueron tratadas exitosamente con antibióticos, pero su madre está preocupada por la frecuencia y gravedad de las mismas. Su preocupación aumenta porque su hermano mayor murió por una infección pulmonar severa cuando era niño. Ella recuerda que se enfermaba con frecuencia. Pruebas de laboratorio muestran que Stephen tiene niveles séricos de IgG e IgM muy bajos y ausencia de IgA sérico. Por citometría de flujo se demostró la ausencia de linfocitos que expresen el marcador CD19.

PREGUNTA: ¿Cuál es el papel de los anticuerpos y los receptores Fc contra la infección?

Tarjeta de caso

Conceptos de inmunología

Stephen tiene agammaglobulinemia ligada al cromosoma X, como resultado de un defecto en el gen *BTK*. Las inmunoglobulinas participan en la defensa del hospedero contra patógenos impidiendo que éstos se unan a los receptores del hospedero (neutralización), activando el sistema del complemento y promoviendo la opsonización. Los anticuerpos que reconocen a los patógenos se unen a los FcR expresados en los macrófagos incrementando así la fagocitosis. Esta función de los anticuerpos es en particular importante en la defensa contra patógenos encapsulados que son mal fagocitados.

Para abordar más sobre el tema, consulta el capítulo **21** del libro *Inmunología molecular, celular y traslacional* de L. Pavón, M.C. Jiménez y M.E. Garcés publicado por Wolters Kluwer.

Las capas de la respuesta inmunitaria

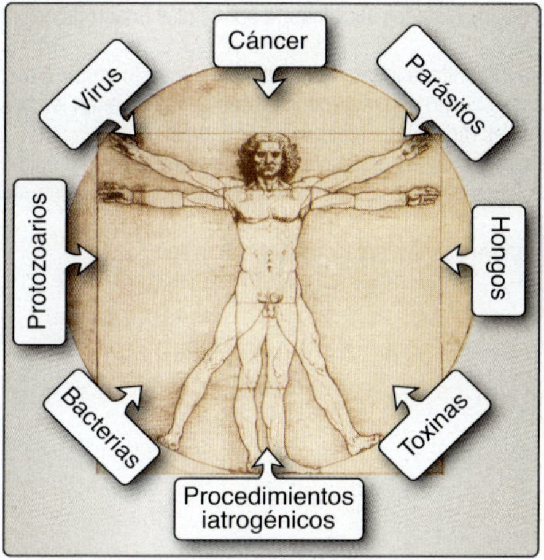

Concepto de lo propio y reconocimiento entre lo propio y extraño

- Las distintas y complejas amenazas que sufre el individuo, se equilibran con las diferentes fases que presenta la respuesta inmunitaria.
- Para que inicie una infección, los patógenos deben penetrar la capa de células epiteliales.
- Los patógenos invasores son contrarrestados inicialmente por células (macrófagos) y proteínas (sistema del complemento) del sistema inmunitario innato.
- Los receptores de la respuesta inmunitaria innata que distinguen entre lo propio y extraño, presentan una diversidad limitada y no varían entre las poblaciones celulares (p. ej., todos los macrófagos tienen los mismo receptores).
- La respuesta inmunitaria innata es rápida y no mejora con el tiempo.
- Los receptores de la respuesta inmunitaria adaptativa que distinguen entre lo propio y extraño, presentan una gran diversidad y varían entre las poblaciones celulares (p. ej., linfocitos diferentes expresan receptores que reconocen diferentes patógenos).
- La respuesta inmunitaria adaptativa es más lenta y mejora con el tiempo.

Antígenos y receptores

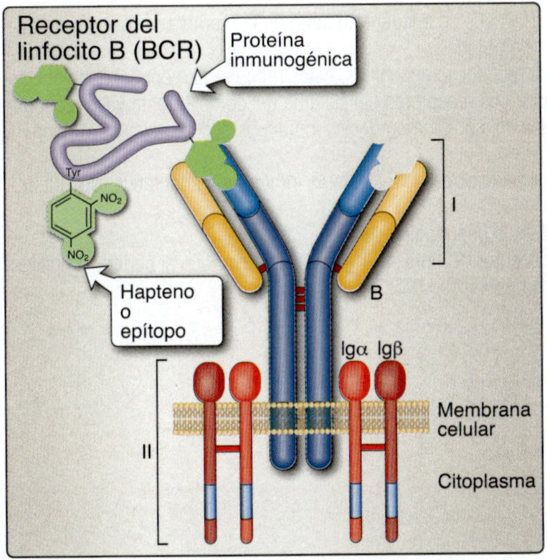

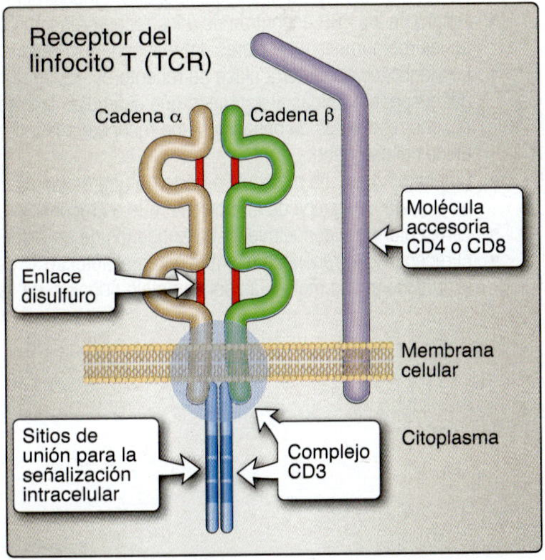

1.2 Resumen

Concepto de lo propio y reconocimiento entre lo propio y extraño

- Los receptores de reconocimiento de patrones (PRR), son receptores del sistema inmunitario innato que reconocen patrones moleculares asociados a patógenos (PAM), que son componentes moleculares conservados en los microorganismos (p. ej., mananos, beta glucanos, lipopolisacáridos, ácido lipoteicoico).
- Dentro de los PRR encontramos a los receptores tipo TOLL (TLR) que se encuentran tanto en la membrana plasmática como en las membranas vesiculares. Intervienen en la respuesta inflamatoria.
- Los fagocitos tienen otra clase de receptores, receptores que reconocen opsoninas, estos receptores reconocen moléculas del hospedero unidas al patógeno que estimulan la fagocitosis. Los receptores del sistema del complemento y los receptores Fc, son receptores de opsoninas que reconocen las moléculas del complemento y las inmunoglobulinas respectivamente unidas al patógeno.
- Un antígeno es una molécula o parte de una molécula que es reconocida por el sistema inmunitario adaptativo. Un epítopo es la parte específica de la molécula que es reconocida.
- El receptor de reconocimiento de antígenos de un linfocito B es la inmunoglobulina.
- El receptor que reconoce el antígeno en el linfocito T, es el receptor del linfocito T (TCR), que reconoce al péptido o epítopo expresado en las moléculas del complejo principal de histocompatibilidad (MHC).

Sistema inmunitario innato

Clasifique los siguientes tejidos en orden (de menor a mayor) por carga bacteriana: cavidad oral, piel, tracto gastrointestinal. Clasifique las siguientes secreciones en orden (de menor a mayor) por carga bacteriana: heces, moco nasal, saliva.

¿Cuáles son las tres funciones de los microorganismos comensales?

El tratamiento con antibióticos de amplio espectro puede provocar colitis seudomembranosa. ¿Qué bacteria causa este tipo de colitis seudomembranosa? ¿Cómo puede causar dicha enfermedad un tratamiento con antibióticos?

Sistema inmunitario innato

Localización	Carga bacteriana	
Piel	10^3 por cm^2	10^{12} total
Moco nasal	10^7 por gramo	
Saliva	10^8 por gramo	
Boca	—	10^{10} total
Heces	> 10^8 por gramo	
Tracto gastrointestinal	—	10^{14} total

Los microorganismos contribuyen con la nutrición y el desarrollo del sistema inmunitario. Pueden impedir que los patógenos colonicen el tejido y causen enfermedades.

El *Clostridium difficile* causa colitis seudomembranosa. El tratamiento con antibióticos disminuye el nivel normal de la flora y permite que el *C. difficile* colonice el tracto gastrointestinal.

Para abordar más sobre el tema, consulta el capítulo **4** del libro *Inmunología molecular, celular y traslacional* de L. Pavón, M.C. Jiménez y M.E. Garcés publicado por Wolters Kluwer.

¿Cuáles son las tres clases importantes de péptidos antimicrobianos asociados con las superficies epiteliales?

¿Cuál es la célula de la inmunidad innata que primero responde a las bacterias que traspasan el epitelio?

¿Qué enfermedad autoinmune se caracteriza por la presencia de anticuerpos anti-desmogleína-3, componente del desmosoma?

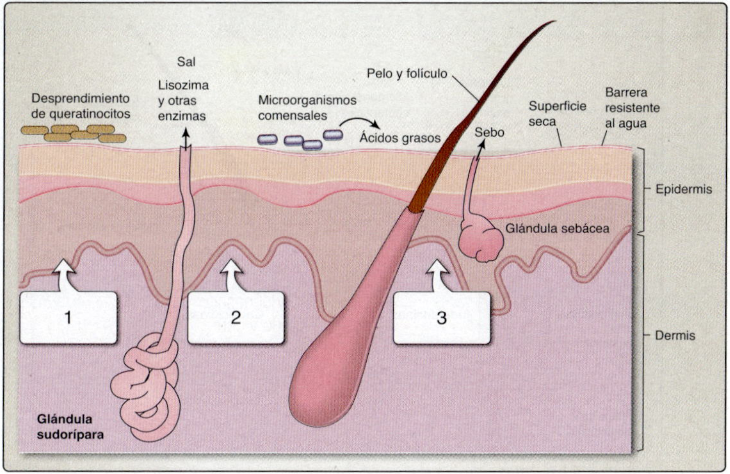

Sistema inmunitario innato

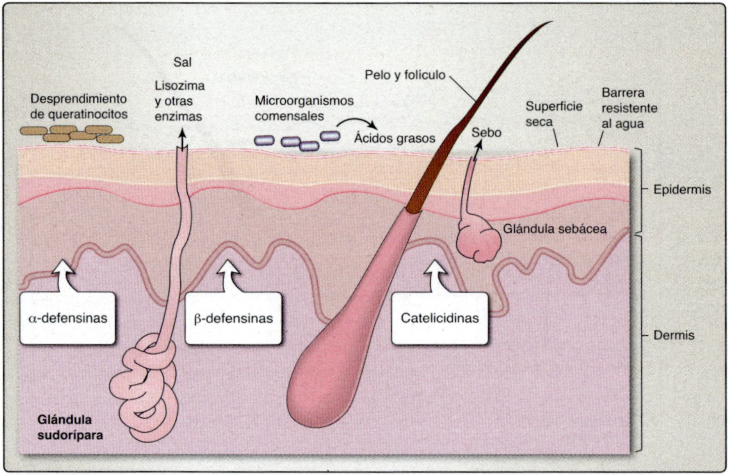

Para abordar más sobre el tema, consulta los capítulos **4, 16** y **21** del libro *Inmunología molecular, celular y traslacional* de L. Pavón, M.C. Jiménez y M.E. Garcés publicado por Wolters Kluwer.

Los macrófagos son las células de la inmunidad innata que primero responden a las bacterias que traspasan el epitelio.

El *Pemphigus vulgaris* es una enfermedad autoinmune caracterizada por la presencia de anticuerpos antidesmogleína-3.

Sistema inmunitario innato

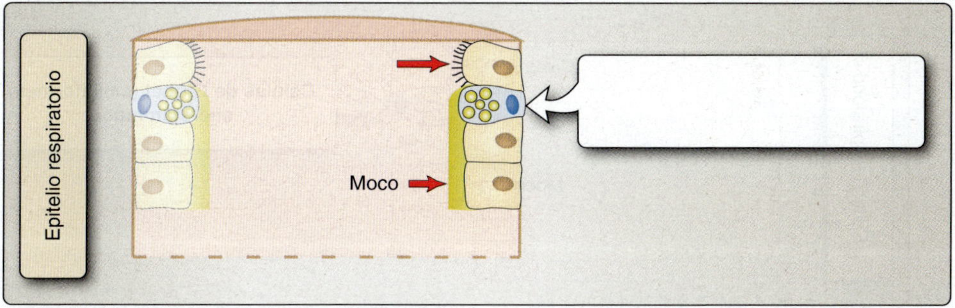

Los dos principales mecanismos para la eliminación de bacterias/partículas y protección del tracto respiratorio son ___ __________ ___ ___ ___ ___ ___ _____ y la ________ __ _____.

En los pacientes con fibrosis quística, una de las principales causas de morbilidad es la infección con __________ ________ por el ________ __ __ ______ ___ ___ ________.

¿Cómo participan los mecanismos innatos que protegen el tracto respiratorio en la transmisión de enfermedades?

Sistema inmunitario innato

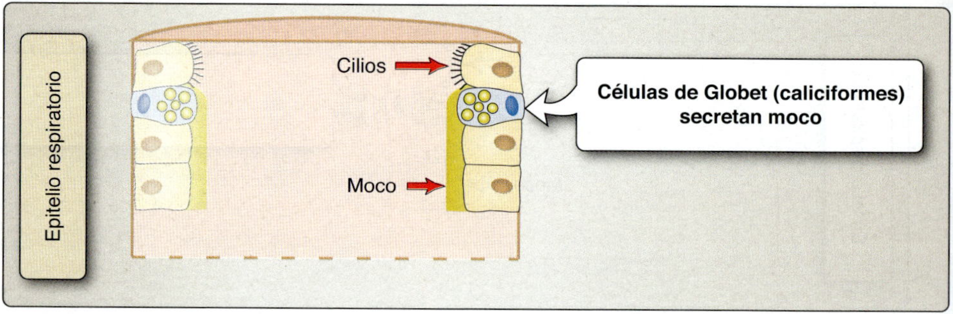

Los dos principales mecanismos para la eliminación de bacterias/partículas y protección del tracto respiratorio son la turbulencia del aire por los cilios y la producción de moco.

Las bacterias y los virus atrapados en el moco pueden expulsarse en forma de pequeñas gotas al estornudar o toser por el movimiento de los cilios.

En los pacientes con fibrosis quística, una de las principales causas de morbilidad es la infección con *Pseudomonas aeruginosa* por el incremento en la viscosidad de las secreciones.

Pseudomonas aeruginosa es la infección más común que causa morbilidad, pero la *Burkholderia cepacia* también se asocia con la morbilidad.

Para abordar más sobre el tema, consulta los capítulos **3, 4** y **23** del libro *Inmunología molecular, celular y traslacional* de L. Pavón, M.C. Jiménez y M.E. Garcés publicado por Wolters Kluwer.

¿Cuáles son las dos formas en las que el pH del estómago contribuye con la colonización bacteriana del tracto gastrointestinal?

¿Cuáles son las dos superficies mucosas que están protegidas de la producción de ácido? ¿Cómo se explica el pH bajo de estas superficies?

Una paciente de 25 años años de edad, refiere comezón vaginal, fluido blanco y dolor al orinar. Recientemente fue tratada por una infección del tracto respiratorio superior con altas dosis de antibióticos. Lo más probable es que la paciente presente ________ debido a la ________ ___ ___ _____ ________ ____ ________ __ ________ ____ ________ .

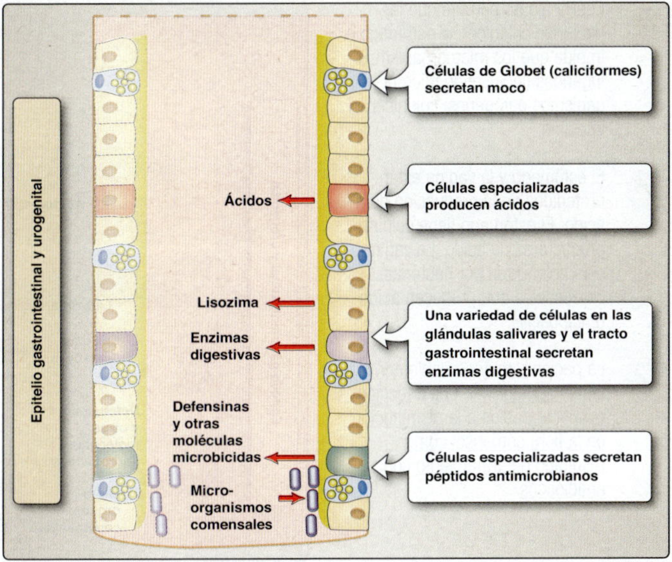

Sistema inmunitario innato

El pH bajo no permite que las bacterias colonicen el estómago e impide que los microorganismos ingeridos (incluyendo microorganismos patógenos) colonicen el intestino.

El estómago y la vagina están protegidos de la producción de ácido. El estómago tiene células productoras de ácido. La vagina está colonizada por bacterias comensales que producen ácido (*Lactobacilli*).

La paciente muy probablemente tiene candidosis (o una infección micótica) debido a la disminución en la flora comensal como resultado del tratamiento con antibióticos.

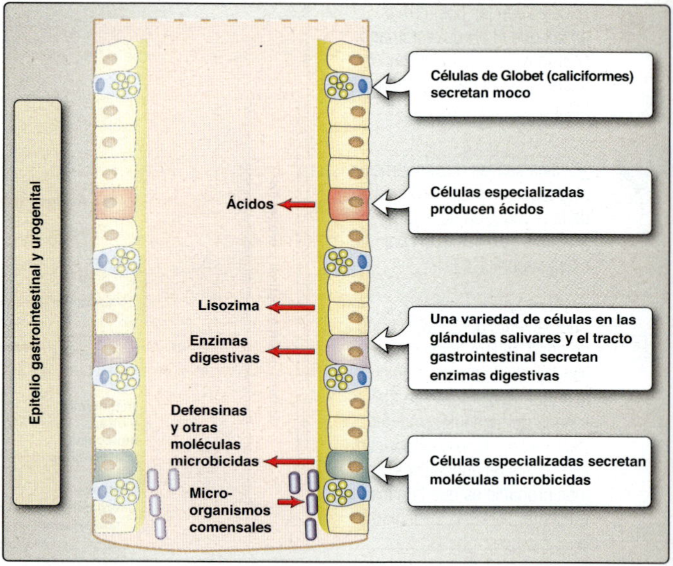

Identifique las células de la inmunidad innata.

Mencione la célula que primero responde a la infección. ¿Qué camino sigue?

¿Cuál es la célula de la inmunidad innata así como el defecto en su funcionalidad responsable de la enfermedad granulomatosa crónica?

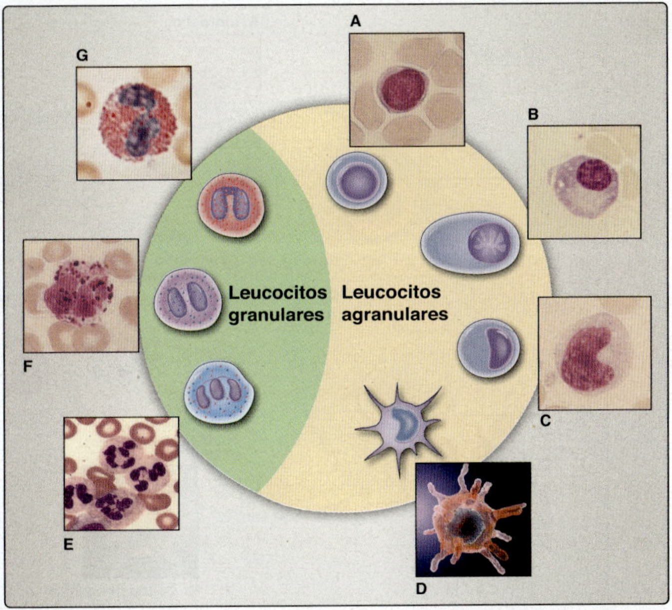

Sistema inmunitario innato

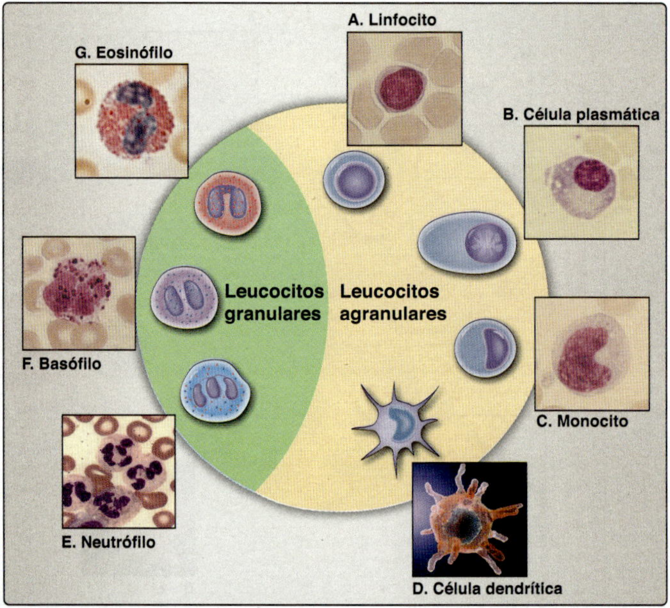

Los monocitos dejan la sangre y maduran en el tejido a macrófagos.

Cuando los neutrófilos no funcionan adecuadamente, este defecto puede causar la enfermedad granulomatosa crónica.

Para abordar más sobre el tema, consulta los capítulos **4**, **6** y **25** del libro *Inmunología molecular, celular y traslacional* de L. Pavón, M.C. Jiménez y M.E. Garcés publicado por Wolters Kluwer.

Identifique cada célula como parte del sistema inmunitario innato, adaptativo o ambos.

¿Cuáles son las células presentadoras de antígeno profesionales?

¿Qué linaje de células (granulocitos, monocitos, linfocitos) es el más abundante en la sangre periférica normal?

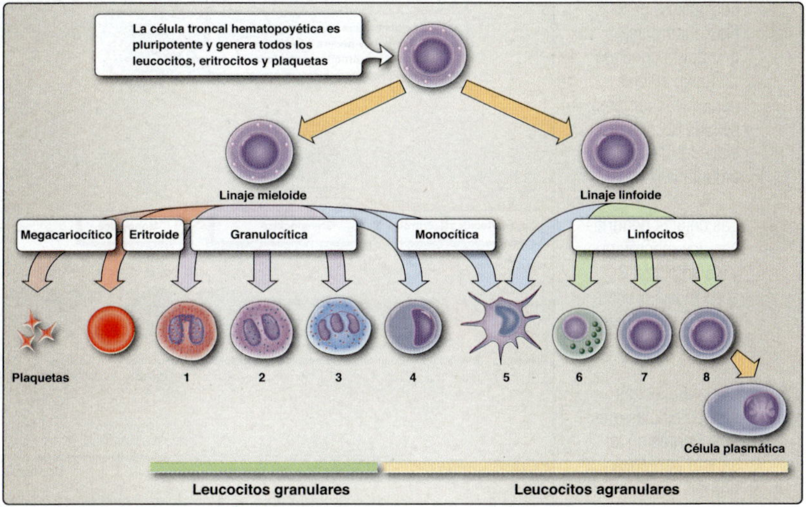

Sistema inmunitario innato

Eosinófilos, basófilos, neutrófilos (innato); monocitos (ambos); células dendríticas (ambos), células NK (innato); linfocitos T y B (adaptativo).

Las células dendríticas, los macrófagos y los linfocitos B son células presentadoras de antígeno profesionales.

Los granulocitos son las células más abundantes en la sangre periférica normal

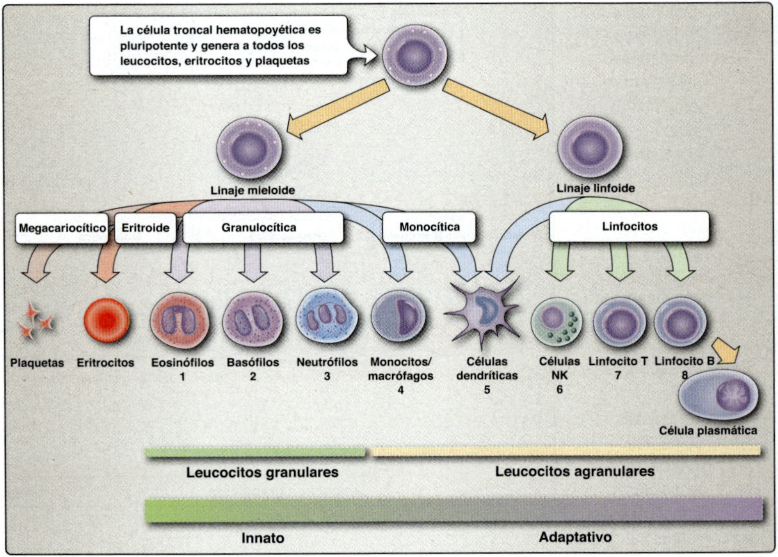

¿Qué características distinguen a las células de la imagen del tercer miembro del linaje linfoide?

¿Qué células de linaje linfoide participan en la defensa contra virus?

Los padres de un bebé de 7 meses de edad acuden a la clínica debido a que su hijo ha presentado infecciones de manera recurrente. El análisis de linfocitos de sangre indica ausencia de células CD3+, 1.5% de células CD16+ y > 90% de linfocitos B. El suero presenta concentraciones bajas de inmunoglobulinas. La deficiencia inmunitaria más probable es la ______ ______ ______ ______ __ ______ _ debido a un defecto en la ______ ______ ______.

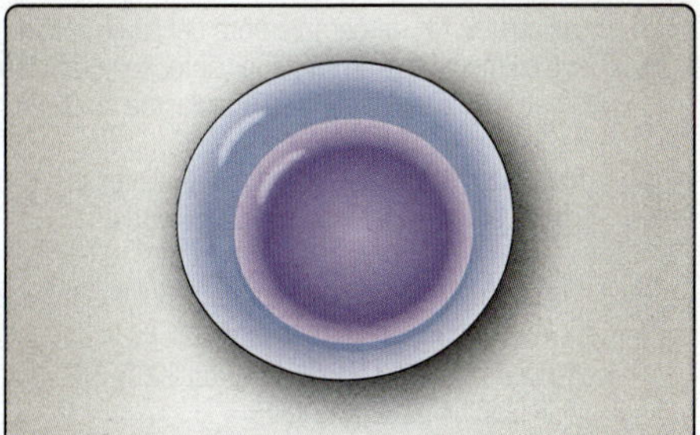

Linfocito
(Linfocito B, Linfocito T)

Para abordar más sobre el tema, consulta los capítulos **3, 13 21** y **24** del libro *Inmunología molecular, celular y traslacional* de L. Pavón, M.C. Jiménez y M.E. Garcés publicado por Wolters Kluwer.

Sistema inmunitario innato

Las células NK, tercer miembro del linaje linfoide, las cuales originalmente fueron llamadas linfocitos granulares grandes, tienen más citoplasma y su citoplasma contiene gránulos.

Todas las células del linaje linfoide, linfocitos T, B y células NK participan en la defensa contra los virus.

Las concentraciones de inmunoglobulina en suero son bajas. La inmunodeficiencia más probable es la inmunodeficiencia combinada severa ligada al cromosoma X debido a un defecto en la cadena gamma común.

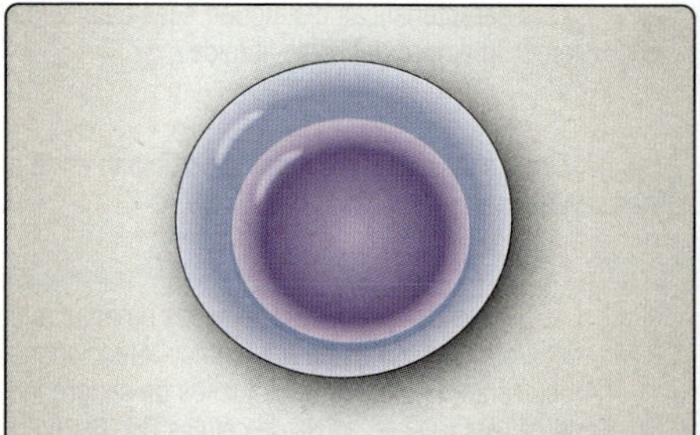

Linfocito
(Linfocito B, Linfocito T)

Para abordar mas sobre el tema, consulta los capítulos **3**, **13**, **21** y **24** del libro *Inmunología molecular, celular y traslacional* de L. Pavón, M.C. Jiménez y M.E. Garcés publicado por Wolters Kluwer.

¿Qué células usan tanto la fagocitosis como la macropinocitosis para captar (ingerir) moléculas/células y fluidos extracelulares, respectivamente?

___ __________ __________ maduran a partir de células de Langerhans a medida que viajan hacia los nódulos linfáticos periféricos.

¿Qué tipo de célula elevará su número en sangre periférica?

1

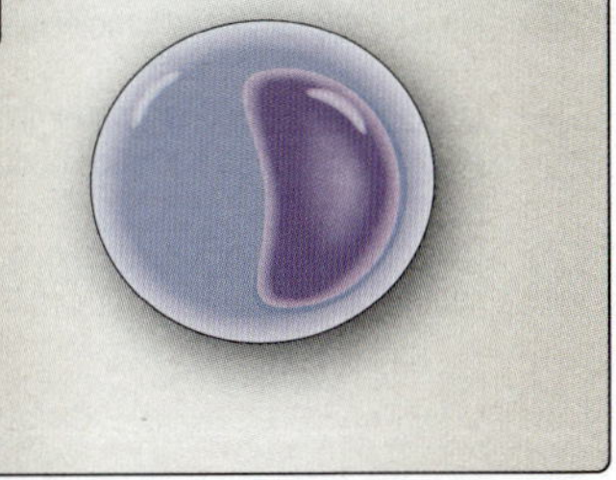

2

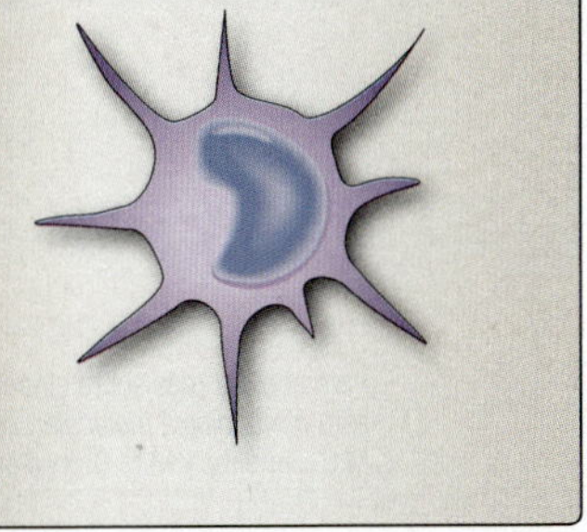

Sistema inmunitario innato

Las células dendríticas usan tanto la fagocitosis como la macropinocitosis para captar (ingerir) moléculas/células y fluidos extracelulares.

Las células dendríticas maduran a partir de células de Langerhans a medida que viajan hacia los nódulos linfáticos periféricos.

Durante una infección, los monocitos comienzan a elevar su número en sangre periférica.

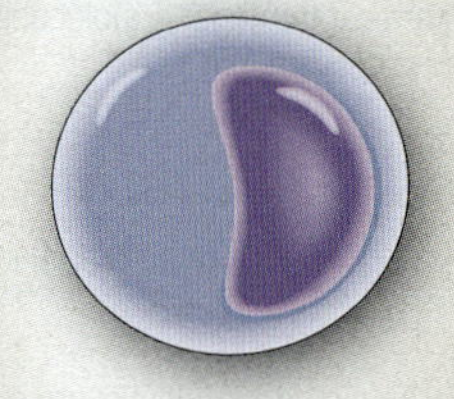

Monocito

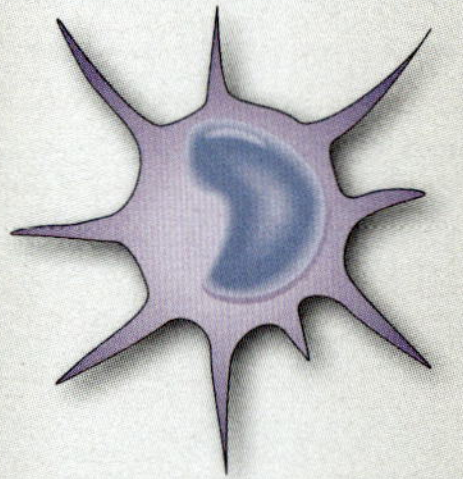

Célula dendrítica

Para abordar más sobre el tema, consulta los capítulos **3** y **7** del libro *Inmunología molecular, celular y traslacional* de L. Pavón, M.C. Jiménez y M.E. Garcés publicado por Wolters Kluwer.

Etiquete las etapas de desarrollo.

¿Qué quimiocina induce su liberación desde la médula ósea y salida de su estadio maduro desde la sangre hacia el tejido inflamado?

Un joven de 16 años de edad, sano, sufrió una laceración en la piel cuando cayó de su bicicleta hace 3 días. Ayer se quejó de síntomas parecidos a la gripe. Esta mañana despertó enfermo con fiebre, dolor muscular generalizado y mareo. Perdió la consciencia y fue llevado a urgencias. El examen físico reveló temperatura ligeramente elevada (38 °C). El conteo de leucocitos estaba elevado a 22 000 células/μL. ¿Cuál es el tipo más probable de células que predominan en su sangre?

Desarrollo de los neutrófilos

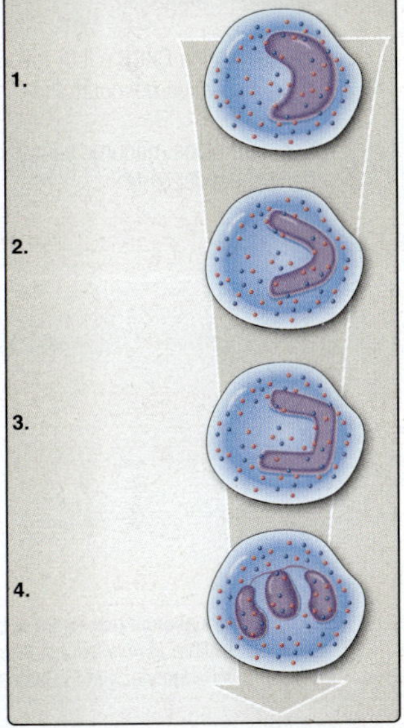

Sistema inmunitario innato

1. Metamielocito; 2. Neutrófilo juvenil o de banda; 3. Neutrófilo en forma de bastón; 4. Neutrófilo.

La quimiocina CXC8 o IL8, favorece la liberación de los neutrófilos de médula ósea y la salida del neutrófilo maduro de sangre hacia el tejido inflamado.

Los neutrófilos maduros y juvenil son los tipos celulares predominantes en la sangre del paciente.

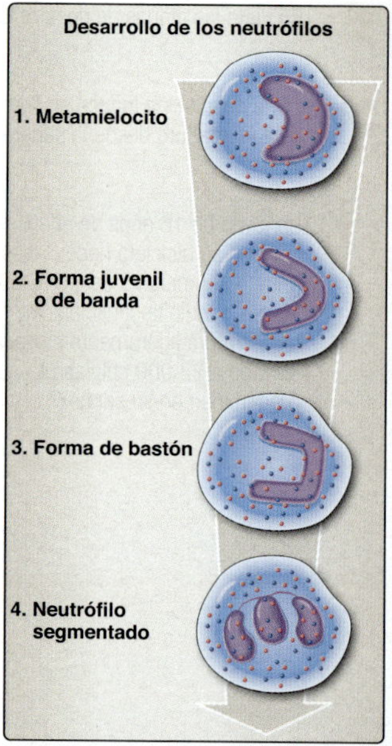

Para abordar más sobre el tema, consulta los capítulos **3, 6** y **15** del libro *Inmunología molecular, celular y traslacional* de L. Pavón, M.C. Jiménez y M.E. Garcés publicado por Wolters Kluwer.

Sistema inmunitario innato

¿A cuál de estos dos tipos celulares (1) basófilos o (2) eosinófilos, son parecidos los mastocitos que residen en tejido?

IL-5 se asocia con respuestas _________ y estimula el crecimiento de _________.

Una paciente se queja de malestar gástrico, pérdida de peso reciente y fatiga. Los síntomas aparecieron por primera vez al regresar de un viaje misionero al sureste asiático. El análisis de sangre reveló niveles elevados de _________, lo que sugiere una infección por una _________ ___ ________.

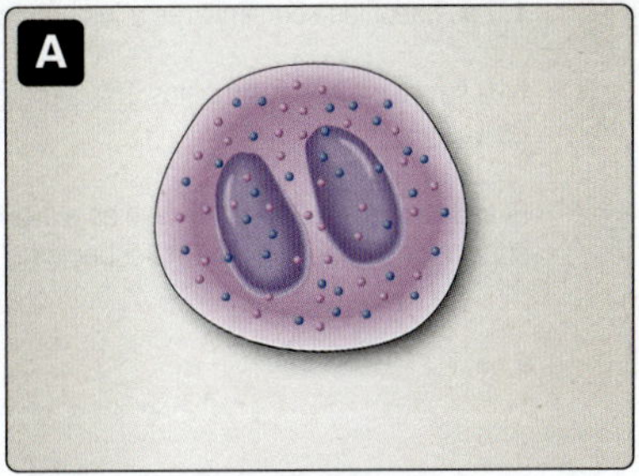

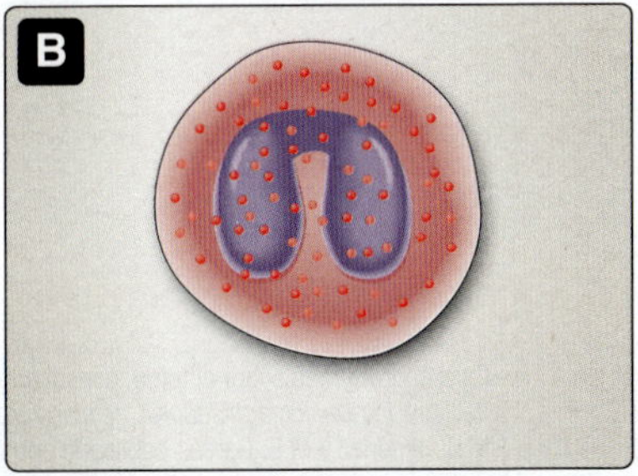

Sistema inmunitario innato

1. Los basófilos son similares a los mastocitos.

IL-5 se asocia con respuestas Th2/alérgicas y estimula el crecimiento de eosinófilos.

El análisis de sangre reveló niveles elevados de eosinófilos, lo que sugiere una infección por una especie de tenia.

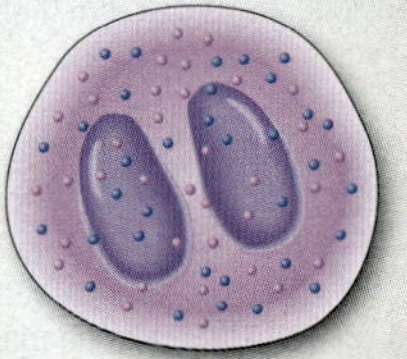

Basófilo

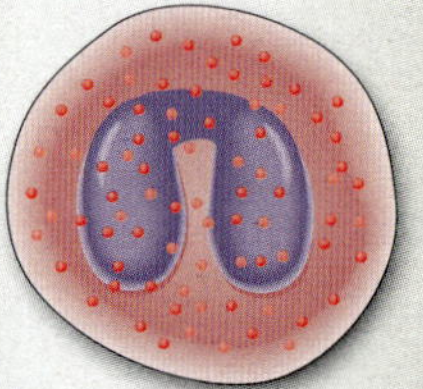

Eosinófilo

Para abordar más sobre el tema, consulta los capítulos **3, 15** y **26** del libro *Inmunología molecular, celular y traslacional* de L. Pavón, M.C. Jiménez y M.E. Garcés publicado por Wolters Kluwer.

Sistema inmunitario innato

Etiquete las tres vías de activación del complemento (I a III) y el primer objetivo de la activación del complemento (IV).

¿Cuál es la secuencia de activación de las vías del complemento durante una respuesta inmunitaria? ¿Qué vías son activadas tanto por el sistema inmunitario innato como adaptativo?

Dos horas después de colocar un catéter urinario, un paciente con fiebre fue trasladado a la UCI. Cultivos sanguíneos indicaron que el paciente tenía sepsis y se inició tratamiento con antibióticos. ¿Qué vía(s) del complemento probablemente se activan en este punto temprano de la infección?

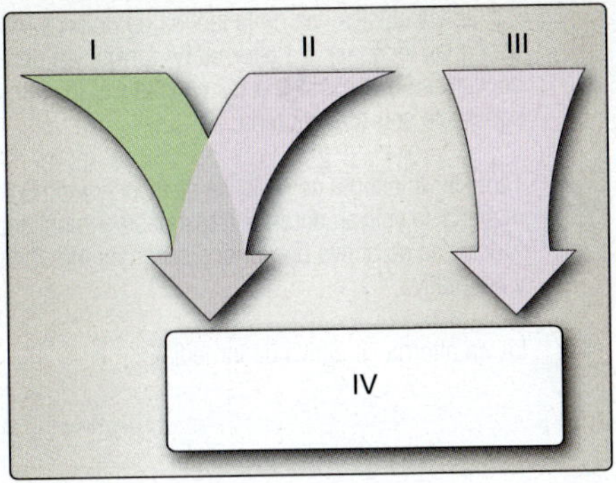

Sistema inmunitario innato

I, II, III: vía clásica, vía de la lectina de unión a manosa (llamada vía de las lectinas), vía alterna. IV: formación de las C3 convertasa que escinde a C3 en C3a y C3b, C3b se une a la superficie sobre la bacteria.

Tanto la vía alterna como la vía de la lectina de unión a la manosa se activan durante la respuesta inmunitaria innata. La vía clásica se activa por ambos sistemas inmunitarios, innato y adaptativo.

La vía alterna se activa de inmediato.

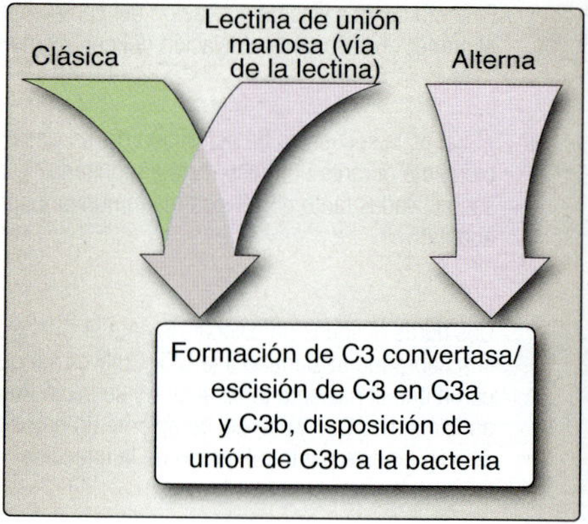

Para abordar más sobre el tema, consulta el capítulo **5** del libro *Inmunología molecular, celular y traslacional* de L. Pavón, M.C. Jiménez y M.E. Garcés publicado por Wolters Kluwer.

La activación del complemento lleva a la eliminación de patógenos mediante el ___________ ____ __________ ___________, __________ y ______________ ___ _________ ___ ___ _________________ ___ ___________.

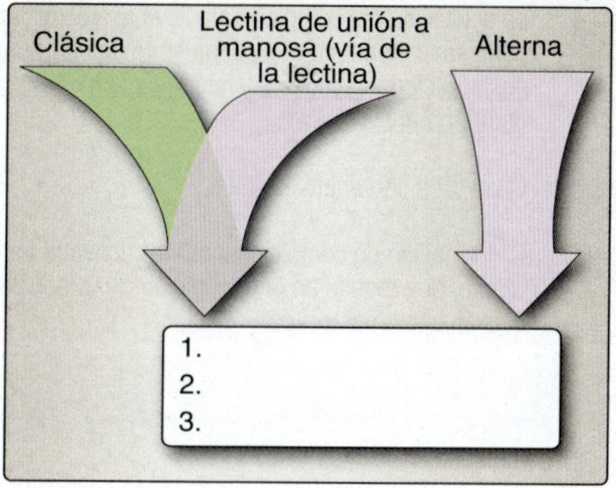

¿Qué fragmentos del complemento son anafilotoxinas?

Los pacientes con enfermedad del suero pueden tener síntomas asociados con la degranulación de mastocitos y la liberación de histamina. ¿Cómo lo explicaría?

2.12 Respuesta

Sistema inmunitario innato

La activación del complemento lleva a la eliminación de patógenos mediante el reclutamiento de células inflamatorias, opsonización y complejo de ataque a la membrana/perforación de membranas.

C3a y C5a son anafilotoxinas.

La formación de complejos inmunes activa la vía del complemento, que resulta en la generación de C3a, C5a, y C4a, que activan a los mastocitos.

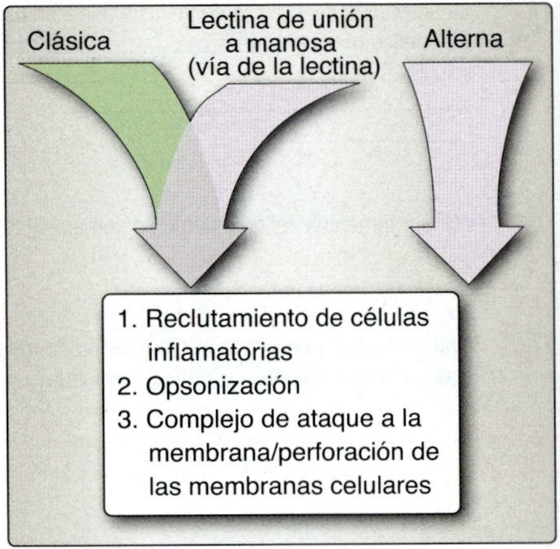

Para abordar más sobre el tema, consulta el capítulo **5** del libro *Inmunología molecular, celular y traslacional* de L. Pavón, M.C. Jiménez y M.E. Garcés publicado por Wolters Kluwer.

La reacción (I) ocurre espontáneamente en el ___________ debido a la formación de _____ __________ soluble.

¿Cuál es la función de II y III que resulta en la formación de la C3 convertasa de la vía alterna (IV)?

Los pacientes con deficiencias del complemento son susceptibles a infecciones sinopulmonares, bacteremia o meningitis. Los patógenos que comúnmente son responsables de estas infecciones son ___________ ___________, ___________ ___________ _________, __________ ___________ ___ ____ ____ _________ ___________.

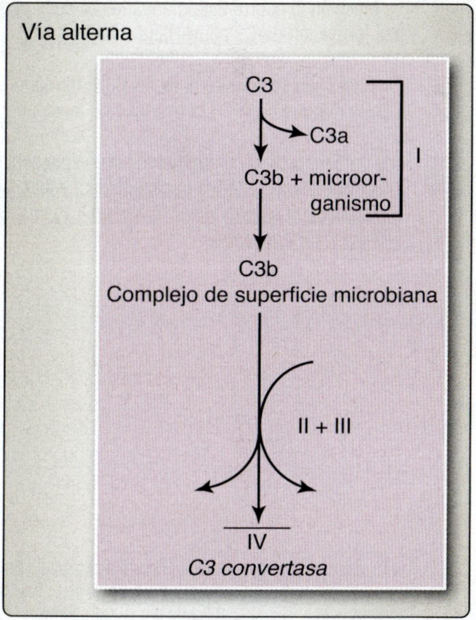

Sistema inmunitario innato

La reacción (I) ocurre espontáneamente en el plasma debido a la formación de C3 convertasa soluble.

El factor D (II) se adhiere al factor B (III) formando el complejo C3bBb (IV) que es la C3 convertasa de la vía alterna.

Los patógenos que comúnmente son responsables de estas infecciones son bacterias encapsuladas, especialmente *Streptococcus pneumoniae*, *Haemophilus influenzae* tipo B y *Neisseria meningitides*.

Vía alterna

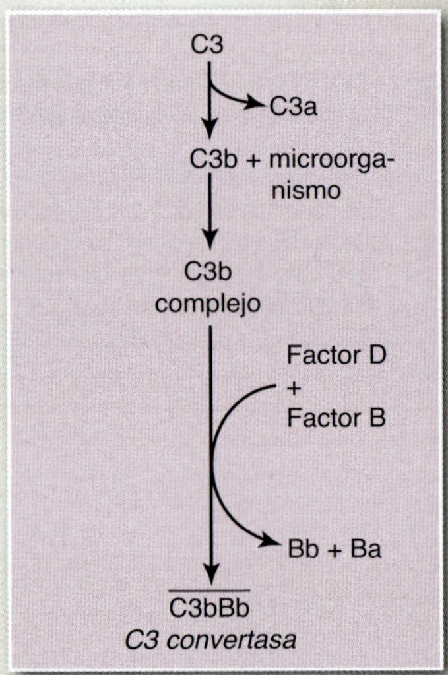

Para abordar más sobre el tema, consulta el capítulo **5** del libro *Inmunología molecular, celular y traslacional* de L. Pavón, M.C. Jiménez y M.E. Garcés publicado por Wolters Kluwer.

La activación de la vía alterna es inhibida por acción del (I) _______ __ y el _______ __ (II), los cuales van a dividir a C3b en ______ (III). En cambio el _________ __ __ ________(IV), estabiliza a la C3 convertasa sobre la superficie de la bacteria, para iniciar la formación de ____ ___________ (V).

¿Por qué el complemento es activado por bacterias, pero no por las células humanas?

Una característica general de las deficiencias del complemento son las infecciones recurrentes por bacterias encapsuladas. Además, la deficiencia de factor I se asocia con urticaria. ¿Cómo lo explicaría?

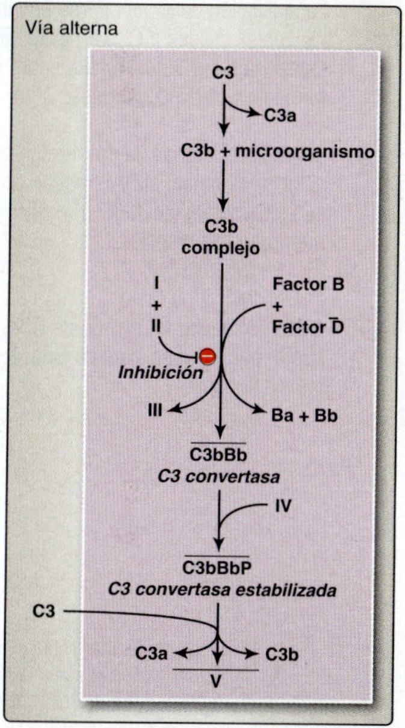

Sistema inmunitario innato

La activación de la vía alterna es inhibida por acción del factor H y el factor I, los cuales dividen a C3b en iC3b. En cambio, el factor P o properdina, estabiliza a la C3 convertasa sobre la superficie de la bacteria, para iniciar la formación de C5 convertasa.

Sobre las bacterias, la properdina estabiliza a la C3 convertasa. En las células humanas, el DAF (*decay accelerating factor*, factor de aceleración de la degradación) y el MCP (*membrane cofactor protein*, proteína cofactor de membrana) la disocian.

La deficiencia de factor I resulta en un incremento de C3a debido a la incapacidad de regular la división de C3b. El paciente tendría niveles bajos de C3 en suero, pero niveles altos de C3a, lo que causa la producción de histamina por los mastocitos.

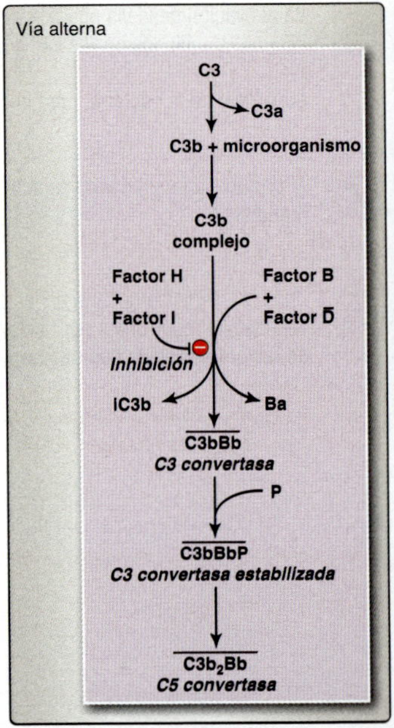

Para abordar más sobre el tema, consulta el capítulo **5** del libro *Inmunología molecular, celular y traslacional* de L. Pavón, M.C. Jiménez y M.E. Garcés publicado por Wolters Kluwer.

¿Cuál es el nombre del proceso por el cual los fragmentos del complemento se unen a la bacteria para incrementar la fagocitosis?

Complete la figura. Indique los tipos de célula en los que se encuentra cada receptor del complemento.

Un niño de 3 años de edad es ingresado con fiebre, náusea y vómito. Su historial clínico revela que ha sufrido repetidas infecciones y fue hospitalizado por una infección por estreptococos. Los cultivos de sangre de esta infección fueron positivos para *Haemophilus influenzae* tipo B. La prueba funcional de activación de la cascada de complemento (test AP50) fue muy baja y tenía concentraciones normales de inmunoglobulinas en suero. ¿Cuál es la vía de activación del complemento que se encuentra afectada y cómo podría esto explicar los problemas del paciente?

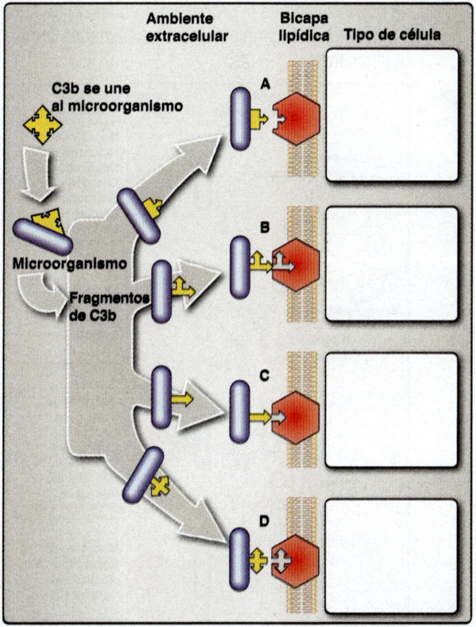

Sistema inmunitario innato

La opsonización es el proceso por el cual la unión de los fragmentos del complemento a las bacterias aumenta la fagocitosis.

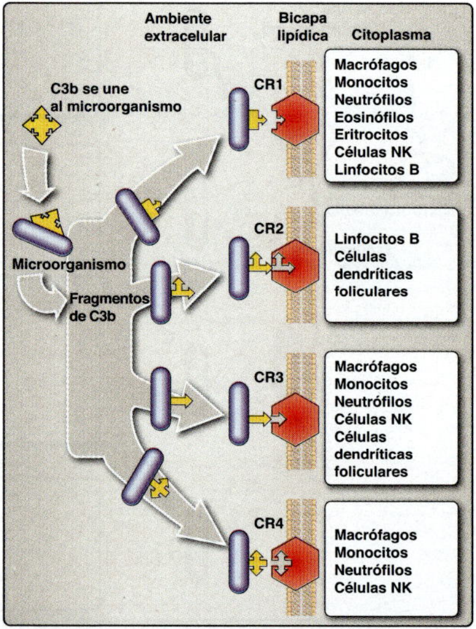

La vía alterna. El fracaso en la activación de la vía alterna resulta en la incapacidad de la bacteria de "activar" el complemento y disminuye la activación del complejo de ataque a la membrana. Ambos mecanismos son importantes para combatir las bacterias encapsuladas.

Para abordar más sobre el tema, consulta el capítulo **5** del libro *Inmunología molecular, celular y traslacional* de L. Pavón, M.C. Jiménez y M.E. Garcés publicado por Wolters Kluwer.

Etiquete los pasos en la formación del complejo de ataque a la membrana.

La falta del complejo de ataque a la membrana se asocia con una mayor susceptibilidad a la infección por ___________.

¿Cuáles son las características de la hemoglobinuria paroxística nocturna y cómo se relaciona ésta con la formación del complejo de ataque a la membrana?

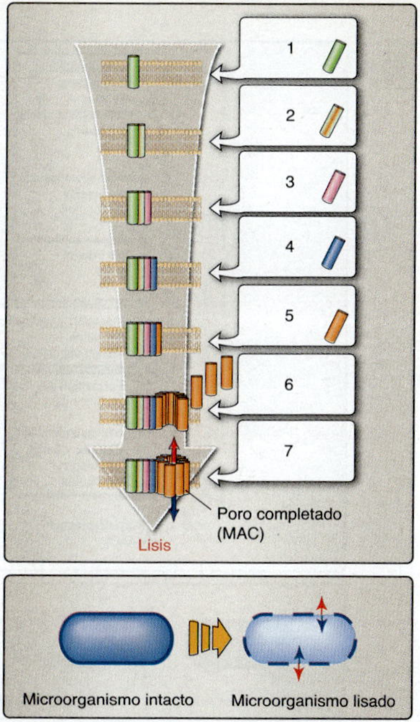

Sistema inmunitario innato

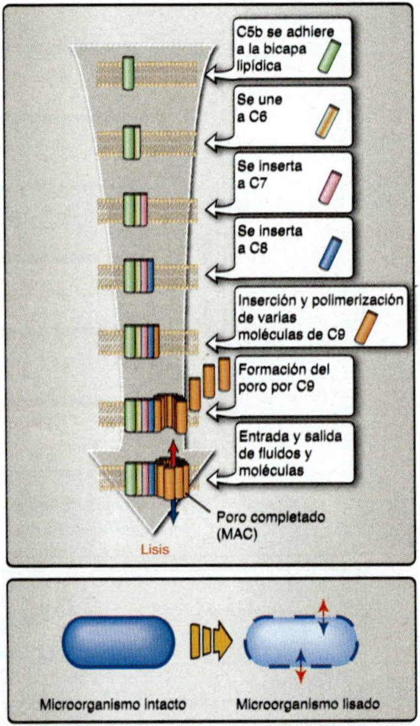

La falta del complejo de ataque a la membrana se asocia con una mayor susceptibilidad a la infección por *Neisseria*.

La causa de la enfermedad de la hemoglobinuria paroxística nocturna es la lisis de eritrocitos, que ocurre principalmente por la noche y se caracteriza por producir orina oscura intermitentemente. La lisis de eritrocitos se debe a una deficiencia en el gen PIG-A, que resulta en la incapacidad de expresar glicosilfosfatidilinositol, que sirve de puente de anclaje de las proteínas que inhiben que el complejo de ataque a la membrana se ancle a las células.

Para abordar más sobre el tema, consulta el capítulo **5** del libro *Inmunología molecular, celular y traslacional* de L. Pavón, M.C. Jiménez y M.E. Garcés publicado por Wolters Kluwer.

¿Cuáles son los principales tipos de receptores de macrófagos implicados en el reconocimiento de patógenos?

¿Cuáles son las principales funciones del macrófago en la inmunidad innata?

¿Qué enfermedades se asocian con los siguientes macrófagos: células espumosas, cargados de hemosiderina, de cuerpo tingible?

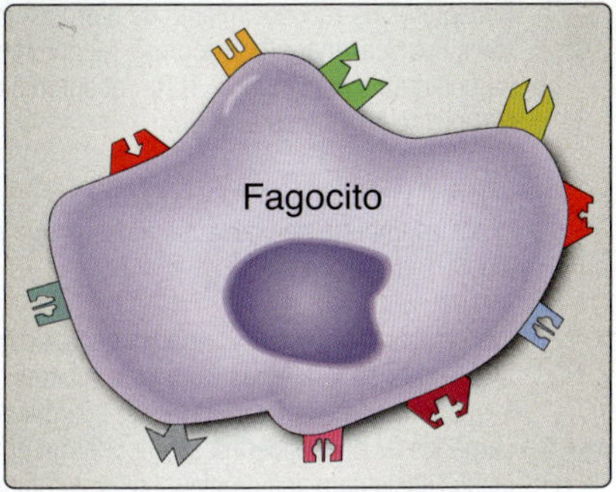

Sistema inmunitario innato

Receptores de reconocimiento de patrones (receptores tipo scavenger [barredores], receptores para carbohidratos bacterianos, TLR), receptores del complemento y receptores Fc.

Ingerir (fagocitar) bacteria y partículas; secretar citocinas importantes de la respuesta inmunitaria innata.

Las células espumosas (cargadas de lípidos) se encuentran en la ateroesclerosis, la hiperlipidemia y la enfermedad de Niemann-Pick. Los macrófagos cargados de hemosiderina se encuentran en la insuficiencia cardiaca crónica. Los macrófagos de cuerpo tingible se encuentran en la linfadenitis reactiva benigna.

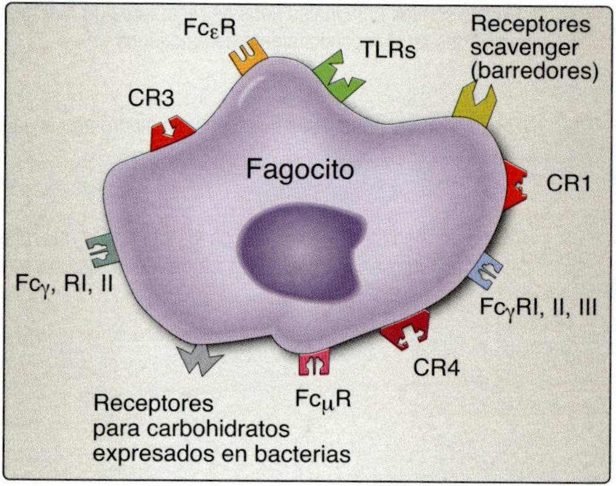

Para abordar más sobre el tema, consulta el capítulo **7** del libro *Inmunología molecular, celular y traslacional* de L. Pavón, M.C. Jiménez y M.E. Garcés publicado por Wolters Kluwer.

Sistema inmunitario innato

Identifique las estructuras y asócielas con bacterias gram-negativas o grampositivas.

¿Cuáles TLR están involucrados en el reconocimiento de estas estructuras bacterianas por parte de los macrófagos?

¿Cómo contribuyen las estructuras externas de las bacterias a los síntomas de la sepsis?

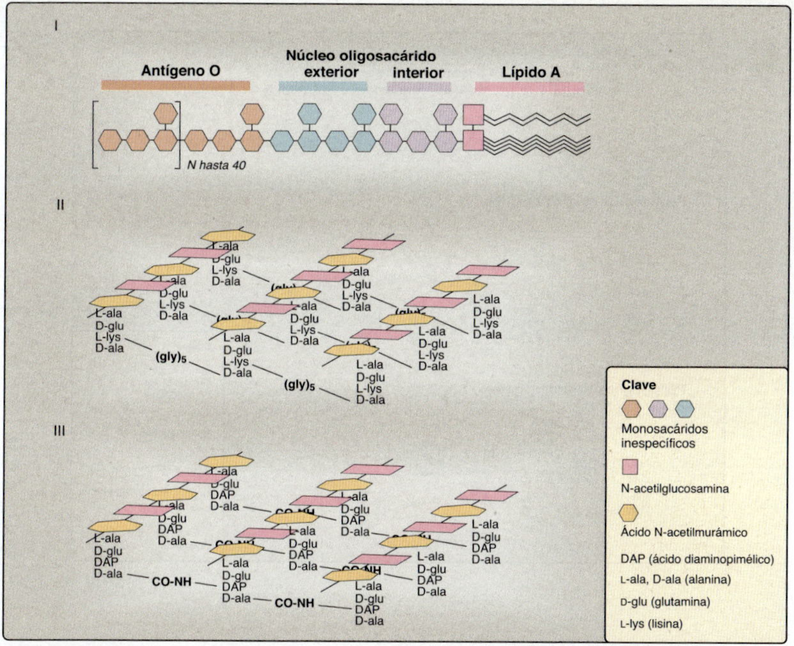

Sistema inmunitario innato

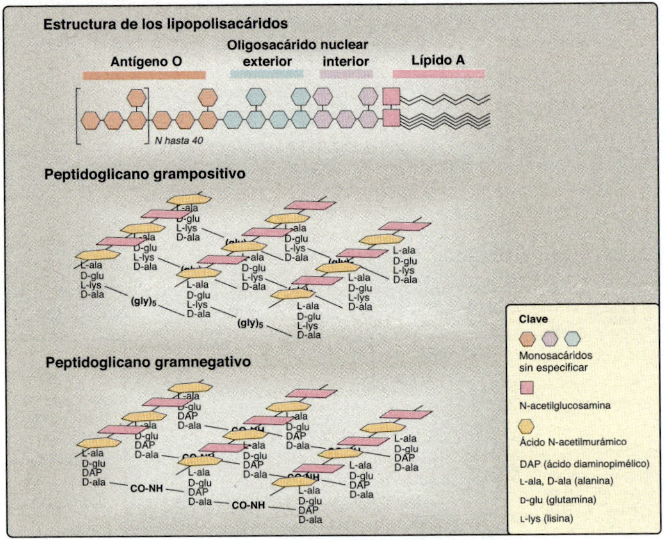

Liposacárido (LPS): TLR4; peptidoglicanos: TLR2.

Tanto las bacterias grampositivas como las gramnegativas, activan a los macrófagos a través de los TLR, activando la inflamación y la cascada de coagulación.

Para abordar más sobre el tema, consulta los capítulos **4** y **7** del libro *Inmunología molecular, celular y traslacional* de L. Pavón, M.C. Jiménez y M.E. Garcés publicado por Wolters Kluwer.

Identifique los componentes del complejo que reconoce el LPS en el macrófago.

LPS induce la vía de transducción de señales de las citocinas proinflamatorias a través de la proteína adaptadora ______, la cual activa la vía de señalización que lleva a la translocación de ________, un factor de transcripción clave para las citocinas inflamatorias, hacia el ______.

¿Qué clase de medicamentos inhiben esta vía inflamatoria, y cómo actúan?

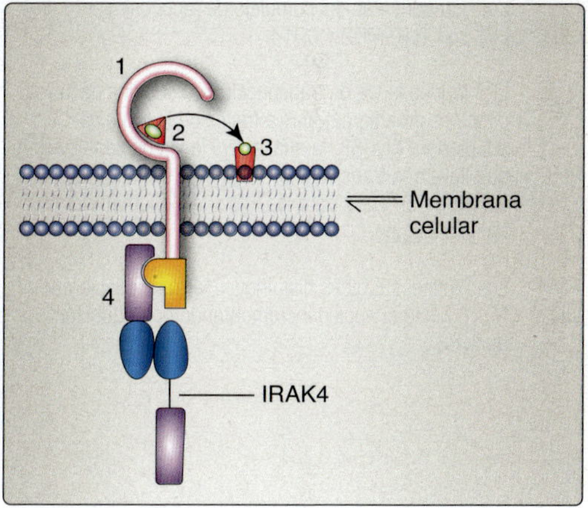

Sistema inmunitario innato

Los componentes del complejo de reconocimiento de LPS son TLR, MD2 y CD14.

LPS induce la vía de transducción de señales de las citocinas proinflamatorias a través de la proteína adaptadora MyD88, la cual activa la vía de señalización que lleva a la translocación de NFκB, un factor de transcripción clave para las citocinas inflamatorias, hacia el núcleo.

Los corticoesteroides disminuyen la translocación de NFκB hacia el núcleo incrementando la producción de IκBα.

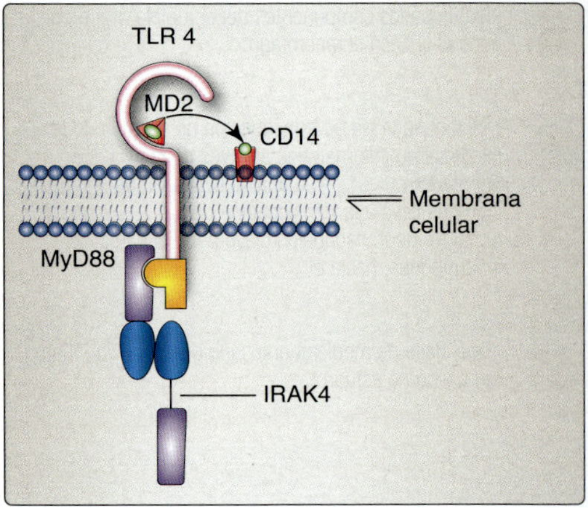

Para abordar más sobre el tema, consulta los capítulos **4** y **29** del libro *Inmunología molecular, celular y traslacional* de L. Pavón, M.C. Jiménez y M.E. Garcés publicado por Wolters Kluwer.

Etiquete los pasos y vesículas implicadas en la destrucción de un microorganismo o material extracelular mediante fagocitosis y macropinocitosis/endocitosis.

Además de la activación por patógenos, los macrófagos pueden activarse por la citocina ______________, que se asocia con la respuesta T_H1.

El tráfico vesicular incorrecto/la incapacidad de formar fagolisosomas, el albinismo y la neuropatía forman una tríada asociada con el síndrome ______________.

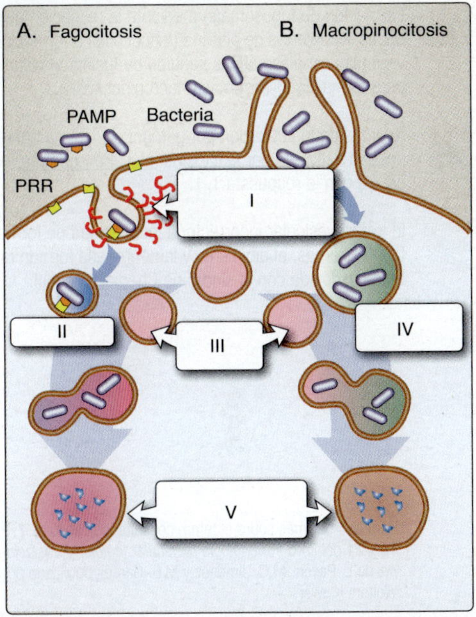

Sistema inmunitario innato

Formación de fagosoma(s) mediante la recepción de cavidades recubiertas de clatrina (fagocitosis) o formación de vesículas citoplasmáticas seguido de fusión con lisosomas para formar fagolisosomas (macropinocitosis).

Además de la activación por patógenos, los macrófagos pueden activarse por la citocina interferón-gamma, que se asocia con la respuesta T_H1.

El tráfico vesicular incorrecto/la incapacidad de formar fagolisosomas, el albinismo y la neuropatía forman una tríada asociada con el síndrome Chediak-Higashi.

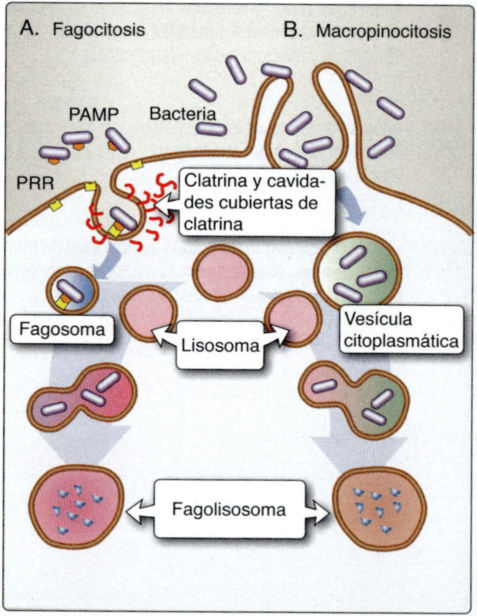

Para abordar más sobre el tema, consulta los capítulos **7, 15** y **21** del libro *Inmunología molecular, celular y traslacional* de L. Pavón, M.C. Jiménez y M.E. Garcés publicado por Wolters Kluwer.

Etiquete las vesículas en las que ocurre el estallido respiratorio.

¿Cómo el estallido respiratorio en el fagosoma lleva a la destrucción de patógenos y al daño al tejido?

La importancia del estallido respiratorio se demuestra por la formación de granulomas (enfermedad granulomatosa crónica) en respuesta a infecciones en ausencia de ____________ ____________.

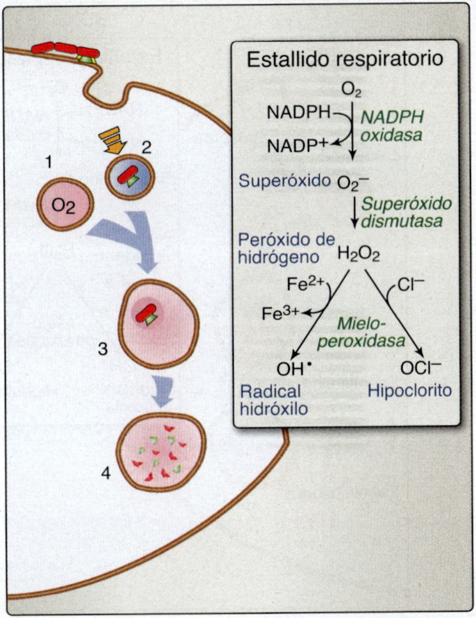

Sistema inmunitario innato

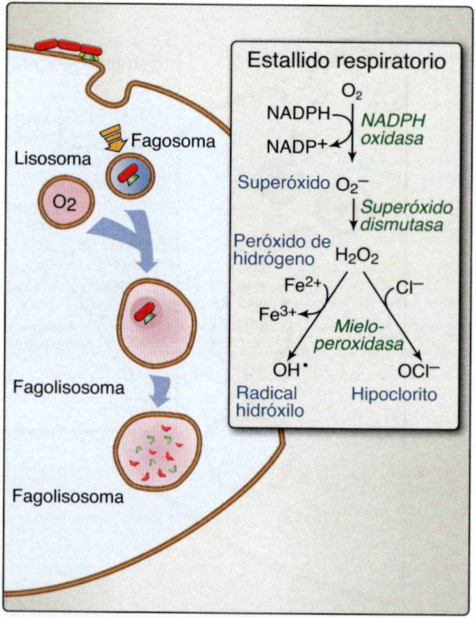

El estallido respiratorio causa la liberación de radicales de oxígeno que son altamente tóxicos para los microorganismos y pueden causar daño al tejido, y la disminución del pH activa a las enzimas que están involucradas en la destrucción de patógenos.

La importancia del estallido respiratorio se demuestra por la formación de granulomas (enfermedad granulomatosa crónica) en respuesta a infecciones en ausencia de NADPH oxidasa.

Para abordar más sobre el tema, consulta el capítulo **7** del libro *Inmunología molecular, celular y traslacional* de L. Pavón, M.C. Jiménez y M.E. Garcés publicado por Wolters Kluwer.

Sistema inmunitario innato

Complete la tabla.

Citocina/quimiocina	Actúa sobre	Acciones
Interleucina-1 (IL-1)		
Interleucina-6 (IL-6)		
Interleucina-8 (IL-8), una quimiocina		
Interleucina-12 (IL-12)		
Factor de necrosis tumoral-α (TNF-α)		

¿Qué distingue a una quimiocina de una citocina?

Diversas enfermedades inflamatorias, incluyendo a la enfermedad de Crohn y la artritis reumatoide, se tratan disminuyendo los niveles de ____________, el cual también juega un papel importante en el choque séptico.

Sistema inmunitario innato

Citocina/quimiocina	Actúa sobre	Acciones
Interleucina-1 (IL-1)	Endotelio vascular	Incrementa (aumenta) la permeabilidad del endotelio vascular Estimula la producción de IL-6
Interleucina-6 (IL-6)	Hígado	Producción de proteínas de fase aguda (p. ej., proteína C reactiva); temperatura elevada (fiebre)
Interleucina-8 (IL-8), una quimiocina	Endotelio vascular	Activación del endotelio vascular Atracción/activación de neutrófilos
Interleucina-12 (IL-12)	Células NK	Activa las células NK Dirige la diferenciación de linfocitos
Factor de necrosis tumoral-α (TNF-α)	Endotelio vascular	Incrementa (aumenta) la permeabilidad del endotelio vascular Estimula la activación del endotelio

Las quimiocinas son más pequeñas que las citocinas. Mientras que las citocinas son productos de células que afectan el comportamiento de células (p. ej., activación), las quimiocinas específicamente dirigen el tráfico de las células.

Diversas enfermedades inflamatorias, incluyendo a la enfermedad de Crohn y la artritis reumatoide, se tratan disminuyendo los niveles de TNF-α, el cual también juega un papel importante en el choque séptico.

Para abordar más sobre el tema, consulta el capítulo **15** del libro *Inmunología molecular, celular y traslacional* de L. Pavón, M.C. Jiménez y M.E. Garcés publicado por Wolters Kluwer.

Sistema inmunitario innato

La acción de las citocinas en __ ________, _____ ______ y __ ________ provoca fiebre, lo que lleva a aumento/disminución en la replicación de los agentes infecciosos y en la sensibilidad de los tejidos del hospedero al TNF-α.

La respuesta de fase aguda contribuye a mejorar la inmunidad innata produciendo dos proteínas, la ________ ____ ________ y la ________ ____ ________ ____ ________, que reconocen a la bacteria para ________ ____ ________ ________ y activar el ________.

Una mujer de 65 años de edad refiere dolor intenso en el hombro izquierdo y dificultad para mover los dedos. Como era de esperarse, tanto los niveles de VSG (velocidad de sedimentación globular) como de PCR (proteína C reactiva) de la paciente ________ ________ debido a la inflamación activa y a la producción de altos niveles de citocinas, particularmente ______.

Sistema inmunitario innato

La acción de las citocinas en el hipotálamo, tejido adiposo y el músculo provoca fiebre, lo que lleva a una disminución en la replicación de los agentes infecciosos y en la sensibilidad de los tejidos del hospedero al TNF-α.

La respuesta de fase aguda contribuye a mejorar la inmunidad innata produciendo dos proteínas, la proteína C reactiva y la lectina de unión a manosa, que reconocen a la bacteria para aumentar la fagocitosis (opsonización) y activar el complemento.

Como era de esperarse, tanto los niveles de VSG (velocidad de sedimentación globular) como de PCR (proteína C reactiva) de la paciente estaban elevados debido a la inflamación activa y a la producción de altos niveles de citocinas, particularmente IL-6.

Para abordar más sobre el tema, consulta los capítulos **6** y **15** del libro *Inmunología molecular, celular y traslacional* de L. Pavón, M.C. Jiménez y M.E. Garcés publicado por Wolters Kluwer.

Etiquete los pasos de la formación de la C3 convertasa de la vía clásica mediante la lectina de unión a manosa.

La lectina de unión a manosa es reconocida por el CR1 en macrófagos; por lo tanto puede aumentar directamente la fagocitosis al actuar como ___________.

Las pruebas inmunológicas de rutina de una mujer de 25 años de edad recientemente diagnosticada con lupus eritematoso sistémico revelan que tiene niveles muy bajos de C4. La historia clínica detallada revela que ella ____ ________ (tiene/no tiene) una historia de infecciones severas por *Neisseria* o infecciones piógenas.

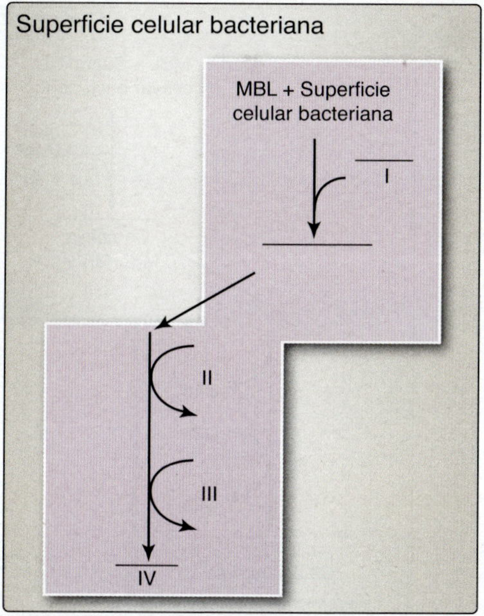

Sistema inmunitario innato

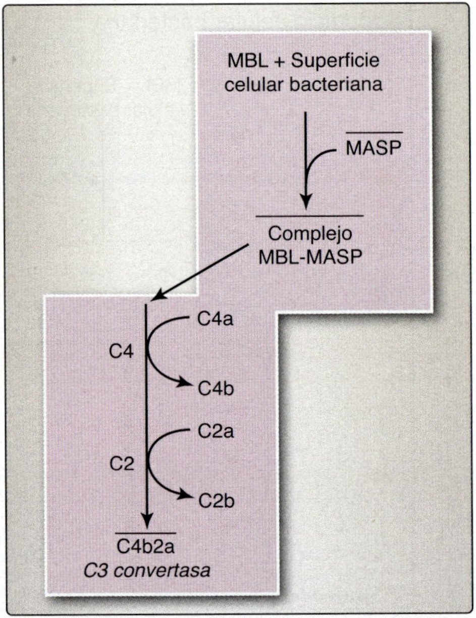

La lectina de unión a manosa es reconocida por el CR1 en macrófagos; por lo tanto puede aumentar directamente la fagocitosis al actuar como opsonina.

La historia clínica detallada revela que ella no tiene una historia de infecciones severas por *Neisseria* o infecciones piógenas porque la vía alternativa todavía es funcional en la paciente, el complemento puede activarse de manera temprana en una infección.

Para abordar más sobre el tema, consulta los capítulos **5, 7** y **22** del libro *Inmunología molecular, celular y traslacional* de L. Pavón, M.C. Jiménez y M.E. Garcés publicado por Wolters Kluwer.

¿Cuáles son las cuatro características distintivas de la inflamación?

¿Cuáles son los tres efectos que actúan sobre los vasos sanguíneos y son responsables de los síntomas de la inflamación?

Un paciente desarrolla dolor intenso debido a una apendicitis aguda. ¿Cuáles de los siguientes son responsables del dolor? ¿Cuáles son responsables de la fiebre?

Prostaglandina-2 (PGE_2), C3a, TNF-α, IL6, IL-1, leucotrieno.

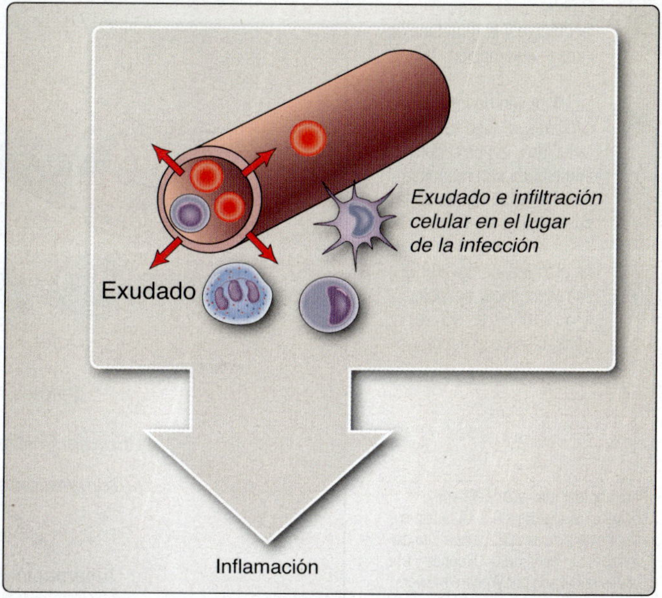

Sistema inmunitario innato

El dolor, calor, enrojecimiento y la tumefacción indican inflamación.

La dilatación de los capilares, el flujo sanguíneo reducido y la permeabilidad aumentada son responsables de los síntomas de la inflamación.

La prostaglandina-2 (PGE_2) es responsable del dolor. IL-1, IL-6 y PGE_2 son responsables de la fiebre.

Para abordar más sobre el tema, consulta los capítulos **6** y **15** del libro *Inmunología molecular, celular y traslacional* de L. Pavón, M.C. Jiménez y M.E. Garcés publicado por Wolters Kluwer.

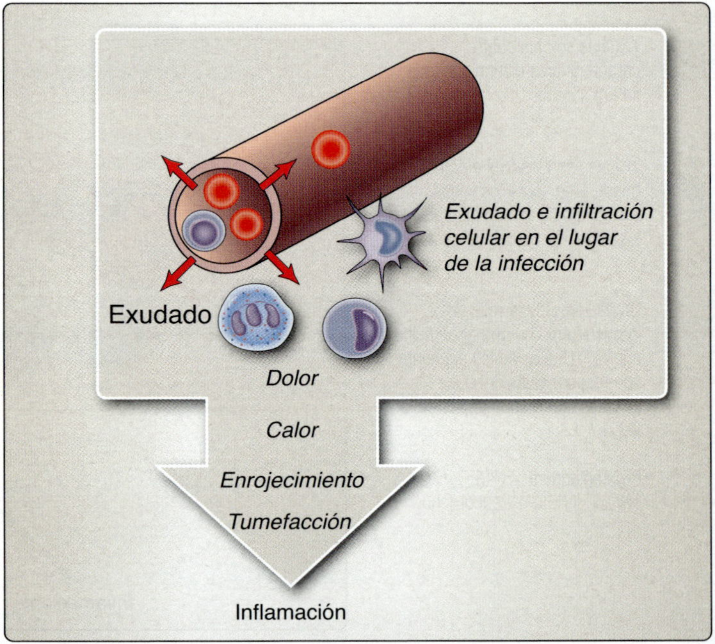

¿Qué citocinas se asocian con cada proceso?

¿Cuáles son los pasos que llevan a que los neutrófilos entren en los vasos sanguíneos?

Una niña de 6 meses de edad es llevada a urgencias con fiebre, una ulceración labial y evidencias de infecciones previas (celulitis en la región labial). Sus padres reportan que cuando nació su cordón umbilical no se separó hasta que cumplió 1 mes de edad. Su conteo de leucocitos es extremadamente alto. Una biopsia de la lesión indica infiltración de linfocitos, pero no de neutrófilos. ¿Cómo lo explicaría?

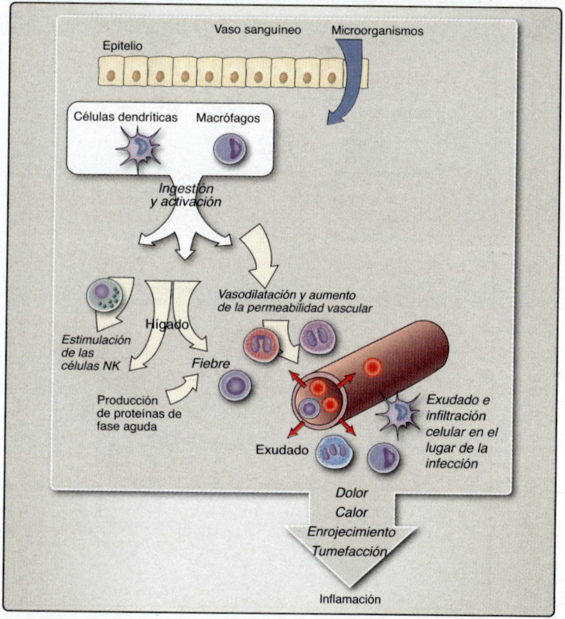

Sistema inmunitario innato

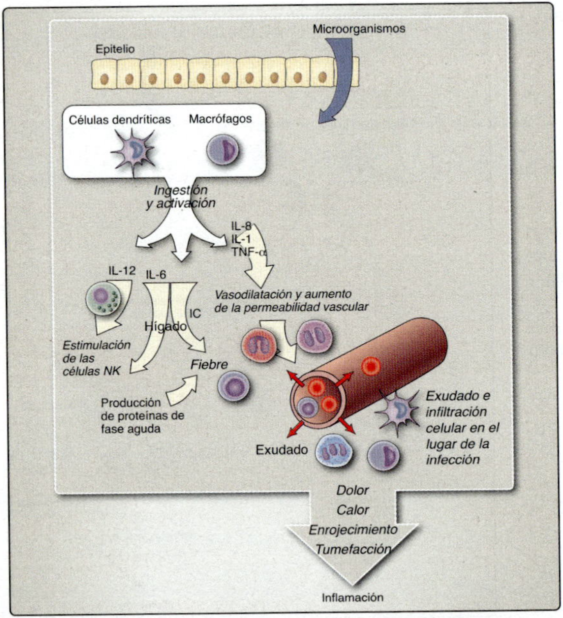

Paso 1: la adhesión por rodamiento es facilitada por la dilatación de los capilares lo que permite una adhesión débil entre los neutrófilos (mediante carbohidratos sialyl Lewis^{x}) y las selectinas en los vasos sanguíneos.

Paso 2: adhesión firme. La IL8 y el TNF-α activan el antígeno asociado con la función del linfocito (LFA) y aumentan las ICAM-1 respectivamente.

Paso 3: diapédesis. Los neutrófilos pasan entre las células endoteliales debido a una combinación de proteasas y un incremento de la permeabilidad debida a los mediadores de la inflamación.

Paso 4: migración. El gradiente de la IL8 conduce a los neutrófilos hacia el tejido.

El patrón de expresión de las integrinas, que determina la habilidad de unirse a las células endoteliales, difiere entre los neutrófilos y los linfocitos.

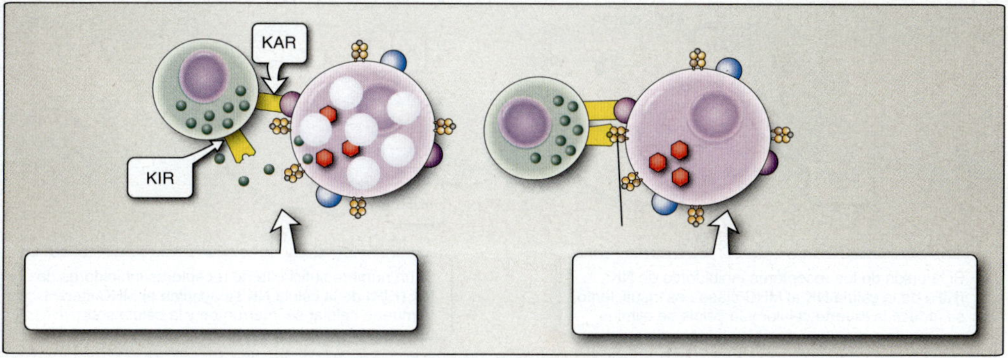

¿Cuáles son los ligandos para NK KIR (inhibidor de NK) y NK KAR (activador de NK)?

¿Cómo lleva una infección viral a la activación de las células NK?

La enfermedad linfoproliferativa ligada al X es un defecto en la proteína adaptadora intracelular SAP, la cual se acopla a KAR CD244. Para los pacientes con esta enfermedad la exposición a virus Epstein-Barr (VEB) resulta en una infección fulminante porque las células NK son __________ __ __________ __________ __________ _____ __________.

Sistema inmunitario innato

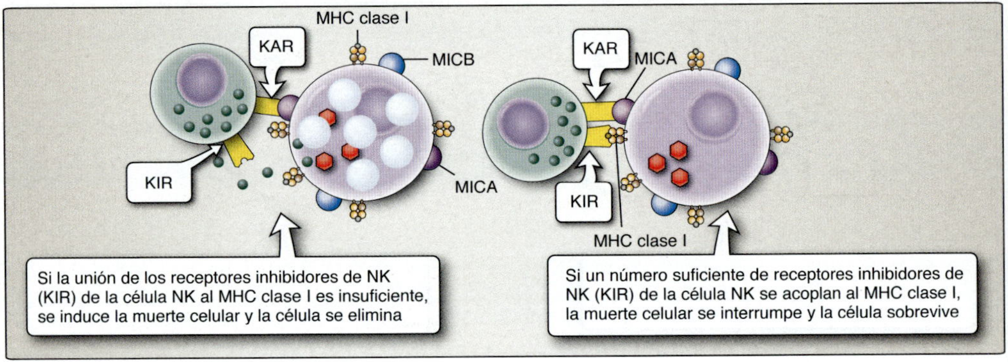

El ligando para el receptor de la célula NK (KIR) es el MHC clase I. Los ligandos para receptores KAR son moléculas no clásicas del MHC clase I, como MICA/MICB.

Las infecciones virales a menudo disminuyen el nivel de MHC clase I y aumentan el nivel de MICA y MICB. El MHC clase I en las células no infectadas inhibe la acción de las células NK a través de los receptores KIR. La combinación de la disminución del MHC y el aumento de MICA/MICB durante la infección reduce la señalización a través de los receptores de inhibición y aumenta la señalización a través de los receptores de activación.

Las células NK son incapaces de matar células infectadas por virus.

¿Cuáles son los dos tipos de interferón tipo I?

¿Cómo afectan los interferones tipo I la respuesta a los virus?

Durante una infección por rotavirus, la secreción de interferón tipo I es activada ¿por qué TLR?

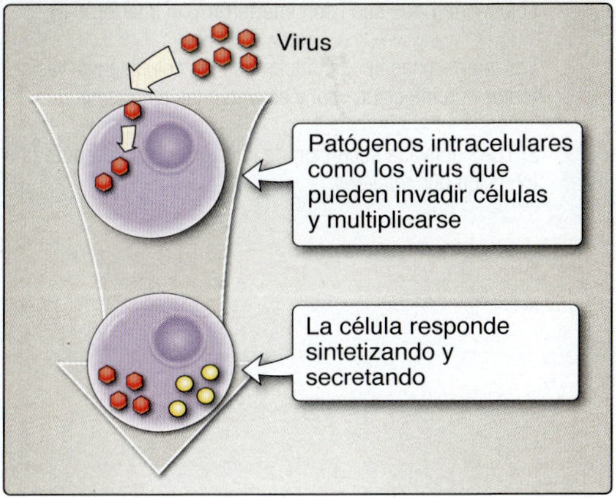

Sistema inmunitario innato

Los interferones tipo I son interferón-α e interferón-β.

Los interferones tipo I inducen que las células sean resistentes a la infección viral y activan a las células NK.

El TLR3 activa la secreción de interferón tipo I durante una infección por *rotavirus*.

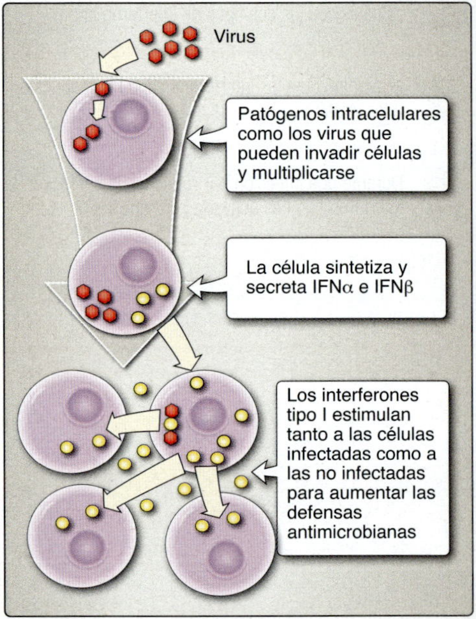

Para abordar más sobre el tema, consulta los capítulos **3, 4** y **24** del libro *Inmunología molecular, celular y traslacional* de L. Pavón, M.C. Jiménez y M.E. Garcés publicado por Wolters Kluwer.

La infección después del tratamiento con antibióticos

Susan es una mujer de 35 años de edad que presenta dolor intenso de garganta, dificultad para deglutir y fiebre de 39 ºC que apareció de repente la noche anterior. No tiene tos ni otros síntomas respiratorios. Una prueba rápida para estreptococos resultó positiva y se le inició un ciclo de antibióticos que trataron la infección con éxito. Dos semanas después, Susan acude a su consultorio quejándose de comezón vaginal y flujo vaginal blanco-grisáceo como queso *cottage*.

PREGUNTA: ¿Qué relación hay entre las dos infecciones?

Tarjeta de caso

Conceptos de inmunología

La flora normal/microorganismos comensales forman una barrera protectora. Altas dosis de antibióticos pueden matar tanto patógenos como bacterias comensales. La ausencia de bacteria comensal permite que desarrolle *candidosis.*

Tarjeta de caso

2.2

Infección nosocomial

Alyssa es una mujer de 58 años de edad en tratamiento de quimioterapia por leucemia. El tratamiento comenzó hace varios días. Se la evalúa en el hospital por historia de 1 día con fiebre, enrojecimiento y sensibilidad en el lugar de colocación del catéter. En el examen físico revela fiebre alta, además del enrojecimiento y la sensibilidad en el lugar donde fue colocado el catéter en su brazo izquierdo. Cultivos sanguíneos son positivos para *Staphylococcus aureus* resistente a la meticilina.

PREGUNTA DE CONCEPTO: ¿Cómo afecta la quimioterapia al sistema inmunitario?

Tarjeta de caso

Conceptos de inmunología

La paciente tiene dos problemas: Alyssa está inmunosuprimida como resultado de la quimioterapia, lo que causa que sea más susceptible a infecciones. También tiene una infección nosocomial (adquirida en el hospital). Debe quitarse el catéter de inmediato e iniciar un ciclo de antibióticos por vía intravenosa.

Sistema inmunitario innato

Las células del sistema inmunitario y sus funciones

Linaje mieloide:

Macrófagos: los monocitos presentes en sangre maduran a macrófagos en los tejidos normales. Los macrófagos fagocitan deshechos celulares, partículas y células extrañas y las degradan. Los macrófagos activados secretan citocinas y quimiocinas que tienen efectos tanto locales como sistémicos. Además de su papel en la inmunidad innata, los macrófagos procesan y presentan antígenos a los linfocitos T.

Neutrófilos: los neutrófilos están presentes en la médula ósea, la sangre y el tejido inflamado. Los neutrófilos fagocitan y matan patógenos y secretan citocinas. A diferencia de los macrófagos, viven poco y no pueden procesar ni presentar antígenos.

Células dendríticas: las células dendríticas inmaduras son fagocíticas y pueden endocitar patógenos. Las células dendríticas maduras procesan y presentan antígenos a los linfocitos T.

Mastocitos: los mastocitos son más conocidos por mediar las respuestas alérgicas. Los mastocitos tienen gránulos que contienen histamina y otros agentes activos. Los gránulos se liberan cuando la IgE unida a un mastocito se une con un antígeno (alérgeno). También intervienen en la respuesta contra los parásitos.

Eosinófilos y basófilos: ambos tipos de células tienen gránulos que contienen enzimas y proteínas tóxicas cuando son activadas. Participan en las reacciones alérgicas y en la respuesta contra parásitos.

Sistema inmunitario innato

Linaje linfoide:

Linfocitos B: los linfocitos B reconocen al antígeno a través del receptor del linfocito B. La unión al antígeno provoca la activación y diferenciación del linfocito B en las células plasmáticas, las cuales secretan Ig.

Linfocitos T: los linfocitos T reconocen péptidos en el contexto de las moléculas del MHC a través del receptor de linfocitos T. Los linfocitos T maduros pueden ser células citotóxicas, cooperadoras o reguladoras.

Células natural killer (NK): las células NK son linfocitos que contienen grandes gránulos y que matan células infectadas o malignas mediante el contenido de los gránulos. No son fagocíticas.

La respuesta inmunitaria innata

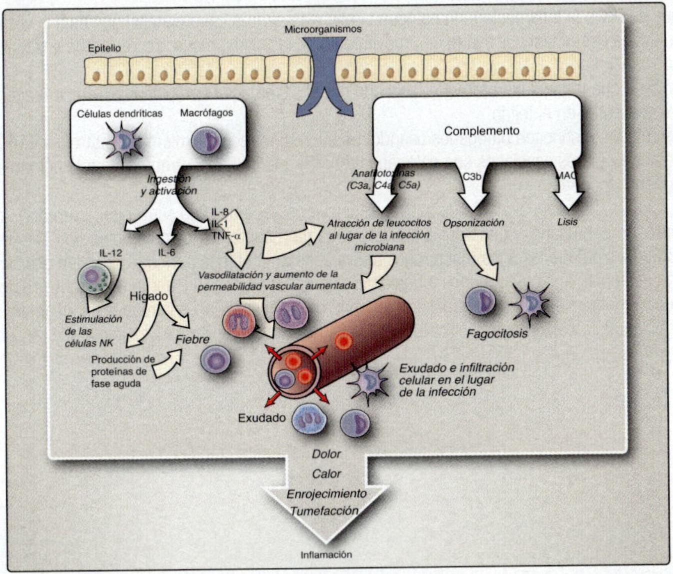

2.2 Resumen

Sistema inmunitario innato

- La respuesta inmunitaria innata es rápida. Reconoce un número limitado de moléculas y no mejora con los encuentros subsecuentes con el patógeno.
- Para que se inicie la inflamación, un patógeno debe atravesar la capa epitelial que es a la vez una barrera pasiva (es decir, uniones estrechas) y activa (p. ej., movimiento de los cilios, moco, secreción de enzimas y defensinas, flora normal).
- Un patógeno que traspasa la barrera es atacado por el sistema del complemento y macrófagos, los cuales están siempre presentes en el tejido.
- Los macrófagos reconocen patógenos usando receptores de reconocimiento de patrones (PRR) que reconocen patrones moleculares asociados con patógenos (PAMP) que se encuentran en los microorganismos, pero no en las células del hospedero.
- Los receptores de reconocimiento de patrones incluyen el receptor tipo scavenger (barredor), el receptor de manosa, el receptor de β-glucano, y una familia especializada de receptores, los receptores tipo Toll (TLR).
- La unión de los patógenos a los macrófagos activa a los macrófagos para que secreten citocinas y quimiocinas. También estimulan a los macrófagos a fagocitar o comer al patógeno y por lo tanto a destruirlo.
- Las citocinas y quimiocinas producidas por los macrófagos estimulan una respuesta inflamatoria local.
- La activación del complemento facilita la fagocitosis de microorganismos y estimula una respuesta inflamatoria local.

Esquema del sistema del complemento

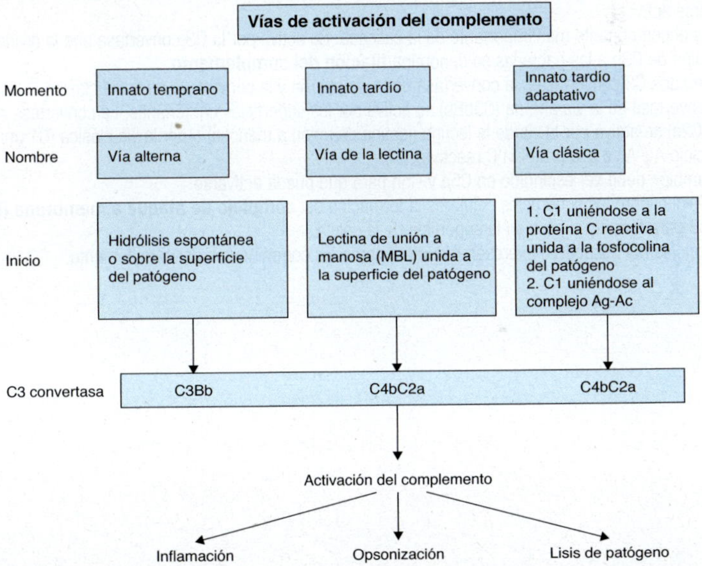

Sistema inmunitario innato

- El sistema del complemento está compuesto por más de 30 proteínas que están siempre presentes.
- Muchas proteínas del complemento están inactivas y requieren de una cascada de reacciones enzimáticas para volverse activas.
- C3 es el componente más importante de la cascada. Se activa por la C3 convertasa que la divide en C3a y C3b. La unión de C3b a las bacterias se denomina **fijación del complemento**.
- Existen dos C3 convertasas: la convertasa de la vía alterna y la convertasa de la vía clásica.
- La convertasa de la vía alterna (C3bBb) se activa por las superficies bacterianas. La convertasa de la vía clásica (C4bC2a) se activa por la vía de la lectina (lectina de unión a manosa) o por la vía clásica (C1 uniéndose al complejo Ag-Ac o a la proteína C reactiva).
- C5 también debe ser escindido en C5a y C5b para que pueda activarse.
- C5b inicia sobre las superficies celulares la formación del **complejo de ataque a membrana (MAC)** que incluye C6-C9 para formar un poro en la superficie de la célula.
- Las células del hospedero expresan receptores para los componentes del complemento.

En una molécula de inmunoglobina, las dos cadenas pesadas son/no son idénticas y las dos cadenas ligeras son/no son idénticas.

Etiquete las regiones (I y II) y describa su función.

En el análisis cualitativo de la inmunoglobulina sérica por electroforesis de proteínas, la inmunoglobulina de un individuo normal recorre una banda ancha/estrecha.

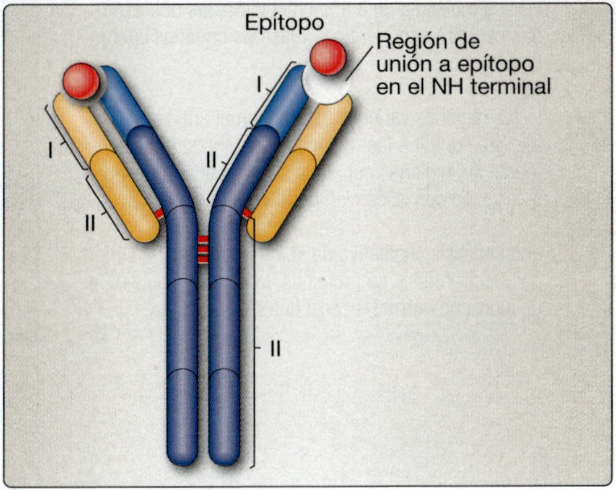

Sistema inmunitario adaptativo: moléculas

En una molécula de inmunoglobulina, las dos cadenas pesadas son idénticas y las dos cadenas ligeras son idénticas.

I - las regiones variables reconocen el antígeno, mientras que II – las regiones constantes, especialmente las regiones constantes de la cadena pesada, se asocian con la función de la inmunoglobulina.

En el análisis cualitativo de la inmunoglobulina sérica por electroforesis de proteínas, la inmunoglobulina de un individuo normal recorre una banda ancha.

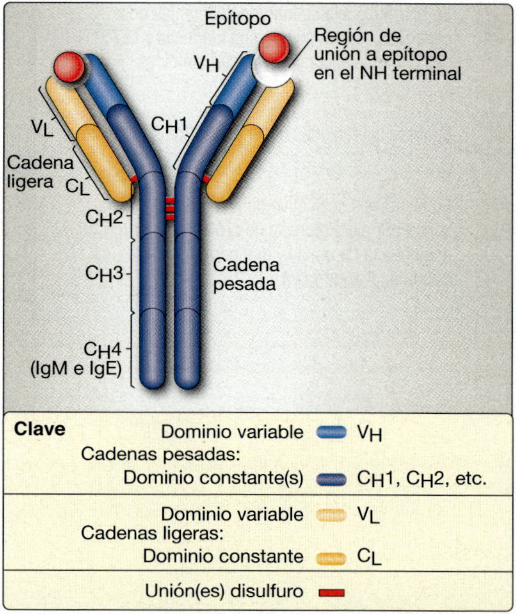

Para abordar más sobre el tema, consulta el capítulo **9** del libro *Inmunología molecular, celular y traslacional* de L. Pavón, M.C. Jiménez y M.E. Garcés publicado por Wolters Kluwer.

Basado en el número de dominios, ¿qué tipos de cadenas pesadas y ligeras pertenecen a cada grupo?

¿Cuál es la estructura secundaria característica del dominio Ig?¿Cuál es el plegamiento característico de la estructura secundaria de la Ig? Mencione los otros miembros de la superfamilia de Ig que participan en la respuesta inmunitaria.

¿Cómo impacta la estructura del dominio de la inmunoglobulina en su estabilidad?

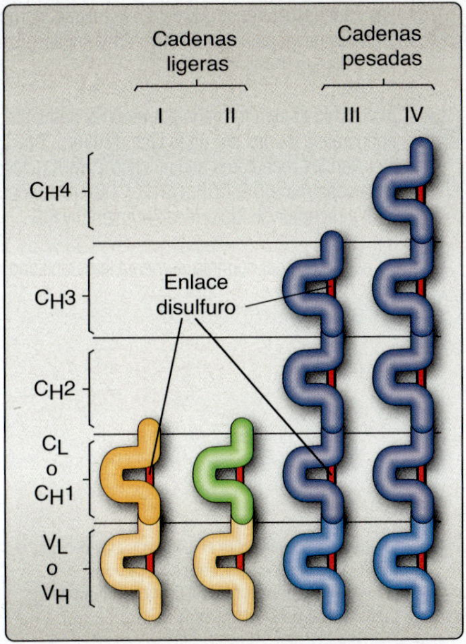

Sistema inmunitario adaptativo: moléculas

Las cadenas ligeras κ y λ tienen la misma estructura. Las cadenas pesadas δ, γ y α tienen 3 dominios C, mientras que μ y ε tienen 4 dominios C.

El dominio Ig está formado por láminas betas plegadas en antiparalelo unidas por un enlace disulfuro. Otras proteínas incluyen los receptores de linfocitos T, MHC (clase I y II), correceptores (CD4, CD8, CD19, CD3), receptores de citocinas (IL6) y receptor de factor de crecimiento y KIR.

La estructura del dominio *aumenta* la estabilidad de la inmunoglobulina.

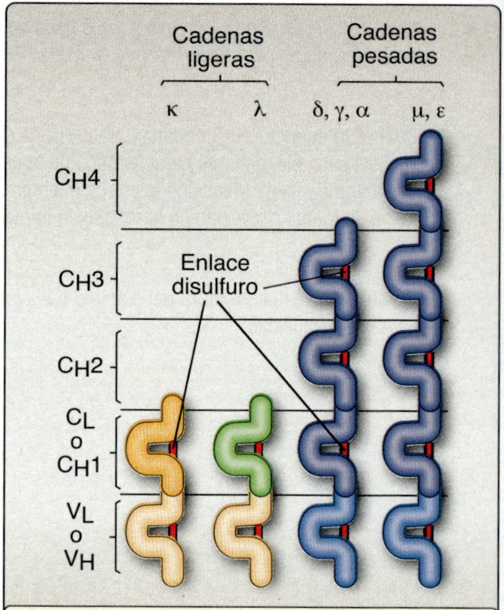

Las cadenas ligeras κ y λ tienen la misma estructura. las cadenas pesadas δ, γ, y α tienen 3 dominios CH, mientras que μ y ε tienen 4 dominios CH.

Para abordar más sobre el tema, consulta el capítulo **9** del libro *Inmunología molecular, celular y traslacional* de L. Pavón, M.C. Jiménez y M.E. Garcés publicado por Wolters Kluwer.

Cada molécula de inmunoglobulina tiene ______ regiones de unión con el antígeno formadas por un par de los dominios __________.

La región V de las cadenas de la Ig contienen tres regiones __________ ___ ___ ____________________ que reconocen al antígeno y cuatro regiones __________ que proveen estructura.

Una proteína de Bence-Jones es una __________ __________ __________ que se encuentra en la __________ y es indicativa de __________ __________ o _______________ ___ ______________.

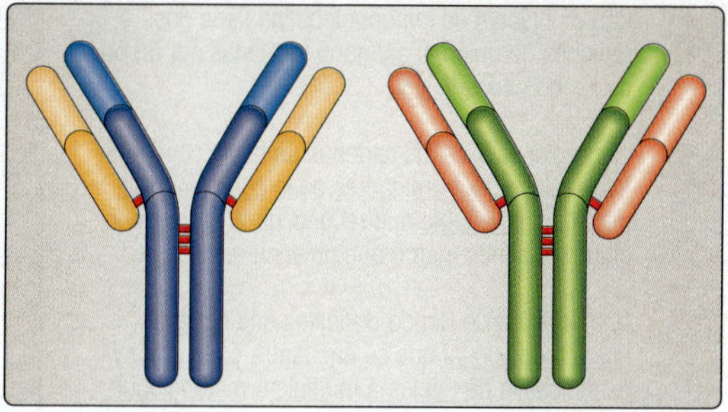

Sistema inmunitario adaptativo: moléculas

Cada molécula de inmunoglobulina tiene dos regiones de unión al antígeno formadas por un par de los dominios V_H y V_L.

Las regiones V de las cadenas de las Ig contienen tres regiones determinantes de la complementariedad/hipervariable que reconocen al antígeno y cuatro regiones marco que proveen estructura.

Una proteína de Bence-Jones es una cadena ligera monoclonal que se encuentra en la orina y es indicativa de mieloma múltiple o macroglobulinemia de Waldenström.

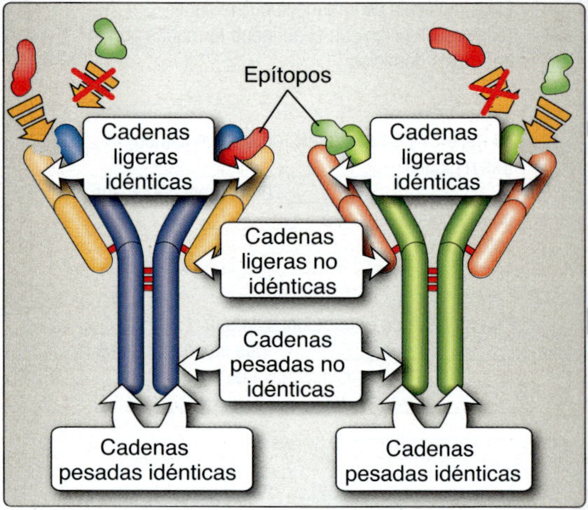

Para abordar más sobre el tema, consulta los capítulos **9** y **10** del libro *Inmunología molecular, celular y traslacional* de L. Pavón, M.C. Jiménez y M.E. Garcés publicado por Wolters Kluwer.

Etiquete los productos de anclaje enzimático de Ig (I, II, III).

¿En qué se diferencian los fragmentos de proteína de la inmunoglobulina expresados en la membrana de un linfocito B y aquellos secretados después de que el linfocito B se diferencia a célula plasmática?

Los anticuerpos terapéuticos pueden ser murinos, quiméricos o humanizados. Para cada tipo de anticuerpo terapéutico, ¿cuál es el origen (humano *vs.* ratón) de los diferentes fragmentos de Ig?

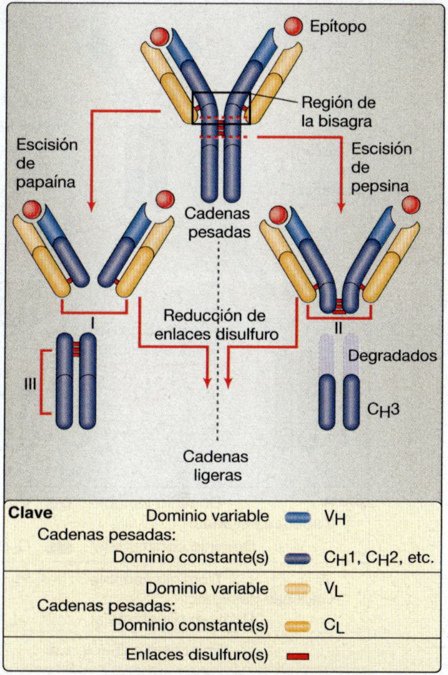

Sistema inmunitario adaptativo: moléculas

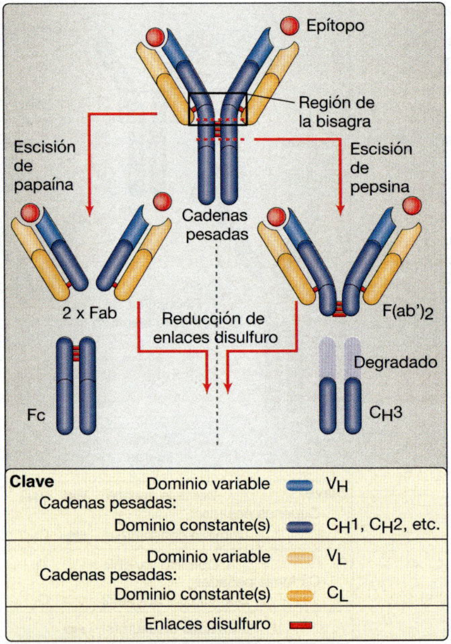

El fragmento Fc y el fragmento C_H3 se diferencian en el extremo 3' (DNA) o carboxilo terminal (proteína). Esto es importante por dos razones: 1) estructuralmente el cambio permite que una forma sea secretada y que la otra se ancle en la membrana, 2) es importante darse cuenta de que ésta es la única diferencia entre las dos formas de la inmunoglobulina en un linfocito B y en la célula plasmática en la que se diferencia.

Los murinos son completamente Ig de ratón. Las proteínas quiméricas son aproximadamente 30% de ratón y 70% humanas. Los fragmentos Fc (regiones C en general) son humanos y los F(ab)/regiones variables son de ratón. Noventa por ciento de la proteína humanizada es humana; la región de la proteína asociada con la union del antígeno. Las regiones determinantes de la complementariedad que están en F(ab) no son humanas.

Para abordar más sobre el tema, consulta los capítulos **9** y **29** del libro *Inmunología molecular, celular y traslacional* de L. Pavón, M.C. Jiménez y M.E. Garcés publicado por Wolters Kluwer.

Sistema inmunitario adaptativo: moléculas

Completa la tabla.

Isotipo	Cadena pesada (nombre)	Cadena adicional	Fórmula	Valencia
IgM (membrana)				
IgM (secretada)				
IgD				
IgG				
IgA (membrana)				
IgA (secretada)				
IgE				

Diferentes isotipos tienen diferentes funciones y se encuentran en diferentes lugares. ______________ (se) unen el receptor Ig polimérico y pueden ser transportadas a través de las células. ______ se asocia con las respuestas alérgicas/degranulacion de mastocitos. ______ atraviesa la placenta. ______ se asocia con la opsonización y la citotoxicidad mediada por células dependiente de anticuerpos.

¿Cuál es el isotipo de inmunoglobulina más abundante en la leche materna y qué característica diferencial le permite ser efectiva para proteger al recién nacido?

Sistema inmunitario adaptativo: moléculas

Isotipo	Cadena pesada (nombre)	Cadena adicional	Fórmula	Valencia
IgM (membrana)	μ		$2\mu + 2\kappa$ o 2λ	2
IgM (secretada)	μ	J	$5\ (2\mu + 2\kappa$ o $2\lambda) + J$	10
IgD	δ		$2\delta + 2\kappa$ o 2λ	2
IgG	γ		$2\gamma + 2\kappa$ o 2λ	2
IgA (membrana)	α		$2\alpha + 2\kappa$ o 2λ	2
IgA (secretada)	α	J	$2–3\ (2\alpha + 2\kappa$ o $2\lambda) + J$	4–6
IgE	ε		$2\varepsilon + 2\kappa$ o 2λ	2

Para abordar más sobre el tema, consulta el capítulo **9** del libro *Inmunología molecular, celular y traslacional* de L. Pavón, M.C. Jiménez y M.E. Garcés publicado por Wolters Kluwer.

<u>IgA e IgM</u> (se) unen el receptor Ig polimérico y pueden ser transportadas a través de las células. <u>IgE</u> se asocia con las respuestas alérgicas/degranulacion de mastocitos. <u>IgG</u> atraviesa la placenta. <u>IgG</u> se asocia con la opsonización y la citotoxicidad mediada por células dependiente de anticuerpos.

IgA es el isotipo de inmunoglobulina más abundante en la leche materna y es resistente a las proteasas, así que sobrevive al tracto gastrointestinal neonatal.

¿Cuáles son las dos proteínas que pueden activar la vía clásica del complemento?

¿Cuáles son los isotipos de inmunoglobulina que pueden activar la vía clásica?

¿Cuál es la razón por la que un paciente con una reacción de hipersensibilidad tipo III a la penicilina tendría urticaria?

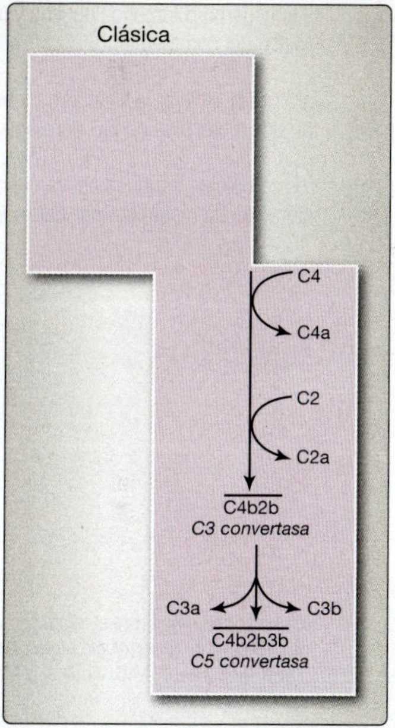

Sistema inmunitario adaptativo: moléculas

El anticuerpo o inmunoglobulina y la proteína C reactiva pueden activar la vía clásica del complemento.

IgM puede activar la vía clásica y es la más eficiente; mientras que se necesitan dos moléculas de IgG para activar la vía clásica.

Los complejos inmunes activan el complemento y liberan C3a que induce la liberación de histamina por parte de los mastocitos causando urticaria.

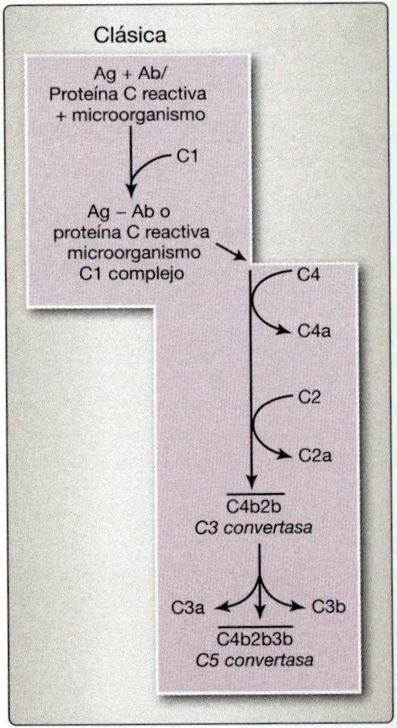

Para abordar más sobre el tema, consulta los capítulos **5**, **9** y **19** del libro *Inmunología molecular, celular y traslacional* de L. Pavón, M.C. Jiménez y M.E. Garcés publicado por Wolters Kluwer.

Etiquete los tres componentes de C1.

¿Cómo se retiran del suero los complejos inmunes?

Un indicio de que la hipersensibilidad a un medicamento se debe a hipersensibilidad tipo III es que el nivel de C1 sérico aumenta/disminuye.

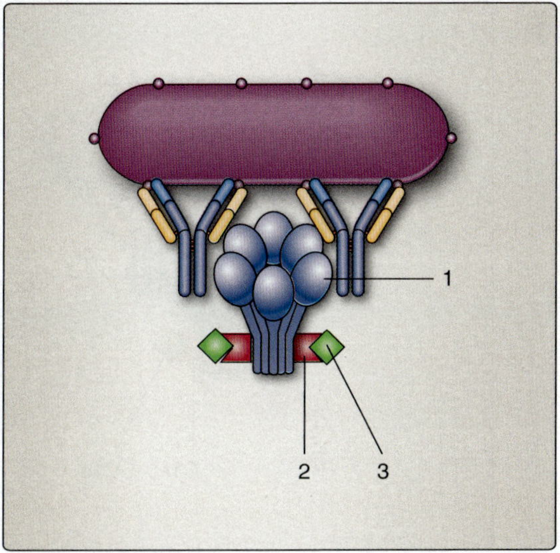

Sistema inmunitario adaptativo: moléculas

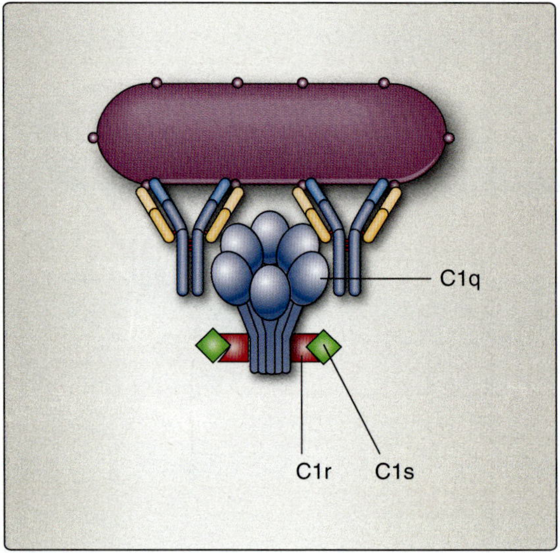

Los complejos inmunes se unen a los eritrocitos a través del receptor de C3b (CR1, CD35) y son transportados al hígado y bazo donde los macrófagos los retiran de los eritrocitos.

Un indicio de que la hipersensibilidad a un medicamento se debe a hipersensibilidad tipo III es que el nivel de C1 sérico aumenta/disminuye. Niveles séricos disminuidos indican que la hipersensibilidad a un medicamento es tipo III. En la hipersensibilidad mediada por complejos inmunes, los complejos se unen a C1 lo que resulta en una disminución del C1 sérico o de cualquiera de sus componentes.

Para abordar más sobre el tema consulta los capítulos **5** y **19** del libro *Inmunología molecular, celular y traslacional* de L. Pavón, C.M. Jiménez y M.E. Garcés publicado por Wolters Kluwer.

Sistema inmunitario adaptativo: moléculas

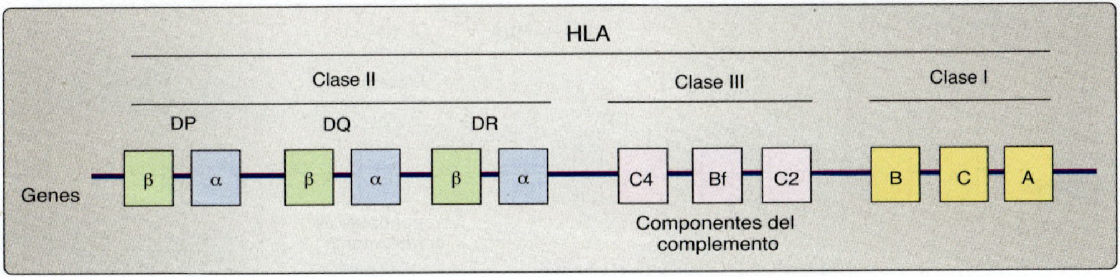

¿Cuántas moléculas clase I diferentes se expresarían por cada individuo?

¿Qué tipos de células expresan moléculas clase I y II?

Antes de un trasplante, se obtuvieron células mononucleares de la sangre periférica de donantes potenciales y del receptor. Los linfocitos del donante fueron irradiados, cultivados por 5 días con linfocitos del receptor y se determinó la proliferación. La cantidad de proliferación de los cultivos se correlaciona con las ____.

Sistema inmunitario adaptativo: moléculas

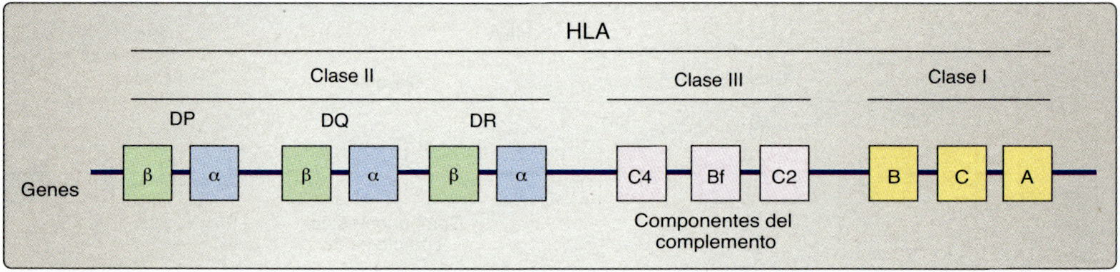

Se expresarían seis moléculas clase I diferentes por cada individuo. Cada célula expresaría un A, B y C de la madre y otro del padre. Como hay un grado de polimorfismo, lo más probable es que un individuo obtuviera diferentes alelos A, B y C de cada uno de ellos.

Todas las células excepto los eritrocitos expresan la clase I. Sólo las células presentadoras de antígenos profesionales expresan la clase II (macrófagos, linfocitos B y células dendríticas).

La cantidad de proliferación de los cultivos se correlaciona con las diferencias en la clase II entre el donante y el receptor.

Para abordar más sobre el tema, consulta los capítulos **12** y **28** del libro *Inmunología molecular, celular y traslacional* de L. Pavón, M.C. Jiménez y M.E. Garcés publicado por Wolters Kluwer.

Etiquete el MHC clase I y II así como las cadenas que constituyen cada molécula.

¿Qué distingue la unión anticuerpo-antígeno de la unión MHC-péptido?

¿Cómo afectaría una epidemia de una infección recientemente emergida y letal a los alotipos del MHC expresados por la población sobreviviente?

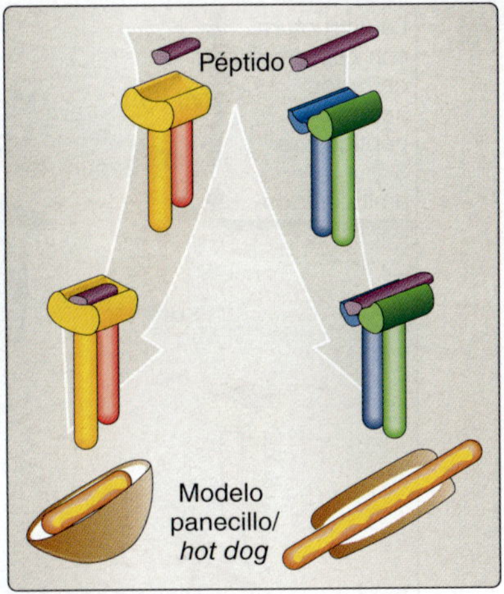

Sistema inmunitario adaptativo: moléculas

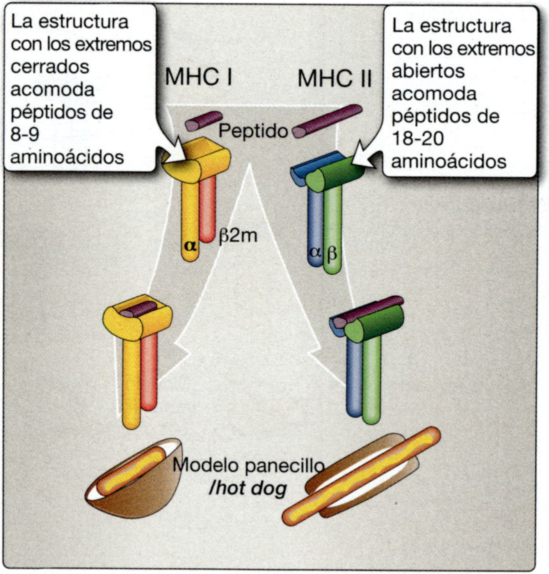

La unión antígeno-anticuerpo es altamente específica, mientras que MHC-péptido está degenerada o menos específica. Cada anticuerpo se enlaza con un epítopo único que encaja en su ranura de enlace como una cerradura y su llave. Las moléculas MHC enlazan conjuntos de péptidos que tienen varios aminoácidos (residuos de anclaje) en común.

Los alotipos que confieren resistencia (es decir, son capaces de enlazarse a péptidos inmunogénicos) se enriquecerían en la población sobreviviente.

Para abordar más sobre el tema, consulta los capítulos **10** y **12** del libro *Inmunología molecular, celular y traslacional* de L. Pavón, C.M. Jiménez y M.E. Garcés publicado por Wolters Kluwer.

El MHC I interactúa con ___________ en los linfocitos T, mientras que el MHC clase II interactúa con ___________ en los linfocitos T.

Los linfocitos T que expresan CD4 son linfocitos T ___________, mientras que aquellos que expresan CD8 son linfocitos T ___________.

¿Durante el curso de una infección viral, ¿qué linfocitos T específicos para virus (CD4, CD8 o CD4 y CD8) aumentarán en número?

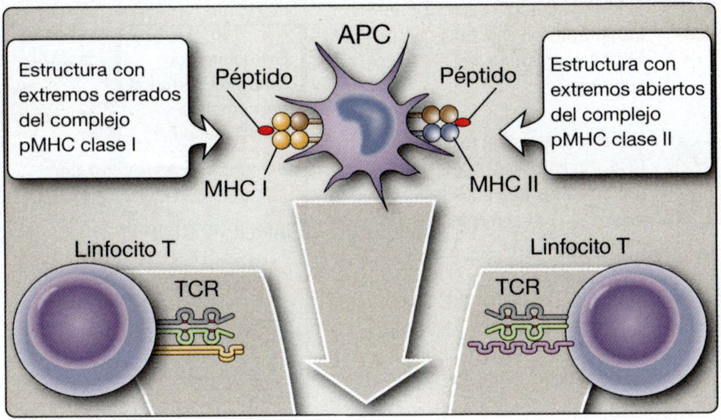

3.10 Respuesta

Sistema inmunitario adaptativo: moléculas

El MHC I interactúa con CD8 en los linfocitos T, mientras que el MHC II interactúa con CD4 en los linfocitos T.

Los linfocitos T que expresan CD4 son linfocitos T cooperadores, mientras que aquellos que expresan CD8 son linfocitos T citotóxicos.

Aumentará el número de ambos linfocitos T específicos para virus, CD4 y CD8. El CD8 necesita la "ayuda" de los linfocitos T CD4.

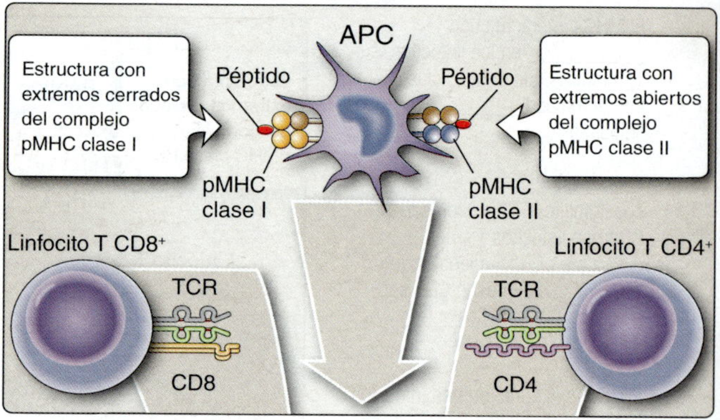

Para abordar más sobre el tema, consulta los capítulos **11** y **12** del libro *Inmunología molecular, celular y traslacional* de L. Pavón, M.C. Jiménez y M.E. Garcés publicado por Wolters Kluwer.

¿Cuáles son los dos tipos de heterodímero del receptor de linfocitos T (TCR)?

El receptor de linfocito B se une a __________ de antígenos intactos, mientras que el receptor de linfocitos T se une a ______________________________.

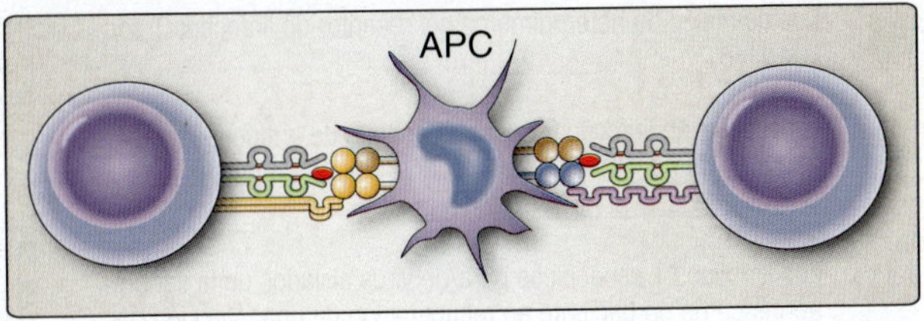

Los linfocitos T específicos para virus aislados de la sangre periférica de un paciente en recuperación de una infección por influenza expresarían TCR ______.

Sistema inmunitario adaptativo: moléculas

Los dos tipos de heterodímeros del receptor de linfocitos T son αβ y γδ.

El receptor de linfocito B se une a <u>epítopo</u> de antígenos intactos, mientras que el receptor de linfocitos T se une a <u>péptidos presentados por el MHC clase I o clase II</u>.

Los linfocitos T específicos para/de virus aislados de la sangre periférica de un paciente en recuperación de una infección por influenza expresarían TCR <u>αβ</u>.

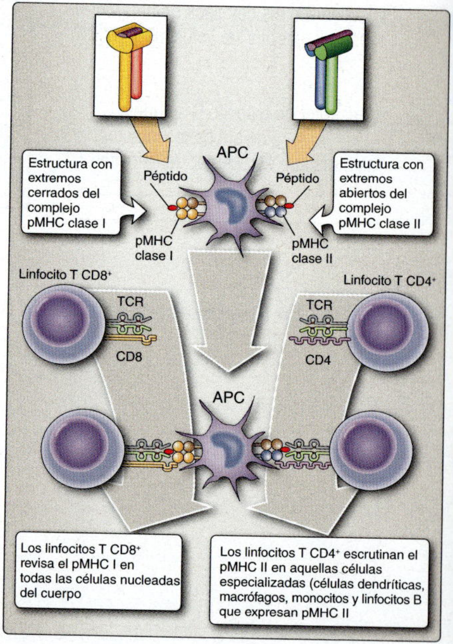

Para abordar más sobre el tema, consulta los capítulos **12**, **13** y **14** del libro *Inmunología molecular, celular y traslacional* de L. Pavón, M.C. Jiménez y M.E. Garcés publicado por Wolters Kluwer.

Sistema inmunitario adaptativo: moléculas

¿Qué es una citocina?

Complete la tabla.

Una de las causas más importantes de morbilidad y mortalidad de la quimioterapia es la mayor susceptibilidad a infecciones como resultado de la __________ (__________________ ________ ______________), cuya duración puede ser acortada mediante la infusión de __________ ___ __________ al paciente.

Citocina	Función
IL-1β	
IL-2	
IL-4	
IL-5	
IL-6	
IL-10	
IL-12	
TGFβ	
TNFα	
IFNα	
IFNγ	

Sistema inmunitario adaptativo: moléculas

Una citocina es una proteína de comunicación celular, soluble y de bajo peso molecular. Se relacionan con todos los aspectos de la inmunidad.

Citocina	Función
IL-1β	Activación de leucocitos, aumento de la adhesión al endotelio
IL-2	Proliferación de linfocitos T, regulación
IL-4	Diferenciación de linfocitos Th2 y cambio de isotipo a IgE en los linfocitos B
IL-5	Diferenciación en el desarrollo de linfocitos B y eosinófilos
IL-6	Hematopoyesis, diferenciación, inflamación; respuesta de fase aguda
IL-10	Inhibe la producción de IFN, TNF-β, IL-2 por los linfocitos TH1, DHT, estimula los Th2
IL-12	Incrementa la producción de IFN-g y TNF-a por T y NK, regula la disminución de IL-10
TGFβ	Antiinflamatorio, promueve la curación de las heridas; cambio de isotipo a IgA
TNFα	Mediador de las reacciones inflamatorias
IFNα	Incrementa la expresión del MHC clase I, inhibe la proliferación viral
IFNγ	Activación de macrófagos, incrementa la expresión de MHC clase I y clase II y así como componentes del procesamiento y presentación de antígenos, suprime los Th2

Una de las causas más importantes de morbilidad y mortalidad de la quimioterapia es la mayor susceptibilidad a infecciones como resultado de la neutropenia (disminución de neutrófilos debido a mielosupresión), cuya duración puede ser acortada mediante la administración de G-CSF o (GM-CSF) al paciente.

Para abordar más sobre el tema, consulta el capítulo **15** del libro *Inmunología molecular, celular y traslacional* de L. Pavón, M.C. Jiménez y M.E. Garcés publicado por Wolters Kluwer.

¿Qué determina la familia a la que pertenece una quimocina?

En contraste con los receptores de citocina que son heterómeros (es decir, contienen al menos dos cadenas), los receptores de quimocinas son ________________________________.

Los pacientes con fibrosis quística, especialmente aquellos con infección de *Pneumonia aeruginosa*, tienen elevada la CXCL8 (IL8) en las vías respiratorias, lo que lleva a un número elevado de __________.

Sistema inmunitario adaptativo: moléculas

El número e intervalo entre los residuos de cisteína determina a qué familia pertenece una quimocina.

En contraste con los receptores de citocina que son heterómeros (es decir, contienen al menos dos cadenas), los receptores de quimocinas son receptores de 7 inserciones transmembranales acoplados a proteína G.

Los pacientes con fibrosis quística, especialmente aquellos con infección de *Pneumonia aeruginosa*, tienen elevada la CXCL8 (IL8) en las vías respiratorias, lo que lleva a un número elevado de neutrófilos.

Para abordar más sobre el tema, consulta el capítulo **15** del libro *Inmunología molecular, celular y traslacional* de L. Pavón, M.C. Jiménez y M.E. Garcés publicado por Wolters Kluwer.

Sistema inmunitario adaptativo: moléculas

La cinasa Janus (JAK), como muchas cinasas asociadas con las respuestas inmunitarias, fosforila la __________, mientras que otras cinasas (p. ej., en el receptor de fibrosarcoma rápidamente acelerado [RAF] y el receptor de TGF-b) fosforilan la __________ o la __________.

Complete los pasos en la vía de transducción de señal.

La deficiencia de JAK es una forma de inmunodeficiencia combinada grave (IDCG) en la cual los linfocitos T están __________, las células NK están __________ y los linfocitos B están __________. El tratamiento de elección es __________ __________.

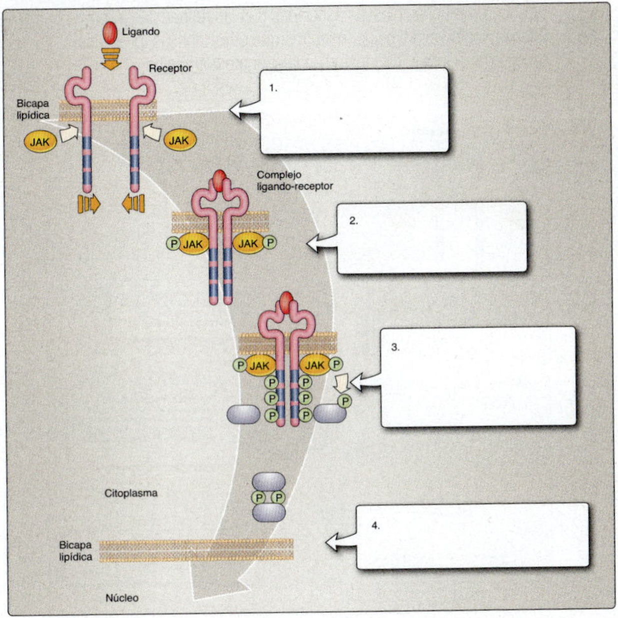

Sistema inmunitario adaptativo: moléculas

JAK, como muchas cinasas asociadas con las respuestas inmunitarias, fosforila la tirosina, mientras que otras cinasas (p. ej., los receptores TGFβ y RAF) fosforilan la serina o la treonina.

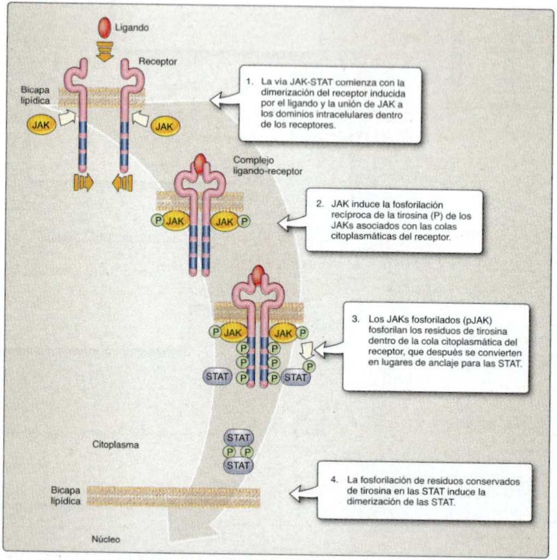

La deficiencia de JAK es una forma de inmunodeficiencia combinada grave (IDCG) en la cual los linfocitos T están ausentes, las células NK están ausentes y los linfocitos B están normales o elevados. El tratamiento de elección es el trasplante de médula ósea.

Para abordar más sobre el tema consulta el capítulo **21** del libro *Inmunología molecular, celular y traslacional* de L. Pavón, C.M. Jiménez y M.E. Garcés publicado por Wolters Kluwer.

¿Cuál es la función de cada una de las moléculas etiquetadas?

¿Cuáles son las subpoblaciones más importantes de los linfocitos T CD4?

Usted sospecha que un paciente de 2 años de edad que sufre de infecciones crónicas tiene una enfermedad inmunodeficiente. ¿Qué anticuerpo utilizaría para determinar si el paciente carece de linfocitos T?

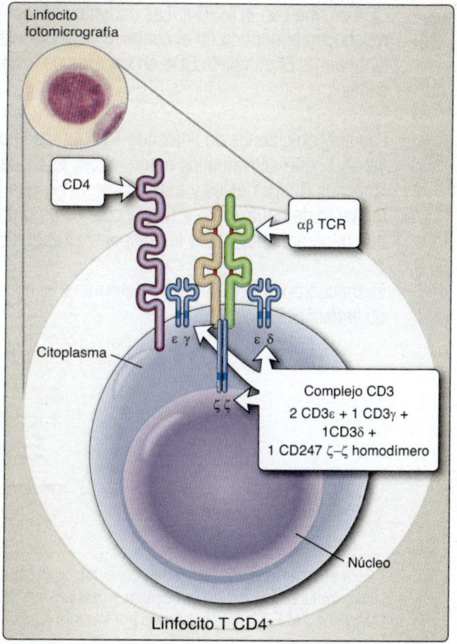

Sistema inmunitario adaptativo: células y órganos

CD4 se une con el MHC II. Las cadenas αβ del TCR se reconocen al péptido en el contexto las moléculas MHC clase II/antígeno. El complejo CD3 se encarga de la transducción de señales.

Las subpoblaciones de linfocitos T CD4 más importantes incluyen T_H1, que activan a los macrófagos; T_H2, que activan a los linfocitos B, eosinófilos y mastocitos; T_H17, que llevan al reclutamiento de neutrófilos; y T_{reg}, el cual es un grupo heterogéneo que generalmente inhibe las respuestas inmunitarias.

El anticuerpo anti-CD3 puede determinar si el paciente carece de linfocitos T.

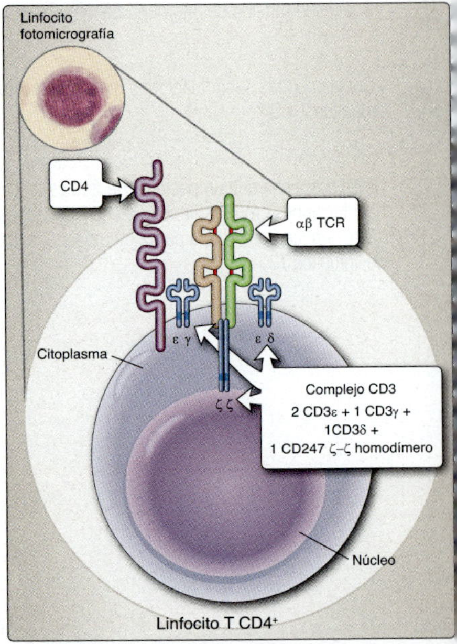

Para abordar más sobre el tema, consulta los capítulos **11** y **13** del libro *Inmunología molecular, celular y traslacional* de L. Pavón, M.C Jiménez y M.E. Garcés publicado por Wolters Kluwer.

¿Qué es un ITAM?

¿Cuáles son las funciones de Igα e Igβ?

Se han descrito deficiencias tanto de Igα e Igβ. ¿Tendría todavía sus amígdalas un paciente con deficiencia de cualquiera de estas moléculas?

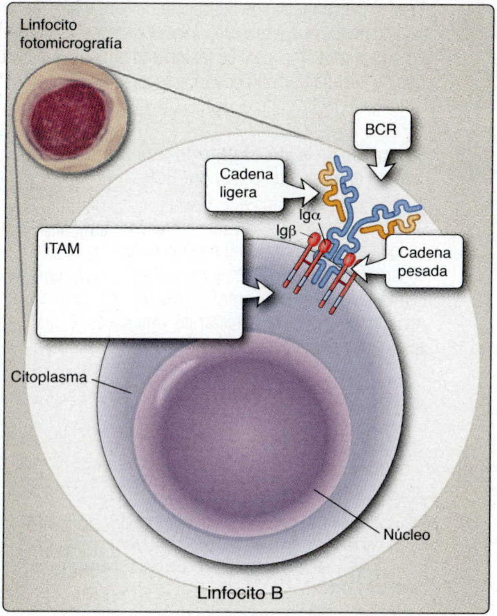

Sistema inmunitario adaptativo: células y órganos

ITAM significa motivo de activación del inmunorreceptor basado en tirosina (del inglés *Inmunoreceptor Tyrosine Activation Motif*), el cual es fosforilado durante la activación de la señalización por varios receptores del sistema inmunitario incluyendo el BCR, TCR y FcR.

Se requiere de la Igα e Igβ tanto para la señalización como la expresión de BCR y pre-BCR.

Un paciente con deficiencias en Igα o en Igβ no tendría amígdalas. Los linfocitos B son necesarios para el desarrollo completo de las amígdalas y son el mayor tipo de células que se encuentra en los centros germinales. Aunque fuera posible detectar las amígdalas, éstas serían muy pequeñas.

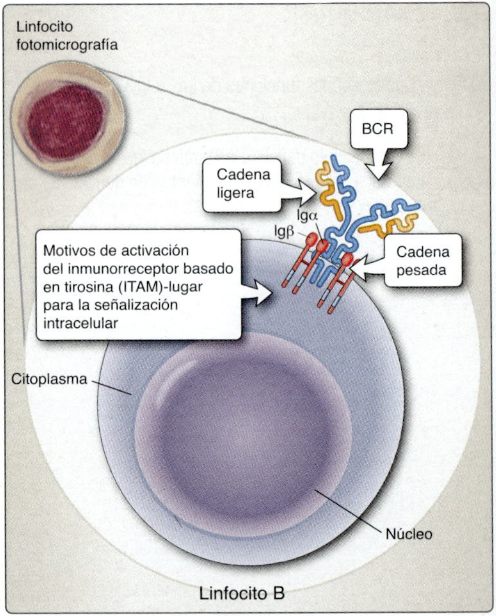

Para abordar más sobre el tema, consulta los capítulos **14** y **21** del libro *Inmunología molecular, celular y traslacional* de L. Pavón, M.C. Jiménez y M.E. Garcés publicado por Wolters Kluwer.

Identifique los dos tipos de células.

Complete la tabla con Sí o No.

	Ig de membrana	Expresión de MHC II	Secreción de Ig	Capacidad de proliferar
Linfocito B				
Célula plasmática				

¿Qué es un mieloma? ¿En qué tejido se encuentra un mieloma y por qué?

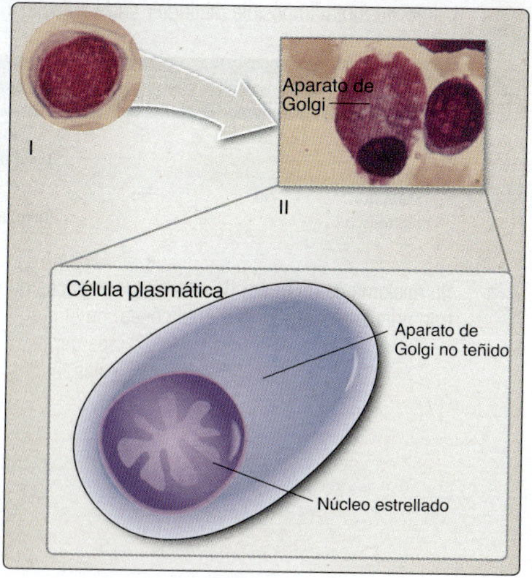

Sistema inmunitario adaptativo: células y órganos

I: linfocito (nota: imposible distinguir entre linfocito T y B); II: célula plasmática.

	Ig de membrana	Expresión de MHC II	Secreción de Ig	Capacidad de proliferar
Linfocito B	Sí	Sí	No (nivel bajo)	Sí
Célula plasmática	No	No	Sí (nivel alto)	No

Un mieloma es un tumor de células plasmáticas que se encuentra en la médula ósea. Las células plasmáticas se encuentran principalmente en la médula ósea.

Para abordar más sobre el tema, consulta los capítulos **3**, **14** y **16** del libro *Inmunología molecular, celular y traslacional* de L. Pavón, M.C. Jiménez y M.E. Garcés publicado por Wolters Kluwer.

Identifique cada tejido linfático como primario o secundario.

Los linfocitos T son seleccionados positiva o negativamente en el ______, mientras que los linfocitos B autorreactivos se eliminan en la __________ __________.

Los pacientes con el síndrome de DiGeorge carecen del __________.

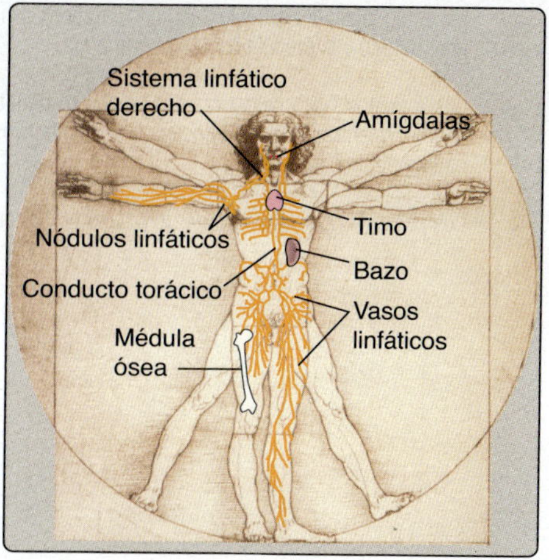

Sistema inmunitario adaptativo: células y órganos

Las amígdalas, el bazo y los nódulos linfáticos son secundarios. El timo y la médula ósea son primarios.

Los linfocitos T son seleccionados positiva o negativamente en el timo, mientras que los linfocitos B autorreactivos se eliminan en la médula ósea.

Los pacientes con el síndrome de DiGeorge carecen del timo.

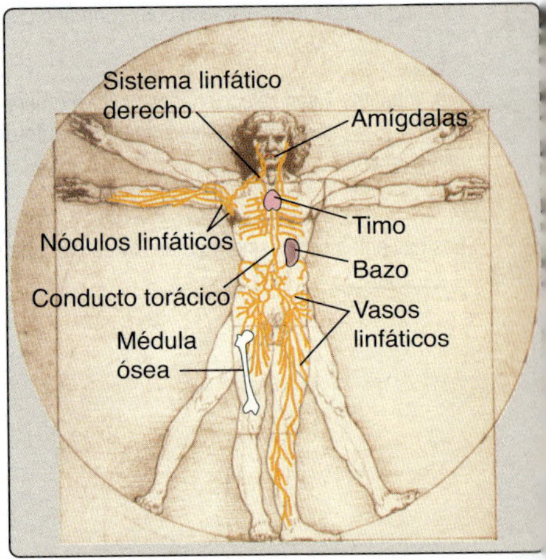

Para abordar más sobre el tema, consulta los capítulos **3** y **21** del libro *Inmunología molecular, celular y traslacional* de L. Pavón, M.C. Jiménez y M.E. Garcés publicado por Wolters Kluwer.

Identifique las estructuras de un nódulo linfático periférico indicadas del I al VI.

¿Qué son las vénulas del endotelio alto y en qué región del nódulo linfático se encuentran?

¿Qué causa la hinchazón de los nódulos linfáticos que se asocia con la infección?

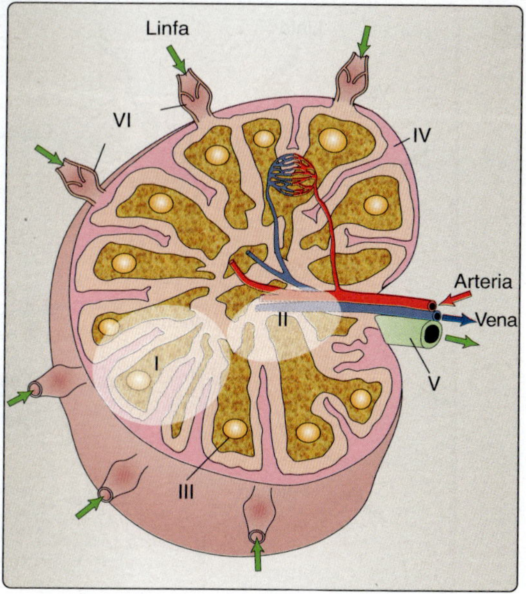

Sistema inmunitario adaptativo: células y órganos

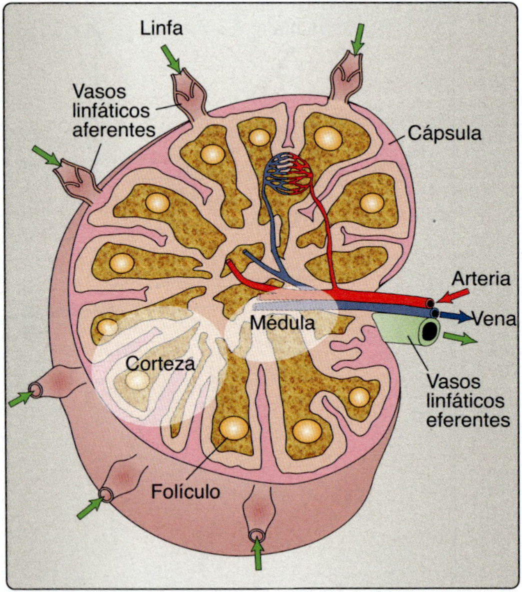

Son vénulas especializadas que apoyan la salida de linfocitos (entrada al tejido linfoide) y se localizan en la corteza.

La proliferación de linfocitos B en los centros germinales o los folículos causa la hinchazón de los nódulos linfáticos que se asocia con la infección.

Para abordar más sobre el tema, consulta los capítulos **3** y **16** del libro *Inmunología molecular, celular y traslacional* de L. Pavón, M.C. Jiménez y M.E. Garcés publicado por Wolters Kluwer.

Sistema inmunitario adaptativo: células y órganos

Identifique el tejido linfoide asociado a mucosas.

¿Cómo entra el antígeno en el tejido linfoide asociado a mucosas (es decir, amígdalas y placas de Peyer), en el tejido linfoide periférico y en el bazo?

Desde un punto de vista inmunológico, ¿por qué sería ventajosa una vacuna oral para tratar una infección con una etapa gastrointestinal?

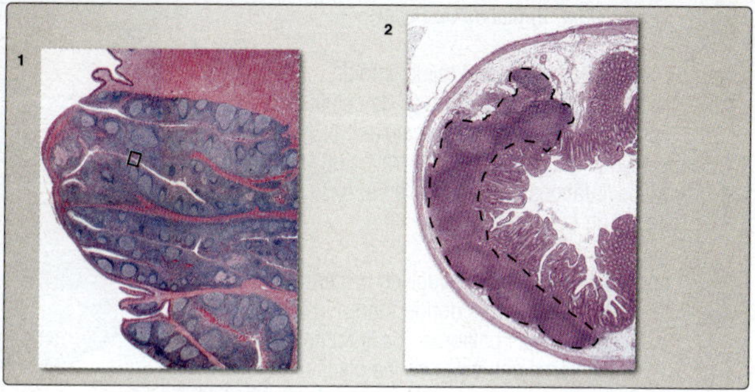

3.20 Respuesta

Sistema inmunitario adaptativo: células y órganos

1) amígdala; 2) placas de Peyer.

El antígeno entra en el tejido linfoide asociado a mucosas a través de células epiteliales especializadas (células M), en el tejido linfoide periférico a través de los vasos linfáticos aferentes, y en el bazo a través de la sangre.

Los linfocitos efectores vuelven preferentemente a los lugares donde fueron inducidos. En otras palabras, los linfocitos T y B efectores activados en las placas de Peyer vuelven preferentemente a la lámina propia del tracto gastrointestinal.

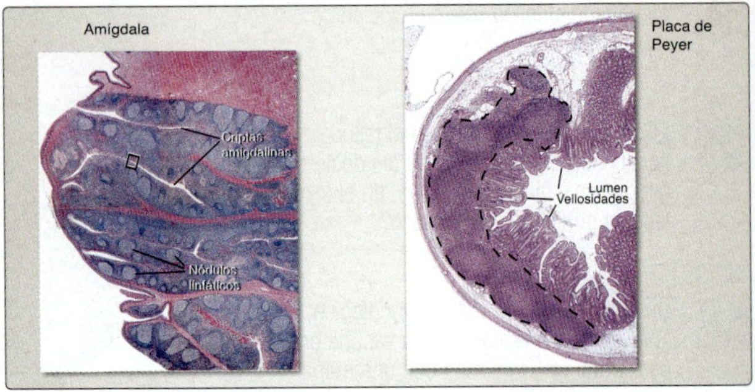

Para abordar más sobre el tema, consulta el capítulo **3** del libro *Inmunología molecular, celular y traslacional* de L. Pavón, M.C. Jiménez y M.E. Garcés publicado por Wolters Kluwer.

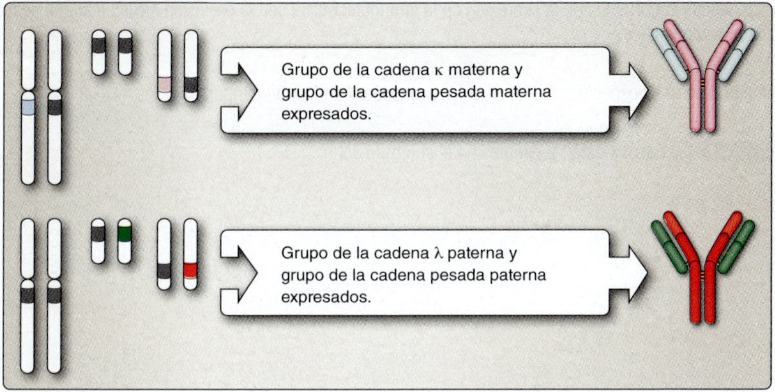

¿Cuáles son las dos características importantes de la expresión de la inmunoglobulina ilustrados en la figura?

¿Qué consecuencia tienen estos eventos para el linfocito B en lo relativo al reconocimiento de antígenos?

John tiene un cromosoma 14 con el alotipo G1m1 y uno con el alotipo G1m17. ¿Qué alotipos de IgG1 estarían presentes en su suero?

3.21 Respuesta Sistema inmunitario adaptativo: generación de diversidad

Dos características importantes de la expresión de la inmunoglobulina son la exclusión alélica (cadena pesada) y la exclusión isotípica (cadena ligera).

Cada linfocito B es monoespecífico (es decir, solo reconoce un antígeno/epítopo).

Los alotipos G1m1 y G1m17 están presentes en el suero de John.

Para abordar más sobre el tema, consulta los capítulos **14** y **16** del libro *Inmunología molecular, celular y traslacional* de L. Pavón, M.C. Jiménez y M.E. Garcés publicado por Wolters Kluwer.

En una célula hepática, los loci de la cadena pesada y ligera de la inmunoglobulina están ______________ ______________ ______________, mientras que en un linfocito B están ______________.

Las regiones variables de las cadenas pesada y ligera de la inmunoglobulina están formadas por múltiples segmentos de genes ¿Qué característica de las secuencias señalizadoras de recombinación (SSR) asegura que se unen los segmentos correctos (es decir, V-DJ o V-J *vs.* a V-V o D-D)?

En el linfoma de Burkitt, la presencia de seudo regiones RSS (secuencias de señal de recombinación) u ocultas provoca la translocación del ___ ___ del cromosoma ___ al locus de la cadena pesada de la Ig.

3.22 Respuesta Sistema inmunitario adaptativo: generación de diversidad

En una célula hepática, los loci de la cadena pesada y ligera de la inmunoglobulina no están rearreglados/en configuración germinal, mientras que en un linfocito B están reordenados.

El espaciamiento entre las secuencias conservadas del heptámero y el nonámero asegura que se unan los segmentos correctos. Nota: un 12 debe recombinarse con un 23.

En el linfoma de Burkitt, la presencia seudo regiones RSS u ocultas provoca la translocación del gen myc del cromosoma 8 al locus de la cadena pesada de la Ig.

Para abordar más sobre el tema, consulta los capítulos **14** y **21** del libro *Inmunología molecular, celular y traslacional* de L. Pavón, M.C. Jiménez y M.E. Garcés publicado por Wolters Kluwer.

Etiquete completamente el BCR (I a IX).

¿Qué segmentos del gen/proteína están involucrados en la formación de la región de unión al antígeno/epítopo?

¿Qué segmentos del gen se encuentran en las proteínas de Bence-Jones?

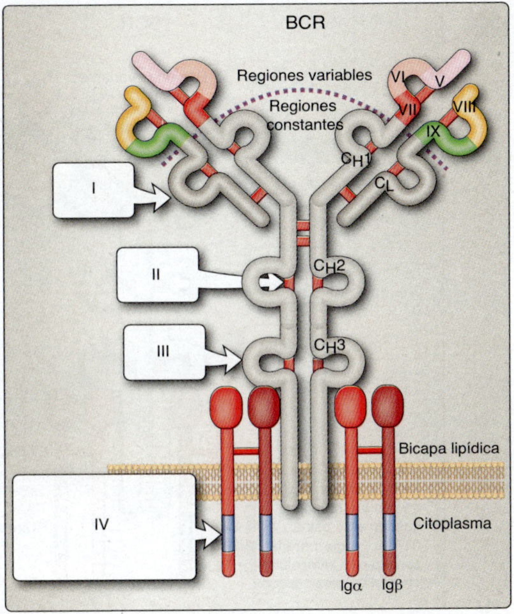

3.23 Respuesta **Sistema inmunitario adaptativo: generación de diversidad**

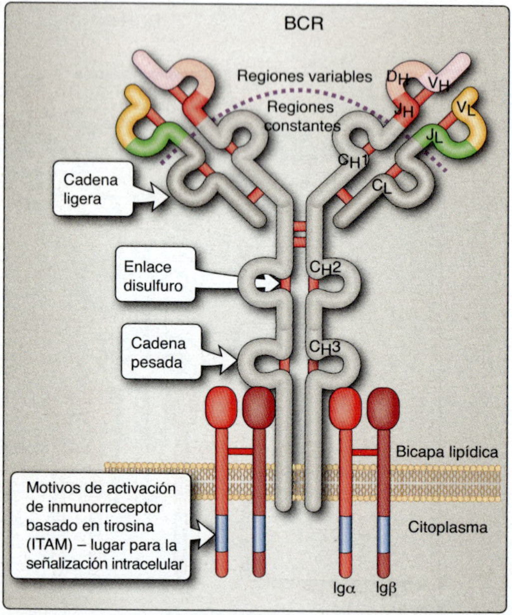

V_H, D_H, J_H y J_L están involucrados en la formación de la región de unión antígeno/epítopo.

Los segmentos del gen V_L y J_L se encuentran en las proteínas de Bence-Jones.

Para abordar más sobre el tema, consulta el capítulo **14** del libro *Inmunología molecular, celular y traslacional* de L. Pavón, M.C. Jiménez y M.E. Garcés publicado por Wolters Kluwer.

Sistema inmunitario adaptativo: generación de diversidad

3.24 Pregunta

Calcule el número de regiones variables de inmunoglobulina basándose en el número de segmentos del gen.

¿Qué es la diversidad en las uniones y cómo afecta al número de especificidades de la inmunoglobulina?

Antes de la exposición a una infección, un individuo tiene linfocitos B con inmunoglobulina de superficie que reconoce el patógeno porque el ____________ ___ ___ __________ ___ __________ ___ __________ ___ __________.

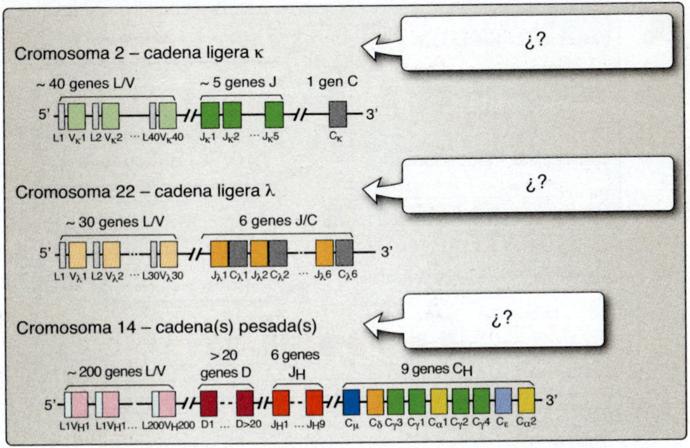

3.24 Respuesta Sistema inmunitario adaptativo: generación de diversidad

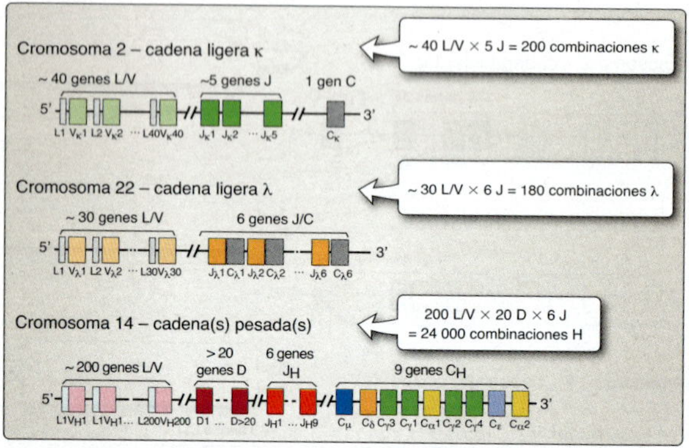

El cálculo

200 κ × 24 000 combinaciones H = 4.8 millones de combinaciones de unión a antígeno
180 λ × 24 000 combinaciones H = 4.3 millones de combinaciones de unión a antígeno
= ¡9.1 millones de combinaciones de unión a antígeno!

La diversidad en la unión de los segmentos, la adición y retiro de nucleótidos dan como resultado regiones codificables. Esto aumenta el número de especificidades.

Antes de la exposición a una infección, un individuo tiene linfocitos B con inmunoglobulina de superficie que reconoce el patógeno porque el reordenamiento y el incremento del repertorio es independiente al antígeno.

Para abordar más sobre el tema, consulta el capítulo **14** del libro *Inmunología molecular, celular y traslacional* de L. Pavón, M.C. Jiménez y M.E. Garcés publicado por Wolters Kluwer.

Sistema inmunitario adaptativo: generación de diversidad

3.25 Pregunta

Con base en el número de segmentos del gen y en los dos tipos de TCR, calcule el número de regiones de unión a antígeno para los linfocitos T.

En comparación con el repertorio de la imnunoglobulina, el del TCR es <u>menor/mayor</u> y hay <u>más/menos</u> diversidad de las uniones.

En la sangre periférica de un individuo sano, la mayoría de los linfocitos expresarían ¿cuál de los siguientes: <u>αβ</u>TCR o <u>γδ</u> TCR?

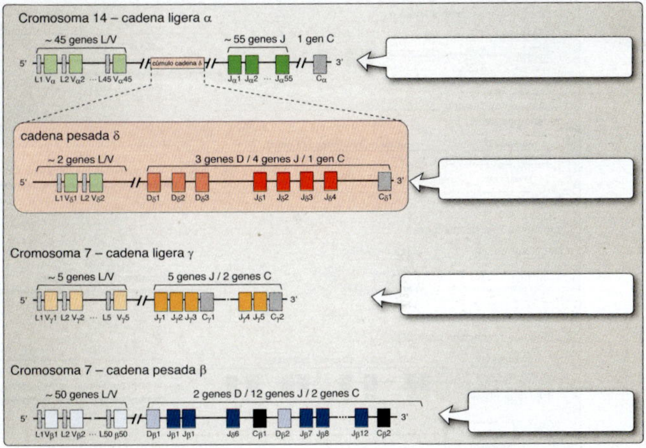

3.25 Respuesta

Sistema inmunitario adaptativo: generación de diversidad

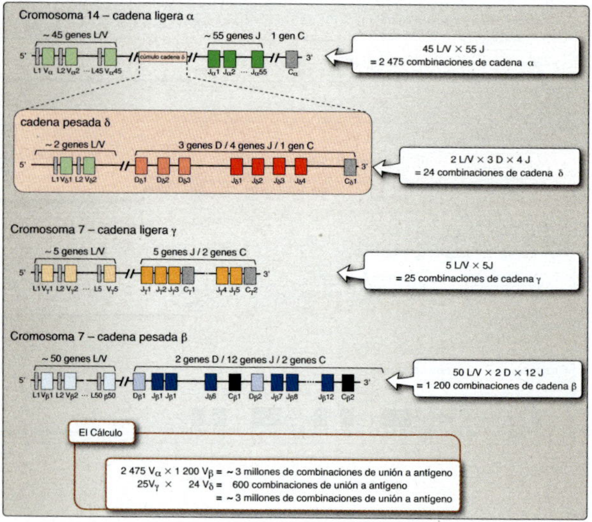

En comparación con el repertorio de la inmunoglobulina, el TCR es mayor y hay más diversidad de las uniones.

$\alpha\beta$ TCR.

¿Qué características tienen en común los genes que codifican cadenas de inmunoglobulina y linfocitos T?

¿Cuál es el único locus en el que una región variable puede asociarse con diferentes regiones constantes (conmutación del isotipo)?

¿Qué loci se reorganizará en un linfoma de linfocitos B?

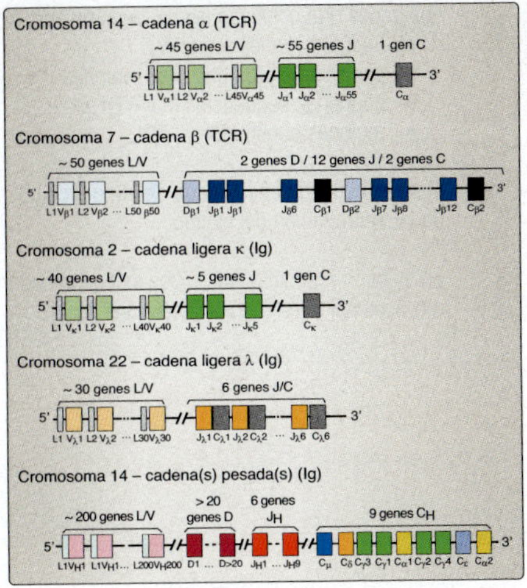

3.26 Respuesta Sistema inmunitario adaptativo: generación de diversidad

Los genes que codifican las cadenas de inmunoglobulina y linfocitos T tienen las siguientes características en común:

- múltiples genes región V
- una región larga entre las regiones V y constantes
- pequeñas secuencias (J y/o D) entre las regiones V
- regiones constantes

El locus de la cadena pesada de inmunoglobulina es el único locus receptor de reconocimiento de antígenos en el que se da la conmutación del isotipo.

En el linfoma de linfocitos B, los loci de la cadena pesada y ligera de la inmunoglobulina se reordenan. Es posible que se reordene sólo una o las dos cadenas ligeras.

Para abordar más sobre el tema, consulta los capítulos **13** y **14** del libro *Inmunología molecular, celular y traslacional* de L. Pavón, M.C. Jiménez y M.E. Garcés publicado por Wolters Kluwer.

Las regiones de unión del TCR al péptido-MHC están formadas por ___ ___ ___ o por ___ ___ ___.

¿Por qué de 98 a 99% de los linfocitos T reconocen sólo un complejo péptido-MHC?

El laboratorio de patología recibió una biopsia de piel de un paciente. El análisis histológico del tejido fue incapaz de distinguir una enfermedad inflamatoria por linfoma de linfocitos T cutáneo. Si el tejido contuviera un linfoma de linfocitos T, la reacción en cadena de la polimerasa (PCR), o análisis de Southern, muy probablemente revelaría ¿qué reordenamiento de genes?

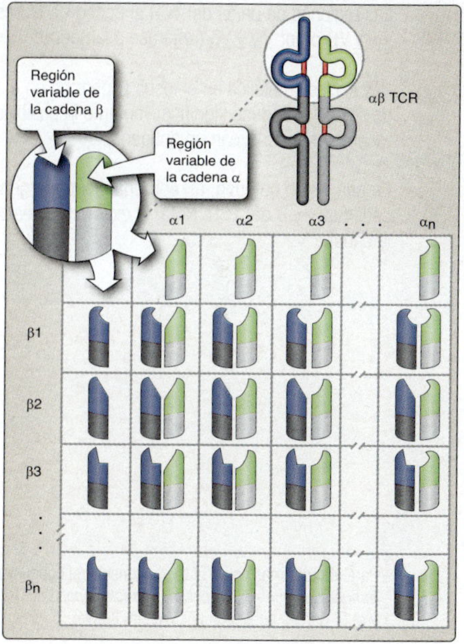

3.27 Respuesta **Sistema inmunitario adaptativo: generación de diversidad**

Las regiones de unión del TCR al péptido-MHC están formadas por <u>Vα</u> <u>y</u> <u>Vβ</u> o por <u>Vγ</u> <u>y</u> <u>Vδ</u> (refiérase a la figura).

Hay exclusión alélica en el locus β pero no en el locus α. El proceso de selección reduce significativamente la posibilidad de que dos receptores reconozcan un antígeno.

En una lesión cutánea, el reordenamiento de genes estaría en las cadenas γ y δ del TCR. Nota: el examen se realiza normalmente para la cadena γ.

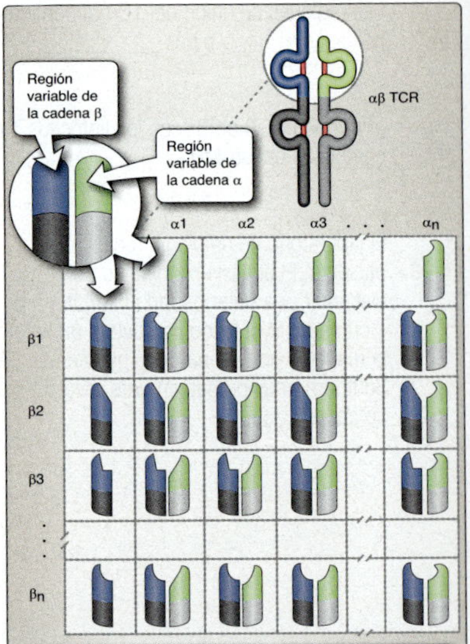

La variabilidad de las uniones de los TCR está determinada por las combinaciones de las regiones variables de la cadena pesada (β o δ) y ligera (α o γ) para aumentar ampliamente el número de combinaciones posibles.

Para abordar más sobre el tema, consulta el capítulo **13** del libro *Inmunología molecular, celular y traslacional* de L. Pavón, M.C. Jiménez y M.E. Garcés publicado por Wolters Kluwer.

Etiquete los pasos que se indican en el reordenamiento de las cadenas pesadas de inmunoglobulina.

¿Qué distingue el cambio de isotipo de Cμ a Cδ del cambio de isotipo a isotipos secundarios (Cγ, Cα, Cε)?

Hay personas con deficiencia en la IgA indicado por niveles séricos de IgA más bajos de los normales. ¿Qué manifestaciones clínicas le pondrían alerta de esta enfermedad?

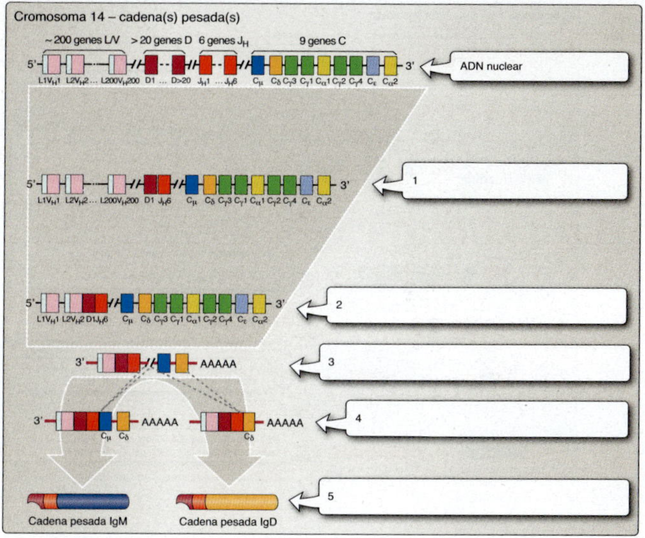

Sistema inmunitario adaptativo: generación de diversidad

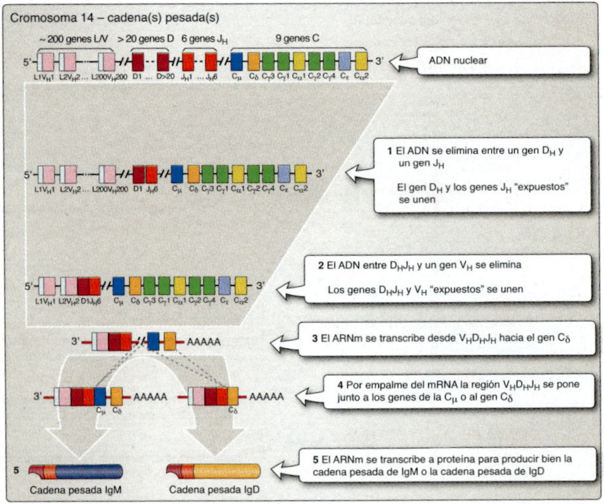

$C\mu$ a $C\delta$ ocurre a nivel del ARN mediante el procesamiento de ARN alternativo, mientras que $C\mu$ a isotipos secundarios ocurre a nivel del ADN e implica recombinación del ADN.

La deficiencia de IgA normalmente se descubre accidentalmente.

Para abordar más sobre el tema, consulta los capítulos **14** y **21** del libro *Inmunología molecular, celular y traslacional* de L. Pavón, M.C. Jiménez y M.E. Garcés publicado por Wolters Kluwer.

El cambio de los isotipos ocurre entre regiones ____ que contienen secuencias repetitivas de ADN localizados ____ a cada C_H excepto $C\delta$.

Indique qué reordenamiento de ADN son antígeno-dependientes y cuales son antígeno-independientes:

D_H-J_H	
$S\mu$-$S\alpha$	
V_H-D_HJ_H	
$S\gamma$ 1-$S\varepsilon$1	
V_L-J_L	

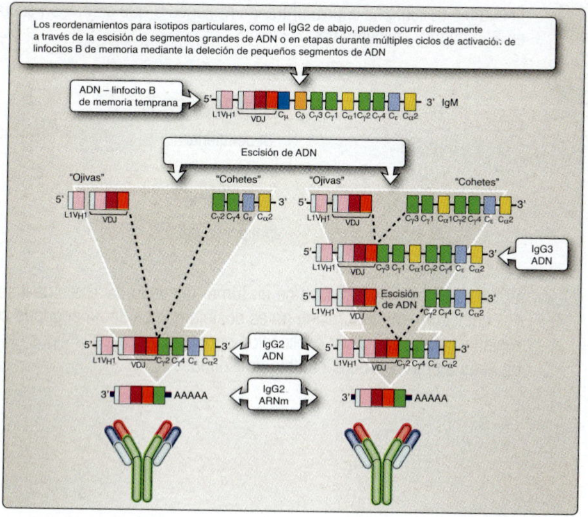

Se han descrito mielomas de pacientes con dos isotipos de inmunoglobulina. Asumiendo que el mieloma tiene origen clonal, ¿tendrían los dos tipos de inmunoglobulina la misma región variable?

Sistema inmunitario adaptativo: generación de diversidad

El cambio de isotipos ocurre entre las regiones S que contienen secuencias repetitivas de ADN localizadas en los extremos en 5' a cada C_H excepto $C\delta$.

D_H-J_H	Independiente
$S\mu$-$S\alpha$	Dependiente
V_H-D_HJ_H	Independiente
$S\gamma 1$-$S\varepsilon 1$	Dependiente
V_L-J_L	Independiente

Sí. La característica distintiva de un tumor derivado del linaje de linfocitos B o T clonal es una región variable única. Una vez que ocurre la maduración no es posible que se dé un segundo conjunto de reordenamientos para producir una nueva región variable. La mayor explicación para que haya dos isotipos de inmunoglobulina a partir de un mieloma clonal es que en algún punto ocurrió el cambio de isotipo.

Para abordar más sobre el tema, consulta el capítulo **14** del libro *Inmunología molecular, celular y traslacional* de L. Pavón, M.C. Jiménez y M.E. Garcés publicado por Wolters Kluwer.

La estimulación por parte de un antígeno puede provocar que un linfocito B que expresa inmunoglobulina en la membrana se diferencie a célula plasmática secretadora de inmunoglobulina. ¿Cómo se alteran el ADN y el ARNm durante este proceso?

Complete la tabla (sí o no) para cada isotipo y función.

Función	IgM	IgD	IgG1	IgG2	IgG3	IgG4	IgA	IgE
Neutralización								
Opsonización								
Sensibilización a la muerte por células NK								
Sensibilización de mastocitos								
Activación del complemento								

Si analizara los niveles de inmunoglobulina sérica en un niño con deficiencia de citidina desaminasa inducida por activación (AID), el nivel sérico de IgM sería mayor/menor al normal, el nivel sérico de IgG sería mayor/menor al normal y el nivel sérico de IgA sería mayor/menor al normal.

Sistema inmunitario adaptativo: generación de diversidad

No hay cambio al ADN; el ARNm se procesa de manera diferente.

Función	IgM	IgD	IgG1	IgG2	IgG3	IgG4	IgA	IgE
Neutralización	Sí*	No	Sí	Sí	Sí	Sí	Sí	No
Opsonización	No	No	Sí	Sí**	Sí	Sí*	Sí*	No
Sensibilización a la muerte por células NK	No	No	Sí	No	Sí	No	No	No
Sensibilización de mastocitos	No	No	No	No	No	No	No	Sí
Activación del complemento	Sí	No	Sí	Sí*	Sí	No	Sí*	No

*= débil.

**= en algunas poblaciones está presente una variante genética que es capaz de opsonizar.

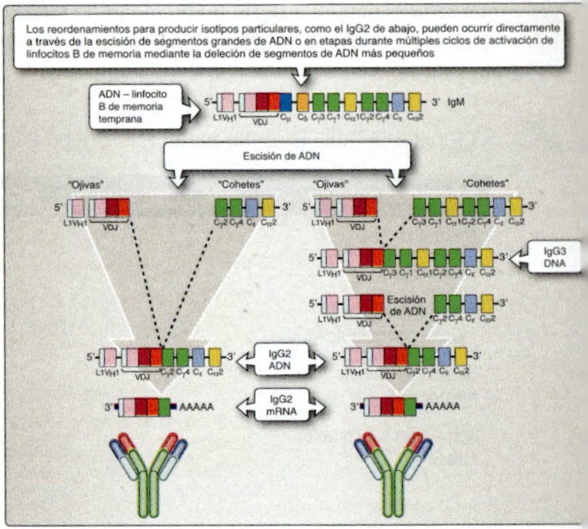

En un niño con deficiencia de AID, el nivel sérico de IgM sería <u>mayor</u> al normal, el nivel sérico de IgG sería <u>menor</u> al normal y el nivel sérico de IgA sería <u>menor</u> al normal.

Para abordar más sobre el tema, consulta los capítulos **9**, **14** y **21** del libro *Inmunología molecular, celular y traslacional* de L. Pavón, M.C. Jiménez y M.E. Garcés publicado por Wolters Kluwer.

El proceso de introducción de mutaciones puntuales a las regiones variables de la inmunoglobulina se denomina ________________ ___________.

La hipermutación somática es antígeno-dependiente/independiente, aumenta/disminuye la afinidad de la inmunoglobulina y ocurre más/menos frecuentemente en las regiones variables de IgG que de IgM.

A pesar de que tanto la IgM como la IgA pueden experimentar transcitosis, la IgA es más efectiva para neutralizar patógenos de la mucosa que la IgM. ¿Por qué?

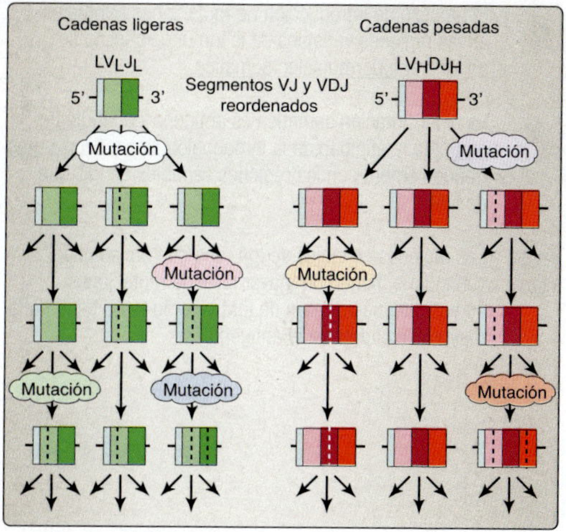

3.31 Respuesta Sistema inmunitario adaptativo: generación de diversidad

El proceso de introducción de mutaciones puntuales en las regiones variables de la inmunoglobulina se denomina hipermutación somática.

La hipermutación somática es antígeno-dependiente, aumenta la afinidad de la inmunoglobulina y ocurre más frecuentemente en las regiones variables de IgG que de IgM.

Las regiones variables de IgA, que son un isotipo secundario, tienen un mayor nivel de mutaciones somáticas que aquellas de IgM y por lo tanto tienen una mayor afinidad hacia el antígeno.

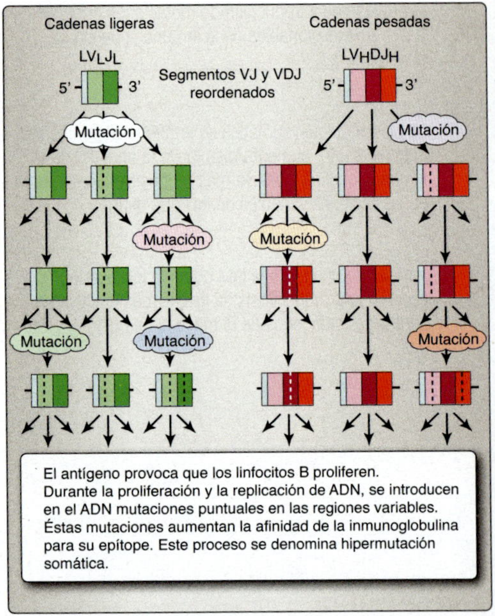

Para abordar más sobre el tema, consulta los capítulos **9** y **14** del libro *Inmunología molecular, celular y traslacional* de L. Pavón, M.C. Jiménez y M.E. Garcés publicado por Wolters Kluwer.

Sistema inmunitario adaptativo: desarrollo de linfocitos

3.32 Pregunta

Complete la tabla describiendo las diferencias entre los linfocitos T $\gamma\delta$ y los linfocitos T $\alpha\beta$.

	Transicional	Adaptativa
Tipo de célula	Linfocito T $\gamma\delta$	Linfocito T $\alpha\beta$
Ontogenia		
Repertorio		
Selección del receptor		
Educación		
Localización de células maduras		
Tiempo de respuesta al encuentro inicial con el antígeno		
Requerimiento de cooperación célula a célula		
Memoria		

Los linfocitos T ___ siempre reconocen péptidos en contexto de las moléculas del MHC clase I o en el MHC clase II, mientras que los linfocitos T ___ pueden reconocer antígenos no derivados de proteína (péptidos).

¿Qué población (linfocitos T $\alpha\beta$, linfocitos T $\gamma\delta$) estarían presentes en los pacientes con el síndrome de DiGeorge? ¿Por qué?

3.32 Respuesta Sistema inmunitario adaptativo: desarrollo de linfocitos

	Transicional		Adaptativa	
Tipo de célula	Linfocito T $\gamma\delta$	Linfocito B-1	Linfocito T $\alpha\beta$	Linfocito B-2
Ontogenia	Se desarrolla antes		Se desarrolla después	
Repertorio	Limitado		Amplio	
Selección del receptor	Ninguno o extremadamente limitado		Dentro del timo	Dentro de la médula ósea
Educación	Ninguna		Timo	Ninguna
Localización de células maduras	Integumento, sistema respiratorio y sistema peritoneal	Peritoneo y pulmones	En todo el cuerpo	En todo el cuerpo
Tiempo de respuesta al encuentro inicial con el antígeno	Rápida		Toma tiempo en desarrollarse	Toma tiempo en desarrollarse
Cooperación célula a célula requerida	Ninguna	Quizá	Sí	
Memoria	Ninguna		Sí	

Los linfocitos T $\alpha\beta$ siempre reconocen péptidos en el MHC clase I o en el MHC clase II, mientras que los linfocitos T $\gamma\delta$ pueden reconocer antígenos no derivados de proteína (péptido).

Los linfocitos T $\gamma\delta$ están presentes en los pacientes con el síndrome de DiGeorge. Pueden desarrollarse fuera del timo.

Para abordar más sobre el tema, consulta el capítulo **13** del libro *Inmunología molecular, celular y traslacional* de L. Pavón, M.C. Jiménez y M.E. Garcés publicado por Wolters Kluwer.

Sistema inmunitario adaptativo: desarrollo de linfocitos

Complete la tabla para el desarrollo de los linfocitos T.

	Lugar/tejido	Dependencia de antígeno
Desarrollo del repertorio		
Selección del repertorio		
Encuentro inicial con la infección		
Lucha contra la infección		

Durante la selección positiva, los receptores del linfocito T que reconocen el _____ __________ __________ __________ ________ _____ sobreviven, mientras que durante la selección negativa los receptores de linfocitos T que reconocen __________ ___________ mueren.

Un mecanismo para el desarrollo de enfermedades autoinmunitarias es la selección positiva/negativa incompleta, lo que resulta en una falla de la tolerancia central/periférica.

3.33 Respuesta Sistema inmunitario adaptativo: desarrollo de linfocitos

	Lugar/tejido	Dependencia de antígeno
Desarrollo del repertorio	Timo	No
Selección del repertorio	Timo	Sí (auto-Ag)
Encuentro inicial con la infección	Tejido linfoide periférico	Sí
Lucha contra la infección	En todo el cuerpo	Sí

Durante la selección positiva, los receptores del linfocito T que reconocen el MHC propio (antígeno leucocitario humano [HLA]) sobreviven, mientras que durante la selección negativa los receptores de linfocitos T que reconocen péptidos propios mueren.

Un mecanismo para el desarrollo de enfermedades autoinmunitarias es la selección negativa incompleta, lo que resulta en una falla de la tolerancia central.

Para abordar más sobre el tema, consulta los capítulos **3** y **13** del libro *Inmunología molecular, celular y traslacional* de L. Pavón, M.C. Jiménez y M.E. Garcés publicado por Wolters Kluwer.

Sistema inmunitario adaptativo: desarrollo de linfocitos

3.34 Pregunta

El timo puede dividirse en dos regiones principales, la ____________ (1) y la ____________ (2). La selección positiva tiene lugar en la ____________, mientras que la selección negativa tiene lugar en ____________, la ____________ y la ____________.

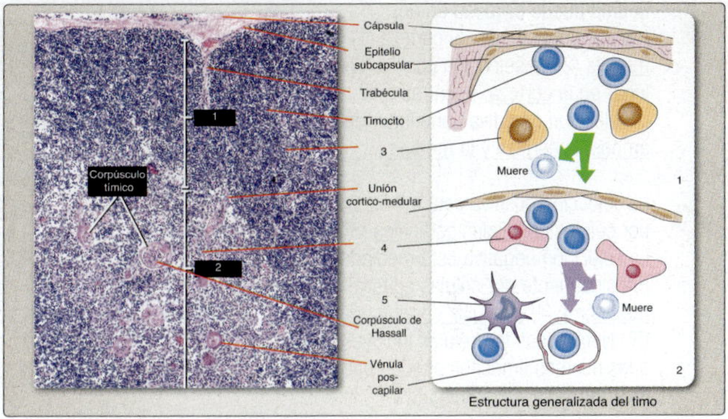

Estructura generalizada del timo

La selección de timocitos está mediada por células (3, 4, 5). La selección positiva está mediada por células ____________ ____________. La selección negativa está mediada principalmente por células ____________ ____________ y ____________ ____________.

El factor de transcripción _______ es responsable de la expresión de antígenos no-tímicos. Las mutaciones en este factor de transcripción se asocian con la enfermedad endócrina autoinmune ____________ ____________ - ____________ - ____________ ____________ ____________.

3.34 Respuesta

Sistema inmunitario adaptativo: desarrollo de linfocitos

El timo puede dividirse en dos regiones principales, la corteza (1) y la médula (2). la selección positiva tiene lugar en la corteza, mientras que la selección negativa tiene lugar en ambos, la corteza y la médula.

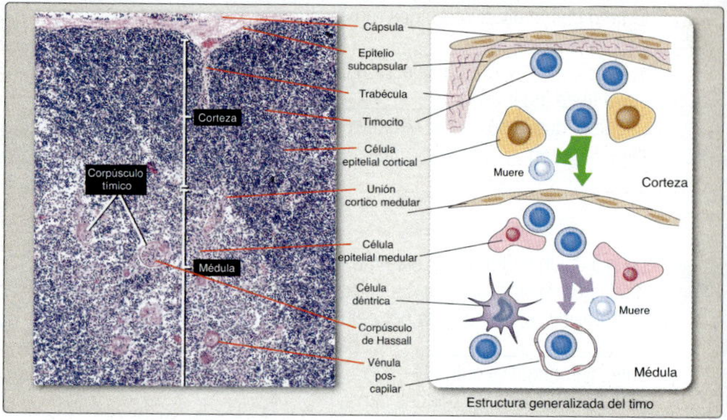

Estructura generalizada del timo

La selección positiva está mediada por células epiteliales corticales (3). La selección negativa está mediada principalmente por células epiteliales medulares (4) y células dendríticas (5). Nota: todas las células incluyendo a los mismos timocitos pueden participar en la selección negativa.

El factor de transcripción AIRE es responsable de la expresión de antígenos no-tímicos. Las mutaciones en este factor de transcripción se asocian con la enfermedad endocrina autoinmune poliendocrinopatía autoinmunitaria-candidosis-distrofia ectodérmica (APECED).

Para abordar más sobre el tema, consulta los capítulos **3**, **13** y **22** del libro *Inmunología molecular, celular y traslacional* de L. Pavón, M.C. Jiménez y M.E. Garcés publicado por Wolters Kluwer.

Sistema inmunitario adaptativo: desarrollo de linfocitos

Para cada etapa de la diferenciación de timocitos (1 a 4), indique si se expresan CD4 y CD8.

¿Cuál es el destino de las células doble positivas que no logran reconocer al MHC clase I o al MHC clase II?

En los síndromes de linfocito desnudo, las células epiteliales tímicas y los linfocitos no expresan el MHC clase I ni el MHC clase II. ¿Cómo afectan éstos síndromes al fenotipo de linfocitos T en lo que respecta a las poblaciones que expresan CD4 y CD8?

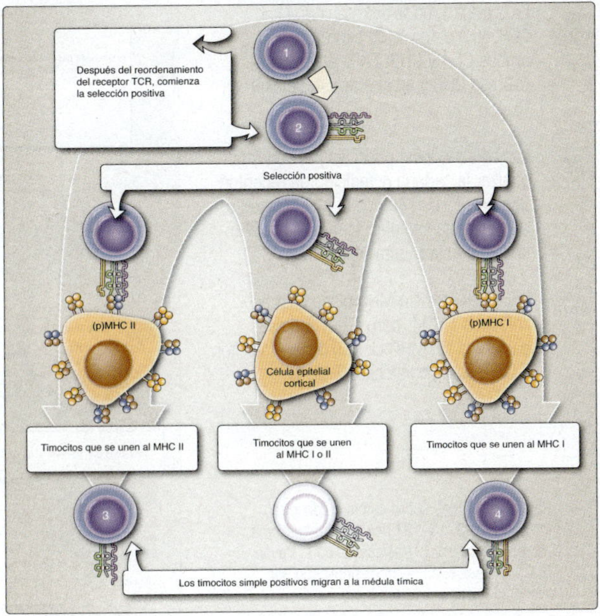

Sistema inmunitario adaptativo: desarrollo de linfocitos

En la etapa 1, no se expresan ni CD4 ni CD8. En la etapa 2, se expresan ambos CD4 y CD8. En la etapa 3 se expresa CD8 y en la etapa 4, se expresa CD4.

Las células doble positivas pueden reorganizar la cadena α (edición de receptor). Si el nuevo TCR se une al MHC clase I o clase II, éste es seleccionado. Si falla en la unión, éste muere.

Los pacientes sin MHC clase I tienen linfocitos T CD4, pero no CD8. Los pacientes sin MHC clase II tienen linfocitos T CD8, pero no linfocitos T CD4.

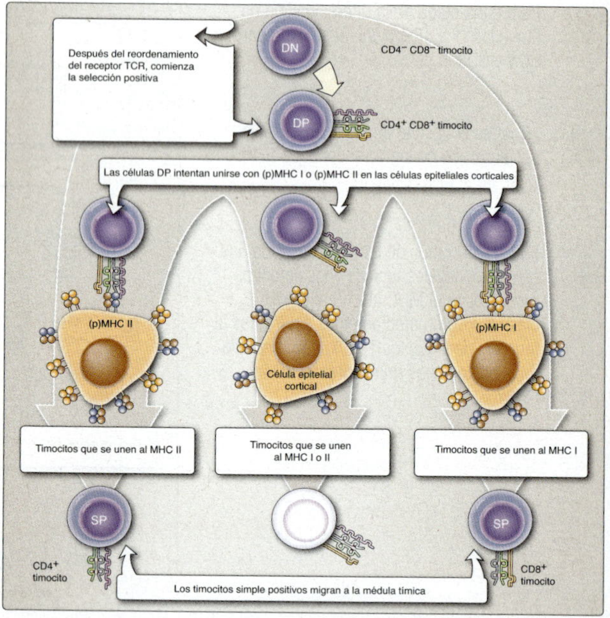

Para abordar más sobre el tema, consulta los capítulos **3**, **13** y **21** del libro *Inmunología molecular, celular y traslacional* de L. Pavón, M.C. Jiménez y M.E. Garcés publicado por Wolters Kluwer.

Los linfocitos T que expresan $\alpha\beta$ y $\gamma\delta$ provienen de diferentes/las mismas células precursoras.

Los componentes del pre-receptor del linfocto T (pre-TCR) son la __________ _____, la __________ ___, y el __________ _____, que señalizan mediante el pre-TCR marca la transición de CD4, CD8 a células doble positivo a único positivo, doble negativo a doble positivo.

EL análisis de niños con IDCG identificó una población con deficiencias en RAG-1. ¿Qué poblaciones de linfocitos T/precursores de linfocitos T estarían presente en estos niños?

3.36 Respuesta

Sistema inmunitario adaptativo: desarrollo de linfocitos

Los linfocitos T que expresan $\alpha\beta$ y $\gamma\delta$ provienen de las mismas células precursoras.

Los componentes del pre-receptor del linfocito T (pre-TCR) son la cadena p$T\alpha$, la cadena β, y el complejo CD3, que señalizan mediante el pre-TCR marca la transición de dobles negativos CD4, CD8 a células dobles positivas.

No habría linfocitos T maduros, tampoco habría precursores de linfocitos T "doble positivo" en los niños con IDCG porque la expresión de CD4 y CD8 requiere la señalización a través del pre-TCR.

Para abordar más sobre el tema, consulta los capítulos **13** y **21** del libro *Inmunología molecular, celular y traslacional* de L. Pavón, M.C. Jiménez y M.E. Garcés publicado por Wolters Kluwer.

Sistema inmunitario adaptativo: desarrollo de linfocitos

¿Qué cambios en la expresión de los genes de la inmunoglobulina definen las etapas más importantes en el desarrollo de los linfocitos B: linfocito pro-B, linfocito pre-B, linfocito B inmaduro, linfocito B maduro?

¿En qué tejido(s) se da el desarrollo de los linfocitos pro-B, pre-B, inmaduros y maduros?

Los pacientes con IDCG por deficiencia de la cadena IL7Rα son linfocito T +/−, linfocito B +/− y célula NK +/−.

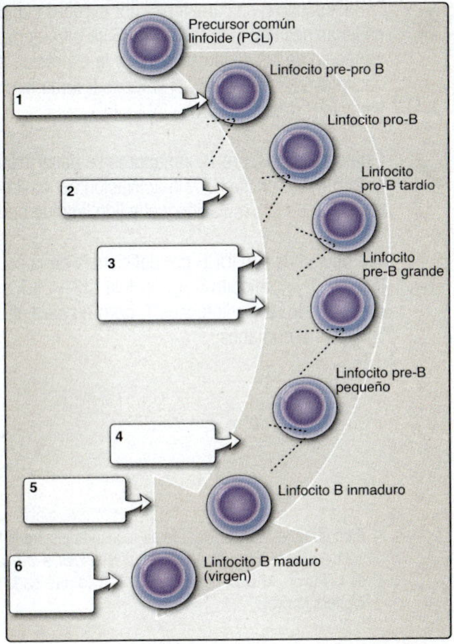

Sistema inmunitario adaptativo: desarrollo de linfocitos

El prolinfocito B se caracteriza por el reordenamiento de las cadenas pesadas. El prelinfocito B se caracteriza por el reordenamiento de las cadenas ligeras y la expresión del pre-receptor del linfoctio B (pre-BCR), el linfocito B inmaduro expresa IgM y el linfocito B maduro expresa IgM e IgD.

Linfocitos pro-B, pre-B, inmaduros se desarrollan en la médula ósea. La diferenciación y la activación de los linfocitos B maduros se da en la circulación y el tejido linfoide periférico.

Los pacientes con IDCG por deficiencia de la cadena IL7Rα son linfocito T $-$, linfocito B $+$ y célula NK $+$. IL7 es esencial para el desarrollo de los linfocitos T, pero no para el desarrollo de los linfocitos B humanos.

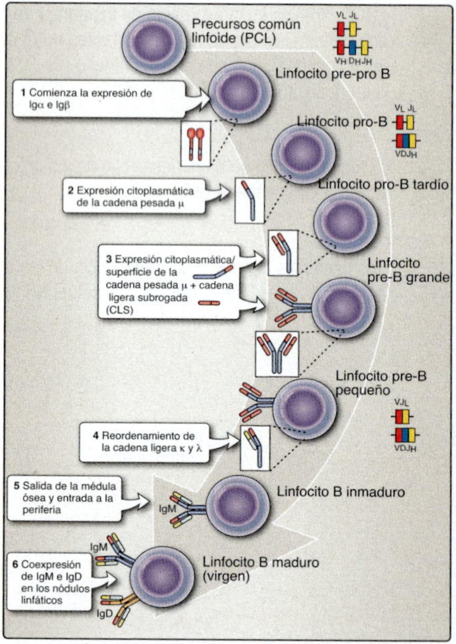

Para abordar más sobre el tema, consulta los capítulos **14** y **21** del libro *Inmunología molecular, celular y traslacional* de L. Pavón, M.C. Jiménez y M.E. Garcés publicado por Wolters Kluwer.

Sistema inmunitario adaptativo: desarrollo de linfocitos

Etiquete los componentes del pre-receptor del linfocito B (pre-BCR).

¿Cómo contribuye la señalización a través del pre-BCR a la exclusión alélica/monoespecificidad del linfocito B y la formación de un BCR funcional?

La importancia del pre-BCR se demuestra en los pacientes con agammaglobulinemia que carecen de la enzima _____, o __________ __________ ___ __________, que llevan al cese del desarrollo de los linfocitos B en la etapa __________ _____ y a la completa ausencia de inmunoglobulina.

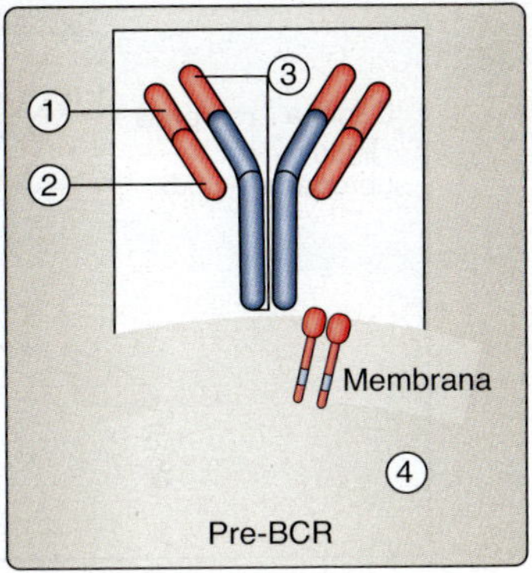

3.38 Respuesta

Sistema inmunitario adaptativo: desarrollo de linfocitos

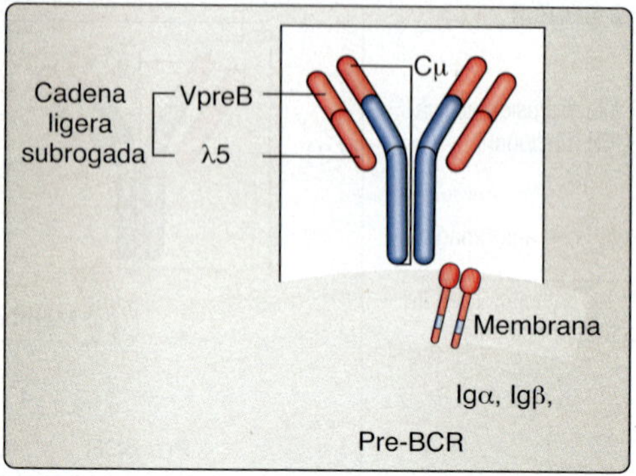

La señalización a través del pre-BCR detiene el reordenamiento de la cadena pesada y limita al linfocito B a expresar una cadena pesada. También inicia el reordenamiento de la cadena ligera, que es necesario para el desarrollo de un BCR funcional.

La importancia del pre-BCR se demuestra en los pacientes con agammaglobulinemia que carecen de la enzima BTK, o tirosina cinasa de Bruton, que llevan al cese del desarrollo de los linfocitos B en la etapa linfocito pre-B y a la completa ausencia de inmunoglobulina.

Para abordar más sobre el tema, consulta el capítulo **14** del libro *Inmunología molecular, celular y traslacional* de L. Pavón, M.C. Jiménez y M.E. Garcés publicado por Wolters Kluwer.

Los linfocitos B inmaduros que expresan IgM tienen tres destinos. Los linfocitos B no autorreactivos __________ __________ ___ __________. Los linfocitos B que reconocen autoantígenos multivalentes ___ __________ ___ __________ _____ __________ __________ _____ __________ __________ __________ __________ __________. Los linfocitos B que reconocen autoantígenos solubles _____ __________ __________ _____ ___ __________.

Comparados con una selección negativa de linfocitos T, los linfocitos B autorreactivos tienen más/menos posibilidades de sobrevivir.

Las enfermedades autoinmunitarias (p. ej., la enfermedad de Graves) que están mediadas por linfocitos B se deben a una falla en la tolerancia de los linfocitos B/linfocitos T/linfocitos B y T.

3.39 Respuesta

Sistema inmunitario adaptativo: desarrollo de linfocitos

Los linfocitos B inmaduros que expresan IgM tienen tres destinos. Los linfocitos B no autorreactivos salen hacia la sangre. Los linfocitos B que reconocen autoantígenos multivalentes se mantienen y tienen otra oportunidad para reordenar las cadenas ligeras (edición del receptor). (*Nota:* si los nuevos receptores sucesivos son autorreactivos, el linfocito B inmaduro muere por apoptosis.) Los linfocitos B que reconocen autoantígenos solubles son anérgicos (existen pero no responden).

Comparados con una selección negativa de linfocitos T, los linfocitos B autorreactivos tienen más posibilidades de sobrevivir. No hay un equivalente a AIRE en la médula ósea, por lo tanto, sólo son eliminados los linfocitos B que reconocen antígenos expresados en la médula ósea.

Las enfermedades autoinmunitarios (p. ej., la enfermedad de Graves) que están mediadas por linfocitos B se deben a una falla en la tolerancia de los linfocitos B y T.

Para abordar más sobre el tema, consulta los capítulos **14** y **22** del libro *Inmunología molecular, celular y traslacional* de L. Pavón, M.C. Jiménez y M.E. Garcés publicado por Wolters Kluwer.

La migración de los linfocitos B hacia el interior de los nódulos linfáticos está dirigida por ____________ secretadas por células en el nódulo linfático y ____________ ___ ____________ en los linfocitos B.

La maduración de la afinidad de la IgM expresada en el linfocito B se da en _____ __________ ___ _____ __________ __________ y está dirigida por las células ____________ ____________.

Complete la tabla.

Tumor	Etapa del desarrollo	Ubicación
Leucemia linfoblástica aguda		
Leucemia linfocitica crónica		
Linfoma de Burkitt		
Linfoma de Hodgkin		
Mieloma múltiple		

3.40 Respuesta

Sistema inmunitario adaptativo: desarrollo de linfocitos

La migración de los linfocitos B hacia el interior de los nódulos linfáticos está dirigido por quimiocinas secretadas por células en el nódulo linfático y receptores de quimiocinas en los linfocitos B.

La maduración de la afinidad de la IgM expresada en los linfocitos B se da en los folículos de los nódulos linfáticos y está dirigida por las células dendríticas foliculares.

Tumor	Etapa del desarrollo	Ubicación
Leucemia linfoblástica aguda	Progenitor linfoide	Médula ósea y sangre
Leucemia linfocítica crónica	Linfocito B activado o de memoria	Sangre periférica
Linfoma de Burkitt	Centro germinal	Nódulo(s) linfático(s)
Linfoma de Hodgkin	Centro germinal	Nódulo(s) linfático(s)
Mieloma múltiple	Célula plasmática	Médula ósea

Para abordar más sobre el tema, consulta los capítulos **3** y **14** del libro *Inmunología molecular, celular y traslacional* de L. Pavón, M.C. Jiménez y M.E. Garcés publicado por Wolters Kluwer.

Los dos tipos de linfocitos B, los B-1 y B-2, participan en la inmunidad innata/adaptativa, respectivamente.

Complete la figura con las características de los linfocitos B-1 y B-2.

En las etapas tempranas de la vida, la proporción de linfocitos B-1 a B-2 es más alta que en las etapas más tardías. La vacunación en la etapa en la que predominan los linfocitos B-1 sería más/menos efectiva para inducir protección contra enfermedades a largo plazo que cuando predominan los linfocitos B-2.

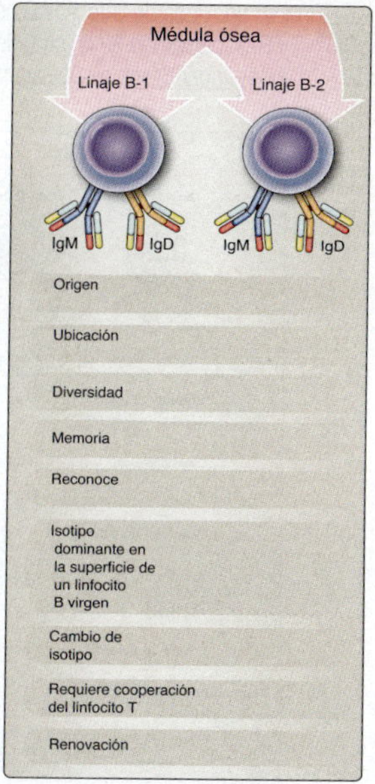

Sistema inmunitario adaptativo: desarrollo de linfocitos

Los dos tipos de linfocitos B, los B-1 y B-2, participan en la inmunidad innata/adaptativa, respectivamente.

La vacunación en la etapa en la que predominan los linfocitos B-1 es menos efectiva para inducir protección contra enfermedades a largo plazo porque la respuesta de los linfocitos B-1 no genera memoria.

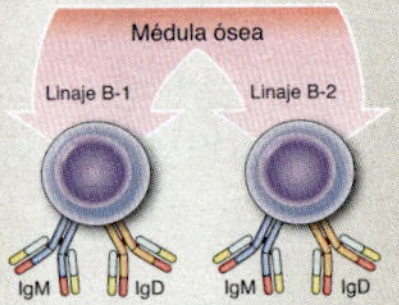

	Linaje B-1	Linaje B-2
Origen	Fetal	Perinatal/ posnatal
Ubicación	Sistemas respiratorio y gastrointestinal	General
Diversidad	Baja	Alta
Memoria	Poca/ninguna	Sí
Reconoce	Carbohidratos	Proteínas
Isotipo dominante en la superficie de un linfocito B virgen	IgM > IgD = B1	IgD > IgM = B2
Cambio de isotipo	Limitada	Típica
Requiere cooperación de linfocito T	Casi nunca	Casi siempre
Renovación	Autorrenovable en la periferia	Reemplazo continuo desde la médula ósea

Para abordar más sobre el tema, consulta los capítulos **3** y **14** del libro *Inmunología molecular, celular y traslacional* de L. Pavón, M.C. Jiménez y M.E. Garcés publicado por Wolters Kluwer.

Sistema inmunitario adaptativo: activación de linfocitos

Identifique los dos procesos, 1 y 2, que utilizan las células para internalizar materia soluble y particulada. ¿Qué moléculas distinguen a los dos procesos?

¿Qué tipo de células presentan péptidos en el contexto de las moléculas del MHC clase II?

La enfermedad celiaca se asocia con HLA-DQ8 o HLA-DQ4. ¿Qué tipo de linfocito T se activa por la presentación de péptidos de gliadina en estas moléculas del HLA?

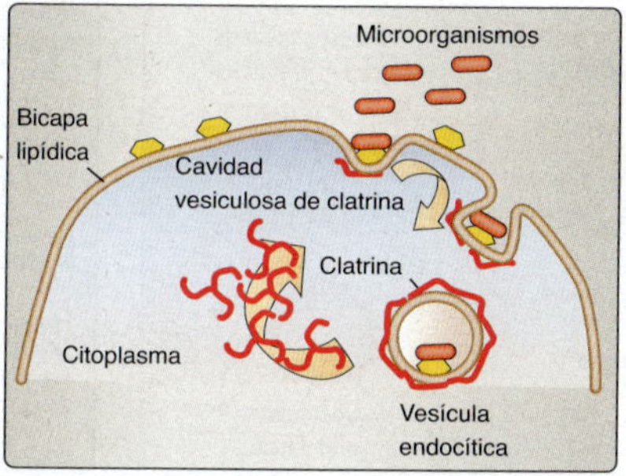

1

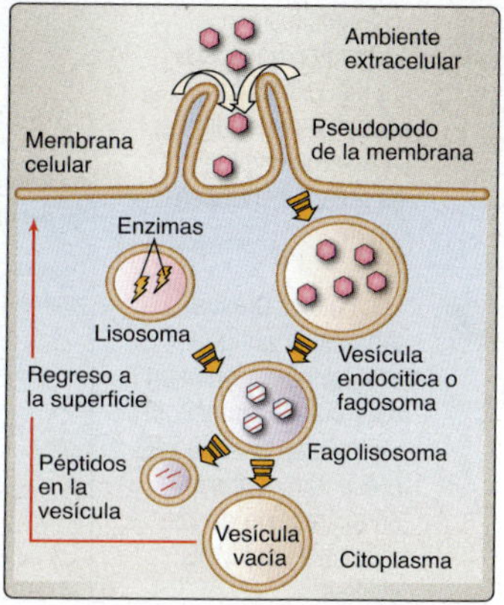

2

3.42 Respuesta

Sistema inmunitario adaptativo: activación de linfocitos

1) Fagocitosis y 2) macropinocitosis. La fagocitosis es receptor-dependiente; la macropinocitosis es receptor-independiente.

Las células presentadoras de antígeno profesionales, que son macrófagos, linfocitos B y células dendríticas presentan péptidos en el contexto de las moléculas del MHC clase II.

Los linfocitos T CD4 se activan por la presentación de péptidos de gliadina en las moléculas HLA-DQ8 y HLA-DQ4.

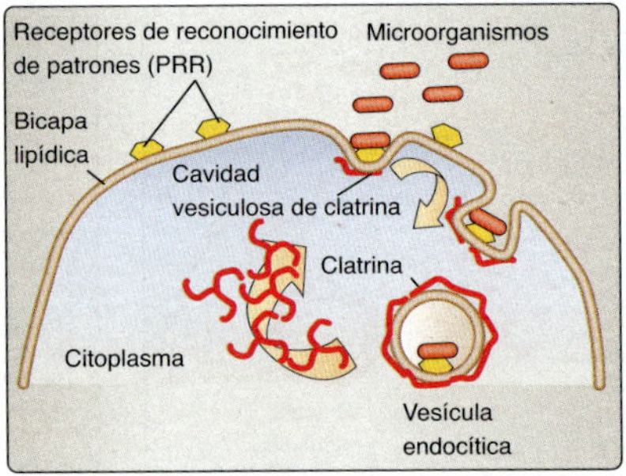

Fagocitosis

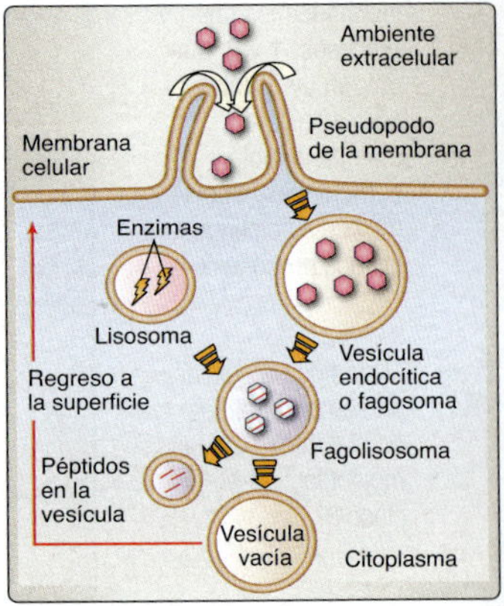

Macropinocitosis

Para abordar más sobre el tema, consulta los capítulos **7** y **12** del libro *Inmunología molecular, celular y traslacional* de L. Pavón, M.C. Jiménez y M.E. Garcés publicado por Wolters Kluwer.

Después de la endocitosis, el endosoma se fusiona con (1) el ____________ para crear (2) el ______________; el pH ____________, activa a (3) la ____________ y ____________ ____________, las cuales degradan a la proteína en péptidos.

La molécula del MHC clase II se sintetiza y dimeriza en el (3) ______________ ______________. (4) La ____________ ______________ se une en el surco del péptido e impide la unión de péptidos derivados de proteínas ______________ ___ ______________.

¿Cómo afectaría la deficiencia de MHC clase II en la capacidad del paciente para montar una respuesta efectiva de anticuerpos a la inmunización con toxoide tetánico?

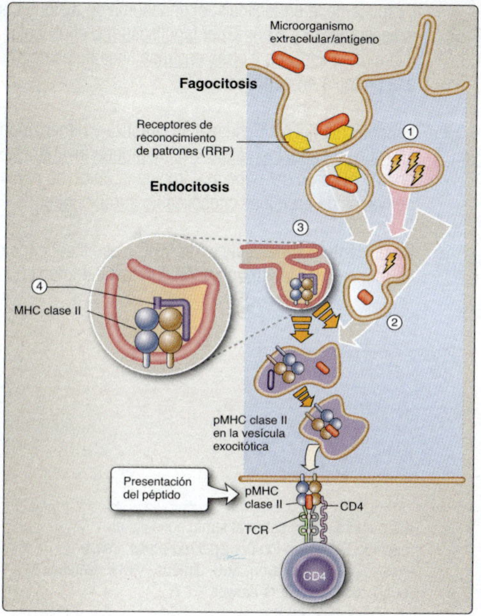

Sistema inmunitario adaptativo: activación de linfocitos

Después de la endocitosis, el endosoma se fusiona con (1) el lisosoma para crear (2) el fagolisosoma; el pH bajo, activa a (3) la lisozima y otras enzimas, las cuales degradan a la proteína en péptidos.

La molécula del MHC clase II se sintetiza y dimeriza en el (3) retículo endoplasmático. (4) La cadena invariante se une en el surco del péptido e impide la unión de péptidos derivados de proteínas citosólicas o intracelulares.

Un paciente con deficiencia de MHC clase II sería incapaz de responder a la inmunización con toxoide tetánico.

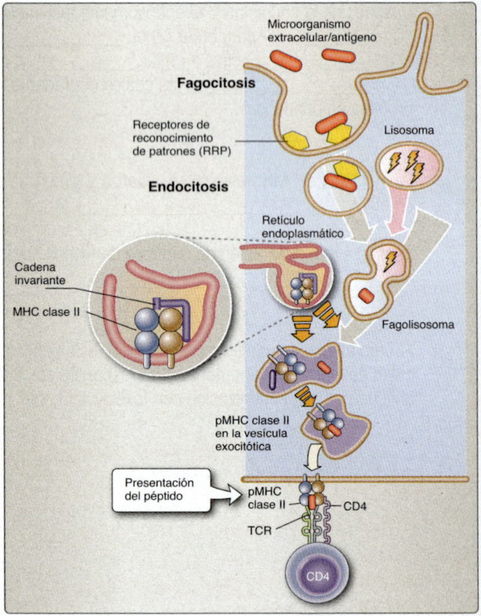

Para abordar más sobre el tema, consulta el capítulo **7** del libro *Inmunología molecular, celular y traslacional* de L. Pavón, M.C. Jiménez y M.E. Garcés publicado por Wolters Kluwer.

Los pasos en el procesamiento y la presentación de péptidos por el MHC clase I son los siguientes: las proteínas en el citosol son degradadas por (1) ______________, los péptidos de longitud de 8 a 10 aminoácidos son seleccionados y transportados hacia el RE por (2) ____________ ____ ____________, y éstos se unen a la molécula del MHC, formando el complejo MHC-péptido que se transporta hacia el ____________ ____ ____________ y finalmente a la membrana celular.

El MHC clase I se expresa en la membrana de ____________ las células ____________ sólo con péptidos, la mayoría de las cuales derivan de _______ proteínas.

En las células mononucleares de sangre periférica de los pacientes con deficiencia de TAP2, la proporción de linfocitos B y células NK es baja/alta/normal, mientras que la proporción de linfocitos T CD4 es baja/alta/normal y la proporción de linfocitos T CD8 es baja/alta/normal.

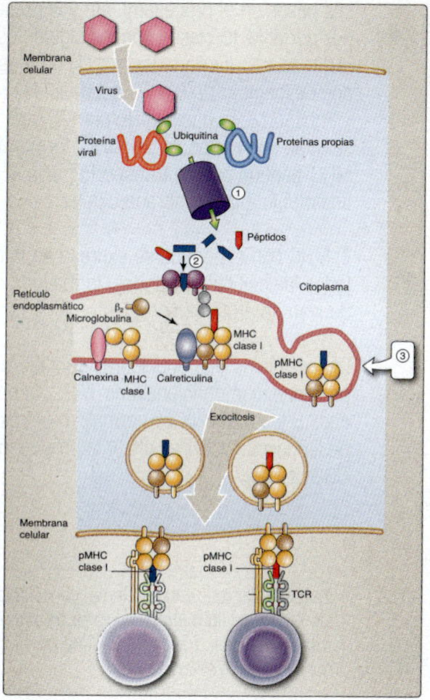

Sistema inmunitario adaptativo: activación de linfocitos

Los pasos en el procesamiento y la presentación de péptidos por el MHC clase I son los siguientes: las proteínas en el citosol son degradadas por (1) proteosomas, los péptidos de longitud de 8 a 10 aminoácidos son seleccionados y transportados hacia el RE por (2) Tap1 y Tap2, y éstos se unen a la molécula del MHC, formando el complejo MHC-péptido que se transporta hacia el aparato de Golgi y finalmente a la membrana celular.

El MHC con el péptido se expresa en la membrana de todas las células nucleadas, la mayoría de los péptidos derivan de proteínas propias.

En las células mononucleares de sangre periférica de los pacientes con deficiencia de TAP2, la proporción de linfocitos B y células NK es normal, mientras que la proporción de linfocitos T CD4 es alta y la proporción de linfocitos T CD8 es baja.

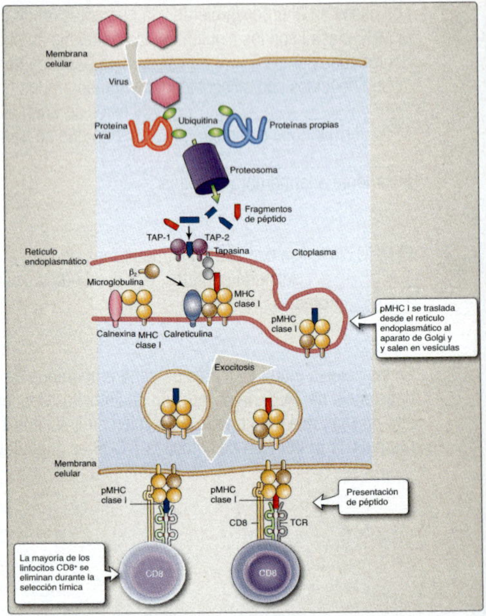

Para abordar más sobre el tema, consulta los capítulos **7** y **12** del libro *Inmunología molecular, celular y traslacional* de L. Pavón, M.C. Jiménez y M.E. Garcés publicado por Wolters Kluwer.

Sistema inmunitario adaptativo: activación de linfocitos

3.45 Pregunta

Los linfocitos T vírgenes entran en los nódulos linfáticos por la vía de la __________ y la __________.

La entrada de los linfocitos T vírgenes en los nódulos linfáticos ocurre en tres etapas, (1) unión débil o rodamiento mediado por ____________ en los linfocitos T y __________ en las vénulas de endotelio alto (HEV), (2) unión firme mediada por ___________ en los linfocitos T y __________ ___ __________ __________ _______ en las HEV y (3) diapédesis.

El análisis de sangre periférica de un paciente con deficiencia de CD18 (subunidad del LFA-1) mostraría un número normal/más bajo/más alto de linfocitos T.

Sistema inmunitario adaptativo: activación de linfocitos

Los linfocitos T vírgenes entran en los nódulos linfáticos por la vía de la sangre y la linfa.

La entrada de los linfocitos T vírgenes en los nódulos linfáticos ocurre en tres etapas, (1) unión débil o rodamiento mediada por L-selectinas en los linfocitos T y GlyCAM en las HEV, (2) unión firme mediada por LFA-1 en los linfocitos T y moléculas de adhesión intercelular (ICAM) que se expresa en las HEV y (3) diapédesis.

El análisis de sangre periférica de un paciente con deficiencia de CD18 (subunidad del LFA-1) mostraría un número más alto de linfocitos T.

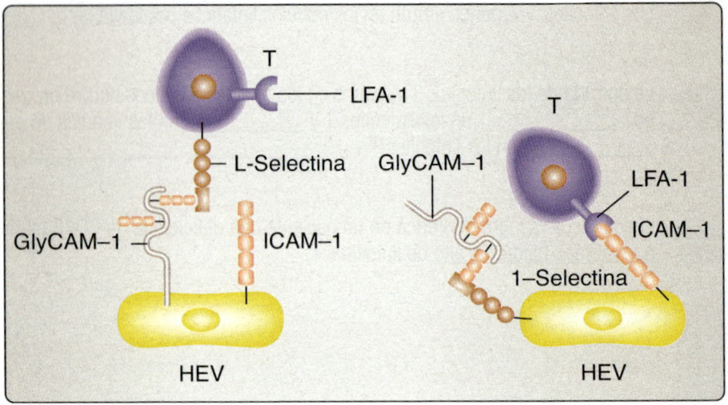

Para abordar más sobre el tema, consulta los capítulos **3** y **21** del libro *Inmunología molecular, celular y traslacional* de L. Pavón, M.C. Jiménez y M.E. Garcés publicado por Wolters Kluwer.

Identifique las moléculas que interaccionan para la señales 1 y 2 en los linfocitos T CD4 vírgenes.

En ausencia de ambas señales, los linfocitos T vírgenes son ____________, ___ __________ ___ __________ ___ __________. En presencia de ambas señales, un segundo receptor para CD80/CD86 (B7) llamado __________ __________ se expresa y aumenta/disminuye la proliferación.

Se han descrito polimorfismos de CTLA-4 (CD152) que interfieren con su capacidad para unirse con B7. Estos polimorfismos se asocian con aumento/disminución en la susceptibilidad a enfermedades endócrinas autoinmunes.

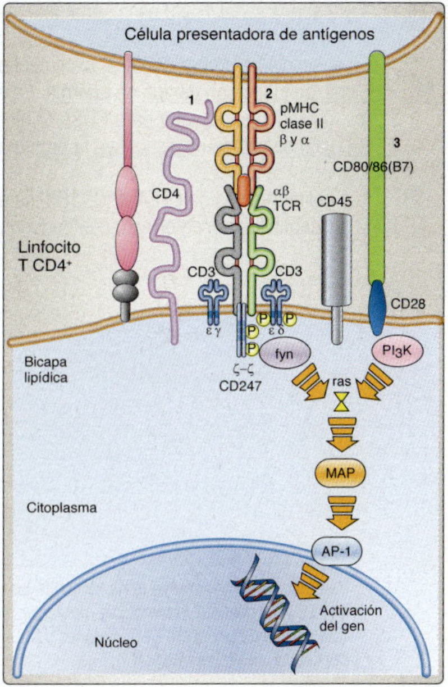

Sistema inmunitario adaptativo: activación de linfocitos

1 y 2 son la señal 1, y 3 es la señal 2.

En ausencia de ambas señales, los linfocitos T vírgenes son anérgicos, se induce un estado de anergia. En presencia de ambas señales, un segundo receptor para CD80/CD86 (B7) llamado CTLA-4 (CD152) se expresa y disminuye la proliferación.

Los polimorfismos de CTLA-4 (CD152) se asocian con aumento en la susceptibilidad a enfermedades endocrinas autoinmunes.

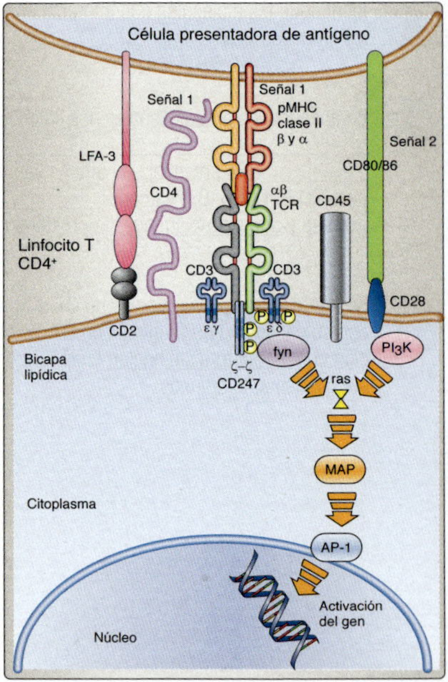

Para abordar más sobre el tema, consulta los capítulos **11**, **12** y **13** del libro *Inmunología molecular, celular y traslacional* de L. Pavón, M.C. Jiménez y M.E. Garcés publicado por Wolters Kluwer.

La señalización a través de TCR se inicia por la fosforilación de ___________
___________ ___
_____________ _____
____
___________ ___
___________, los cuales se encuentran en las colas citoplasmáticas del complejo CD3.

Identifique los tres factores de transcripción clave que se activan como resultado de la señalización del TCR (1, 2, 3).

Identifique el paso en la activación del TCR que está afectado por la ciclosporina.

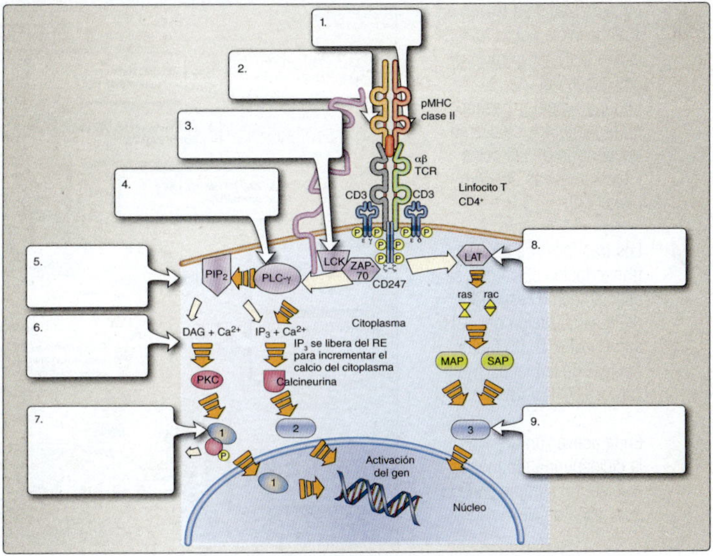

Sistema inmunitario adaptativo: activación de linfocitos

La señalización a través de TCR se inicia por la fosforilación de ITAM (motivo de activación del inmunorreceptor basado en tirosina), los cuales se encuentran en las colas citoplasmáticas del complejo CD3.

Los tres factores de transcripción clave que se asocian como resultados de la señalización del TCR son (1) NFκ-B. (2) factor nuclear de linfocitos T activados (NFAT) y (3) AP-1.

En la activación del TCR, la ciclosporina bloquea la calcineurina, impidiendo la activación de NFAT.

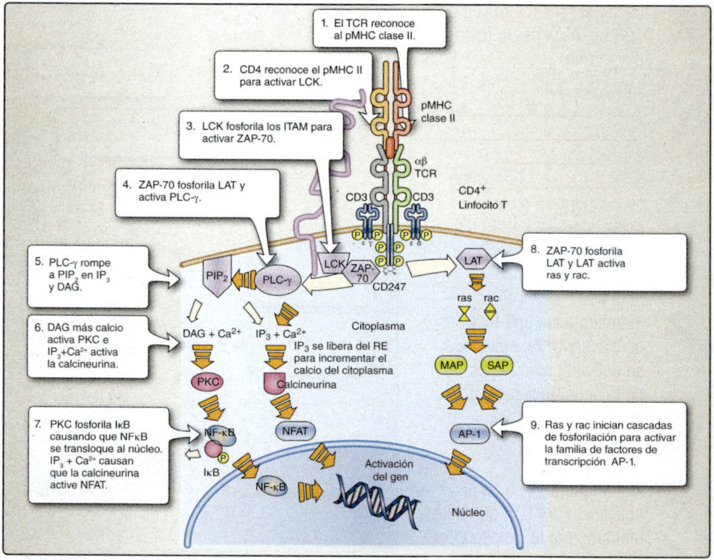

Para abordar más sobre el tema, consulta los capítulos **11**, **13** y **29** del libro *Inmunología molecular, celular y traslacional* de L. Pavón, M.C. Jiménez y M.E. Garcés publicado por Wolters Kluwer.

Existen dos formas del receptor IL2. ¿Cuál de ellos se asocia con los linfocitos T vírgenes y cual con los linfocitos T activados? ¿Cómo afecta este cambio a la interacción entre la IL2 y su receptor?

¿Cuáles son los efectos de la IL2 en los linfocitos T vírgenes?

La ciclosporina, el tacrolimus (FK506) y la rapamicina afectan la respuesta de la IL2. La ________________ interfiere directamente con la señalización del receptor de IL2 (IL2R).

Sistema inmunitario adaptativo: activación de linfocitos

El receptor de IL2 en los linfocitos T vírgenes tiene dos cadenas (β y γ) mientras que el receptor IL2 en los linfocitos T activados tiene tres cadenas (α, β y γ).

La IL2 induce la proliferación y diferenciación de los linfocitos T vírgenes.

La rapamicina interfiere directamente con la señalización del receptor de IL2 (IL2R).

Para abordar más sobre el tema, consulta los capítulos **13**, **15** y **29** del libro *Inmunología molecular, celular y traslacional* de L. Pavón, M.C. Jiménez y M.E. Garcés publicado por Wolters Kluwer.

La(s) citocina(s) _____ ___ _____ favorece(n) a la diferenciación de Th0 en Th1, los cuales secretan _____ ___ _____. La(s) citocina(s) _____ favorece(n) a la diferenciación de Th0 en Th2, los cuales secretan _____ ___ _____.

La diferenciación de los linfocitos T CD4 en T_{reg}, Th1 y Th2 está dirigida por los factores de transcripción __________, __________ y __________, respectivamente.

El linfocito T CD4 que se asocia con alergias mediadas por IgE es el _____.

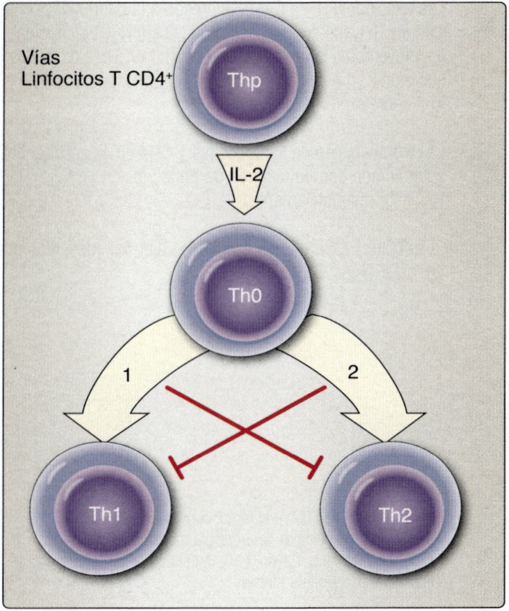

Sistema inmunitario adaptativo: activación de linfocitos

Las citocinas IFNγ e IL-12 favorecen a la diferenciación de Th0 en Th1, los cuales secretan IL-2 e IFNγ. La citocina IL-4 favorece a la diferenciación de Th0 en Th2, los cuales secretan IL-4 e IL-5. Note que en humanos, ambos Th1 y Th2 secretan IL-10.

La diferenciación de los linfocitos T CD4 en T_{reg}, Th1 y Th2 está dirigida por los factores de transcripción FoxP3, T-bet y GATA-3, respectivamente.

El linfocito T CD4 que se asocia con alergias mediadas por IgE es el Th2.

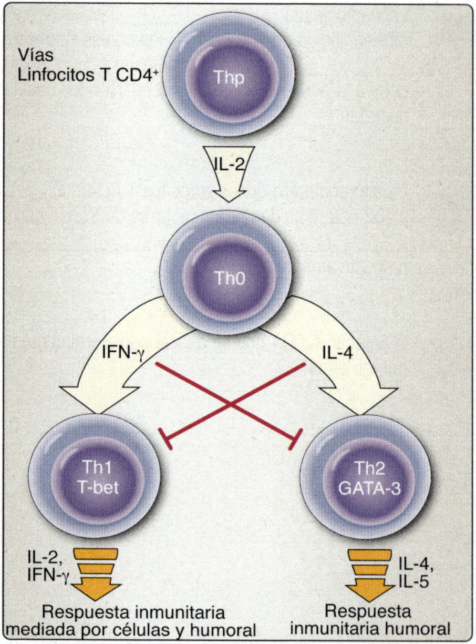

Para abordar más sobre el tema, consulta los capítulos **3**, **13**, **15** y **18** del libro *Inmunología molecular, celular y traslacional* de L. Pavón, M.C. Jiménez y M.E. Garcés publicado por Wolters Kluwer.

Describa los tres pasos en la activación en un linfocito T CD8 por un linfocito T CD4 y una célula presentadora de antígeno.

_____ __________ ______________ tienen niveles relativamente altos de CD80/86 (B7) y son las únicas células presentadoras de antígeno profesionales que pueden activar directamente un linfocito T CD8 virgen, el cual tiene requerimientos más estrictos para su activación que un linfocito T CD4 virgen.

La activación de los linfocitos T CD8 aumentaría por la acción de las citocinas que activan los linfocitos Th1/Th2.

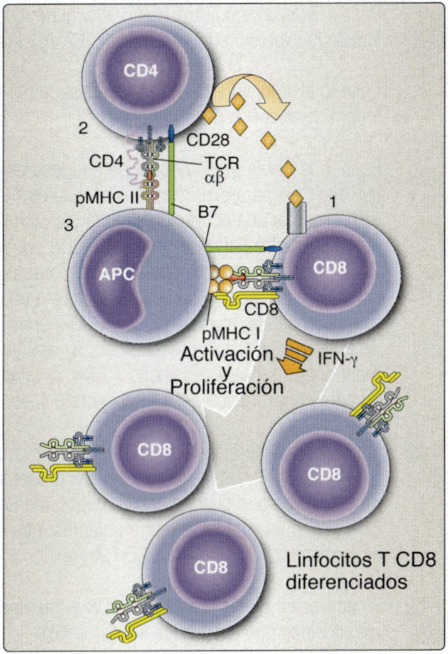

3.50 Respuesta — Sistema inmunitario adaptativo: activación de linfocitos

Paso 1: interacción entre TCR/CD8 y el péptido MHC clase I induce la expresión del receptor de IL2 en el linfocito T CD8.

Paso 2: el linfocito T CD4 Th1 es activado por una célula presentadora de antígeno para secretar IL-2.

Paso 3: la célula presentadora de antígeno es activada por el linfocito CD4 para expresar altos niveles de CD80/86 (B7). (Nota: esto describe una activación simultánea como se muestra en la figura.) Por otra parte, un linfocito T CD8 puede interactuar con una célula presentadora de antígeno “preactivada”. En este escenario, inicialmente una célula efectora o un patógeno activa la expresión de alto nivel de CD80/86 (B7) en la célula presentadora de antígeno. La célula presentadora de antígeno “activada” puede mandar dos señales al linfocito T CD8, provocando que éste aumente la expresión del IL2R y secrete IL-2.

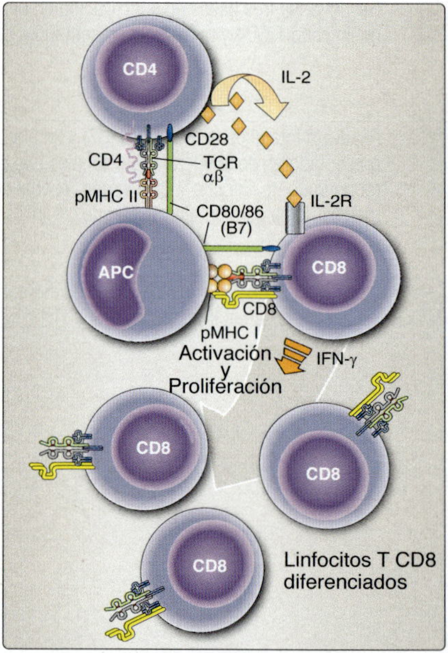

Las células dendríticas tienen niveles relativamente altos de CD80/86 (B7) y son las únicas células presentadoras de antígeno profesionales que pueden activar directamente un linfocito T CD8 virgen, el cual tiene requerimientos más estrictos para su activación que un linfocito T CD4 virgen.

La activación de los linfocitos T CD8 aumentaría por la acción de las citocinas que activan los linfocitos Th1.

Compare la expresión de las moléculas de adhesión celular en los linfocitos T CD4 en reposo y activados. Complete la tabla utilizando – (sin expresión), + (expresión baja) y ++ (expresión alta).

	L-selectina	VLA-4	LFA-1	CD44	CD45RA	CD45RO
En reposo						
Activados						

Además de los linfocitos T, la isoforma CD45 se encuentra en __________ _____ __________ ______________ y funciona como una __________ ______________.

¿Cómo afectan los cambios en la expresión de la L-selectina y VLA-4 en la capacidad de los linfocitos T para migrar hacia diferentes lugares (p. ej., nódulos linfáticos o lugares de inflamación)?

Sistema inmunitario adaptativo: activación de linfocitos

	L-selectina	VLA-4	LFA-1	CD44	CD45RA	CD45RO
En reposo	+	–	+	+	+	–
Activados	–	+	++	++	–	+

Además de los linfocitos T, la isoforma CD45 se encuentra en todas las células hematopoyéticas y funciona como una tirosina fosfatasa.

La L-selectina se une a GlyCAM y participa en la entrada de los linfocitos T vírgenes a los nódulos linfáticos, mientras que VLA-4 se une a VCAM-1, la cual se expresa por células endoteliales activadas en los sitios de inflamación. El cambio en las moléculas de adhesión asegura que sea más probable que los linfocitos vírgenes entren en los órganos linfoide, mientras los linfocitos T activos al sitio de inflamación.

Para abordar más sobre el tema, consulta los capítulos **3** y **13** del libro *Inmunología molecular, celular y traslacional* de L. Pavón, M.C. Jiménez y M.E. Garcés publicado por Wolters Kluwer.

Sistema inmunitario adaptativo: activación de linfocitos

La activación de los linfocitos B se inicia por la agrupación/entrecruzamiento del BCR, el cual lleva a la fosforilación de _____ e _____. (1) _____, el equivalente en el BCR de __________ en la señalización mediada por TCR ensambla e inicia la cascada de señalización.

La señalización a través de BCR se amplifica por el correceptor de linfocitos B, el cual consiste de tres moléculas: (2) __________, (3) __________ y (4) __________.

¿Qué miembro del correceptor del linfocito B es más útil para determinar el número de linfocitos B?

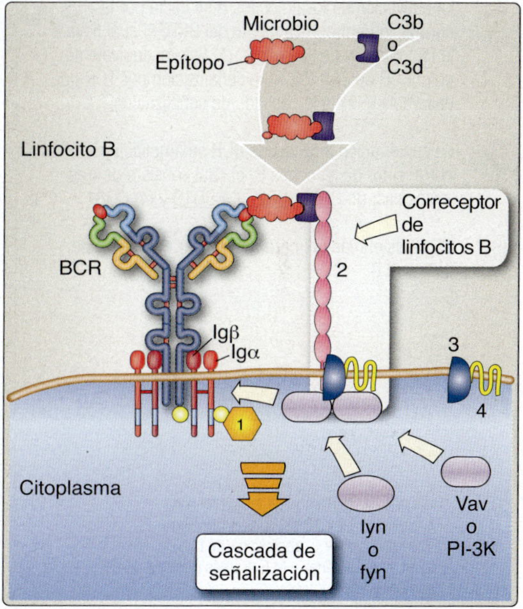

3.52 Respuesta Sistema inmunitario adaptativo: activación de linfocitos

La activación de los linfocitos B se inicia por la agrupación/entrecruzamiento del BCR, el cual lleva a la fosforilación de <u>Igα</u> <u>e</u> <u>Igβ</u>. (1) <u>Syk</u>, el equivalente en el BCR de ZAP-70 en la señalización por TCR que ensambla e inicia la cascada de señalización.

La señalización a través de BCR se amplifica por el correceptor de linfocitos B, el cual consiste de tres moléculas: (2) <u>CD21 (CR2)</u>, (3) <u>CD19</u> y (4) <u>CD81</u>.

CD19 es el más útil para determinar el número de linfocitos B.

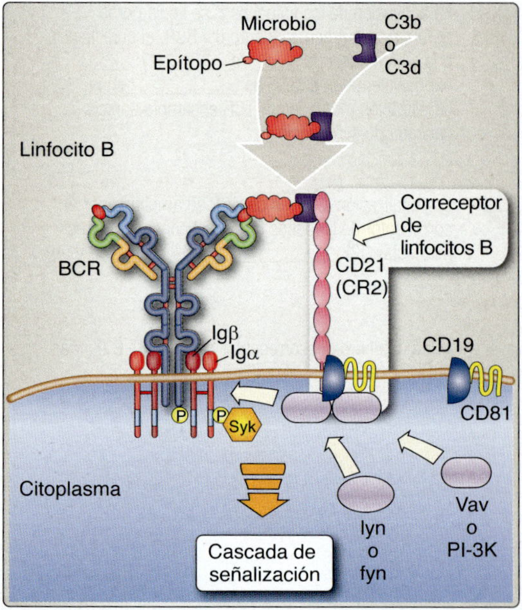

Para abordar más sobre el tema, consulta los capítulos **14** y **16** del libro *Inmunología molecular, celular y traslacional* de L. Pavón, M.C. Jiménez y M.E. Garcés publicado por Wolters Kluwer.

Complete la tabla para los tres tipos de antígenos.

	Timo-dependiente	TI-1 (timo-independiente -1)	TI-2 (timo-independiente-2)
Respuesta de Ab en niños			
Respuesta de Ab en individuos atímicos			
Activador policlonal de linfocitos B			
Epítopes repetidos			

¿Qué clase de antígeno es un liposacárido (LPS) y por qué?

Al diseñar vacunas, ¿qué tipo de antígeno es el más efectivo y por qué?

Sistema inmunitario adaptativo: activación de linfocitos

	Timo-dependiente	TI-1 (timo-independiente -1)	TI-2 (timo-independiente-2)
Respuesta de Ab en niños	Sí	Sí	No
Respuesta de Ab en individuos atímicos	No	Sí	Sí
Activador policlonal de linfocitos B	No	Sí	No
Epítopos repetidos	No	No	Sí

LPS es un TI-1 porque puede activar los linfocitos B como antígeno y a través de receptor de TLR4.

El antígeno timo-dependiente es el más efectivo al diseñar vacunas porque es el único que genera una respuesta de memoria.

Para abordar más sobre el tema, consulta los capítulos **8** y **10** del libro *Inmunología molecular, celular y traslacional* de L. Pavón, M.C. Jiménez y M.E. Garcés publicado por Wolters Kluwer.

Se usan tres términos para describir la interacción antígeno-anticuerpo: afinidad, valencia y avidez. Defina los términos.

Describa la naturaleza de los complejos inmunes en cada región de la curva de precipitación.

En la glomerulonefritis aguda después de una infección por estreptococos, se da una disminución de C3 sérico. ¿Por qué?

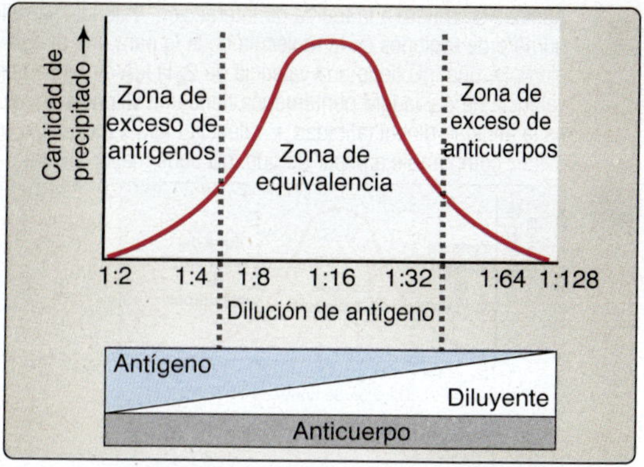

Sistema inmunitario adaptativo: funciones efectoras de linfocitos

Afinidad se refiere a la fuerza de interacción. Valencia se refiere al número de regiones de la molécula de la Ig para unir al epítopo. Por ejemplo, una IgG tiene una valencia de 2, la IgA dimérica tiene una valencia de 4 y la IgM pentamérica tiene una valencia de 10. Avidez es la afinidad global (afinidad + valencia). IgM e IgG tienen una avidez comparable a pesar de que IgG tiene mayor afinidad.

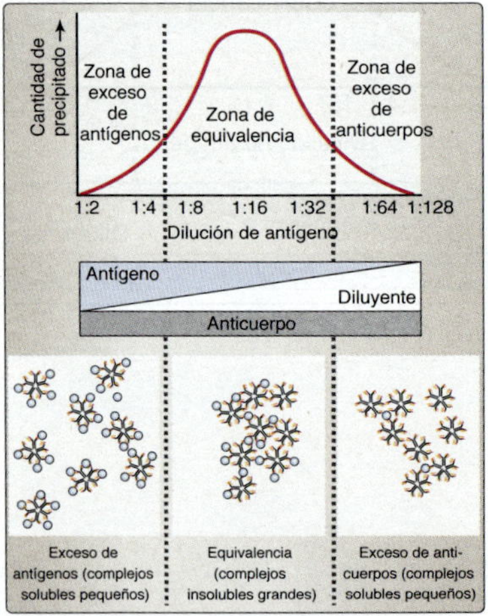

En la glomerulonefritis aguda después de una infección con estreptococos, los complejos inmunes se unen a C3b causando una disminución de C3 sérico.

Para abordar más sobre el tema, consulta los capítulos **10** y **19** del libro *Inmunología molecular, celular y traslacional* de L. Pavón, M.C. Jiménez y M.E. Garcés publicado por Wolters Kluwer.

Indique qué isotipos de Ig son predominantes en cada sitio:

Plasma/tejido intersticial	
Superficies epiteliales	
Secreciones mucosas	
Cerebro	

En la transcitosis, el receptor __________ se une ___ ___ _____ __________ _____ ___ ___ ______ y las transporta de la superficie basolateral a la superficie luminal de las células epiteliales. El ___________ ___________, que deriva del receptor, queda unido a la Ig en las secreciones mucosas.

En la enfermedad hemolítica del recién nacido, ___ _____ (isotipo) dirigida contra el antígeno ___ cruza la placenta y destruye los eritrocitos fetales.

3.55 Respuesta Sistema inmunitario adaptativo: funciones efectoras de linfocitos

Plasma/tejido intersticial	IgG e IgM
Superficies epiteliales	IgE
Secreciones mucosas	IgA
Cerebro	Ninguno

En la transcitosis, el receptor poli Ig se une a la IgA dimérica y/o a la IgM y las transporta de la superficie basolateral a la superficie luminal de las células epiteliales. El componente secretor, que deriva del receptor, queda unido a la Ig en las secreciones mucosas.

En la enfermedad hemolítica del recién nacido, la IgG (isotipo) dirigida contra el antígeno Rh cruza la placenta y destruye los eritrocitos fetales.

Para abordar más sobre el tema, consulta los capítulos **9** y **19** del libro *Inmunología molecular, celular y traslacional* de L. Pavón, M.C. Jiménez y M.E. Garcés publicado por Wolters Kluwer.

Esta función de las moléculas de Ig se denomina ___________.

¿Qué isotipos de Ig pueden realizar esta función?

La vacuna para la infección por *Corynebacterium diphtheriae* es un ________. La Ig funciona al ________ ___ ________ ___ ________ _____ _____ ___ _____ ___ ___ ________.

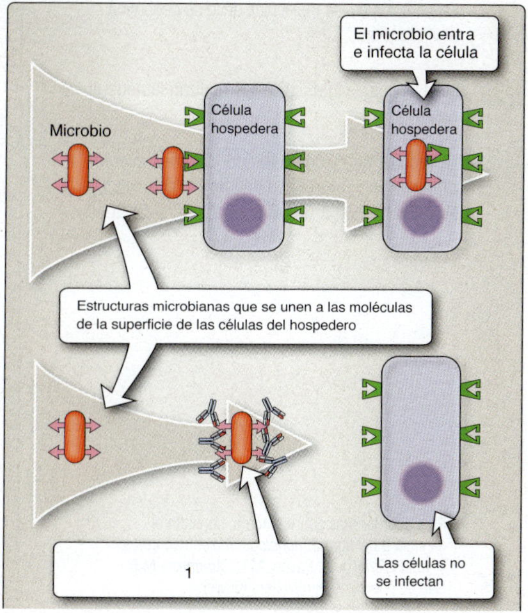

Sistema inmunitario adaptativo: funciones efectoras de linfocitos

Esta función de las moléculas de Ig se denomina neutralización.

Los isotipos de IgM, IgG e IgA realizan la neutralización.

La vacuna para la infección por *Corynebacterium diphtheriae* es un toxoide. La Ig funciona al neutralizar la toxina o impedir que ésta se una a su receptor.

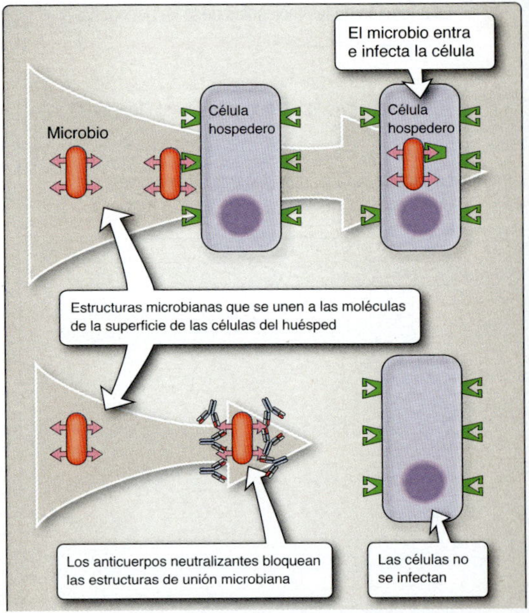

Para abordar más sobre el tema, consulta el capítulo **9** del libro *Inmunología molecular, celular y traslacional* de L. Pavón, M.C. Jiménez y M.E. Garcés publicado por Wolters Kluwer.

Los complejos inmunes se eliminan mediante la interacción con los receptores CR1 en los macrófagos y eritrocitos. ¿Cuál es el ligando para CR1 y cómo se une a los complejos?

¿Qué otras moléculas activan esta vía para generar el ligando para CR1?

Un niño de 6 años de edad llega a urgencias por mordedura de serpiente venenosa. Al niño inmediatamente se le administra antídoto y es admitido. La mañana siguiente despierta con urticaria. Para la tarde, la erupción se ha extendido a casi todo el cuerpo. ¿Cuál es la causa de la erupción?

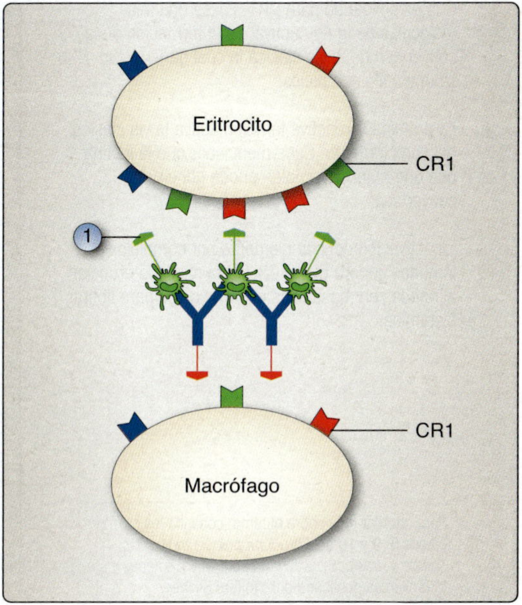

Sistema inmunitario adaptativo: funciones efectoras de linfocitos

C3b es el ligando para CR1. C1 se une a la moléculas de Ig (Ig), activando la formación de la C3 convertasa de la vía clásica la cual genera C3b, C3b se une a los complejos.

La proteína C reactiva también activa la vía clásica del complemento. Cabe mencionar que la lectina que une manosa también puede generar la C3 convertasa.

La activación del complemento por complejos inmunes genera C3b y C3a. C3a causa la erupción al unirse con mastocitos y activándolos para liberar histamina.

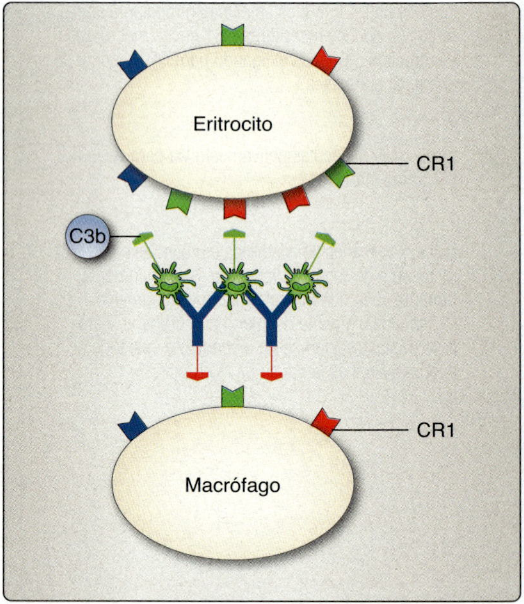

Para abordar más sobre el tema, consulta los capítulos **5**, **9** y **19** del libro *Inmunología molecular, celular y traslacional* de L. Pavón, M.C. Jiménez y M.E. Garcés publicado por Wolters Kluwer.

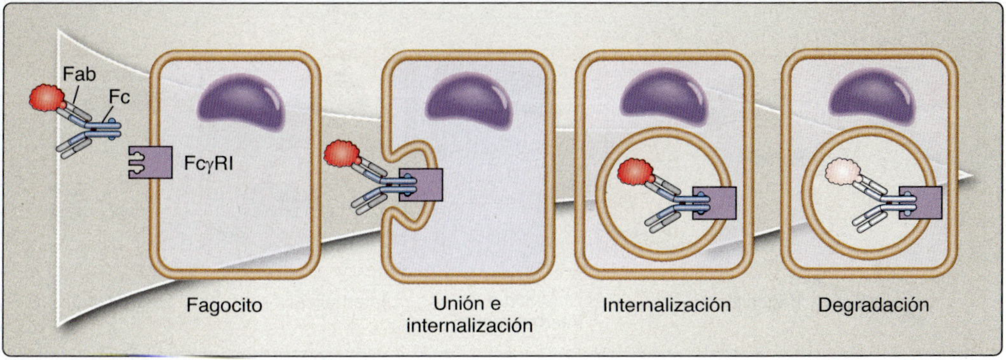

¿Cómo afecta la opsonización a la fagocitosis?

¿El FcR para qué isotipos de Ig se encuentra en los macrófagos?

Las infecciones más comunes asociadas con la agammaglobulinemia ligada a la X son por *Streptococcus pneumonia* y *Haemophilus influenzae*. ¿Por qué son especialmente sensibles a este tipo de infección los pacientes con agammaglobulinemia ligada al X?

Sistema inmunitario adaptativo: funciones efectoras de linfocitos

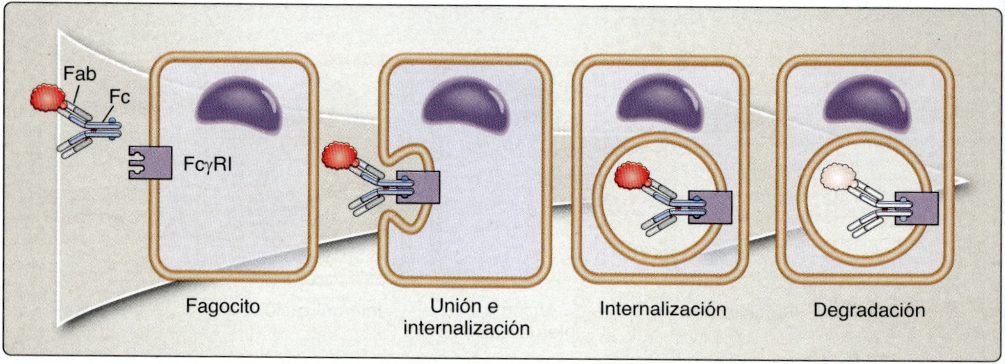

La opsonización aumenta la eficiencia de la fagocitosis.

IgA, IgG.

S. pneumonia y *H. influenzae* tienen cápsulas de polisacáridos. En ausencia de Ig, los microorganismos con cápsula no son opsonizados y por lo tanto son pobremente fagocitados.

Para abordar más sobre el tema, consulta los capítulos **5**, **7** y **21** del libro *Inmunología molecular, celular y traslacional* de L. Pavón, M.C. Jiménez y M.E. Garcés publicado por Wolters Kluwer.

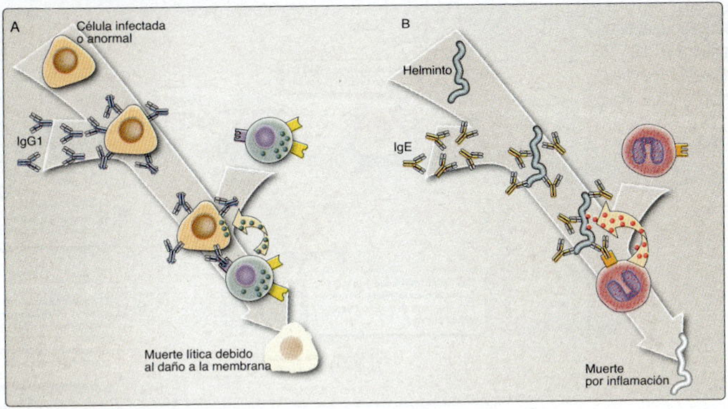

¿Qué tipo de células pueden mediar la citotoxicidad mediada por células dependientes de anticuerpos ADCC?

¿Qué receptores e isotipos de Ig median la ADCC?

En una respuesta inmunitaria efectiva contra parásitos ¿cuál población de linfocitos T se activará y cuál citocina se secretará?

3.59 Respuesta **Sistema inmunitario adaptativo: funciones efectoras de linfocitos**

Para abordar más sobre el tema, consulta los capítulos **9**, **19** y **26** del libro *Inmunología molecular, celular y traslacional* de L. Pavón, M.C. Jiménez y M.E. Garcés publicado por Wolters Kluwer.

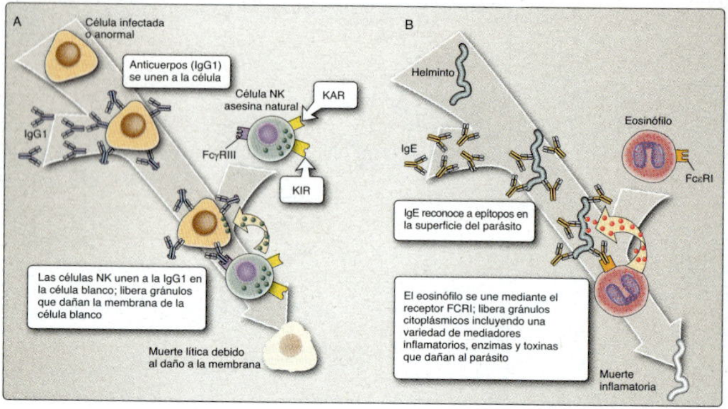

Las células NK y los mastocitos median la citotoxicidad mediada por células dependientes de anticuerpos ADCC.

FcγRIII e IgG1 intervienen en la muerte celular por parte de las células NK. FCεRI e IgE intervienen en la muerte de helmintos por parte de los eosinófilos.

La activación de los linfocitos T Th2 y la secreción de IL-5 e IL-4 se asocian con una respuesta inmunitaria efectiva contra parásitos.

¿Cuál es la citocina de los Th1 que activa a los macrófagos?

La activación de los macrófagos por los linfocitos Th1 es efectiva para eliminar un tipo de patógeno (p. ej., micobacterias) que sobrevive en ___ __________ __________ ____________ ____________ de los macrófagos. Si el patógeno no muere, los macrófagos se fusionan y finalmente forman un ____________.

¿Cómo es que la prueba del derivado proteíco purificado (PPD) demuestra si alguien a estado expuesto a *Mycobacterium tuberculosis*? ¿Qué tipo de hipersensibilidad demuestra la respuesta?

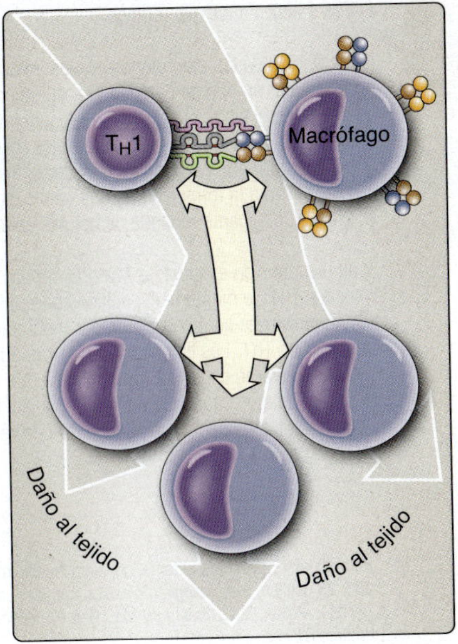

Sistema inmunitario adaptativo: funciones efectoras de linfocitos

El IFN-γ activa a los macrófagos.

La activación de los macrófagos por los linfocitos Th1 es efectiva para eliminar un tipo de patógeno (p. ej., micobacterias) que sobrevive en el sistema vesicular (patógenos vesiculares) de los macrófagos. Si el patógeno no muere, los macrófagos se fusionan y finalmente forman un granuloma. (Nota: la fusión inicial de los macrófagos lleva a la formación de una célula gigante. Un granuloma es una célula gigante rodeada de células epitelioides.)

Si alguien ha sido expuesto a *Mycobacterium tuberculosis*, tendrá linfocitos Th1 de memoria específicos para tuberculina. La tuberculina administrada será procesada por macrófagos locales y activará los linfocitos Th1. Los linfocitos T activarán a los macrófagos (I) los cuales secretaran citocinas y quimocinas que reclutan y activan otros macrófagos causando daño al tejido (II). Este es un ejemplo de hipersensibilidad tipo IV, o hipersensibilidad retardada.

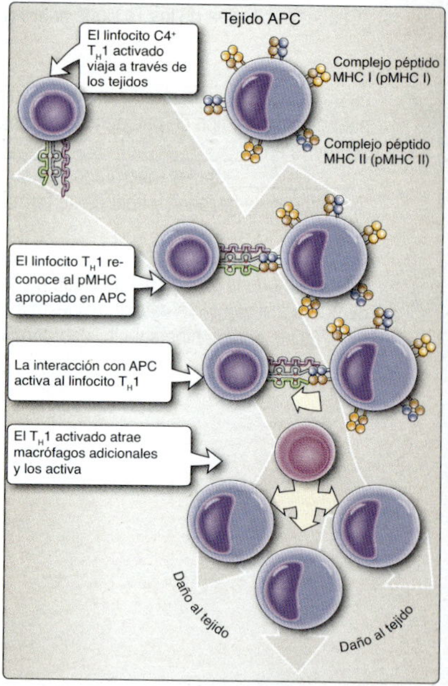

Para abordar más sobre el tema, consulta los capítulos **15**, **20** y **23** del libro *Inmunología molecular, celular y traslacional* de L. Pavón, M.C. Jiménez y M.E. Garcés publicado por Wolters Kluwer.

Las tres curvas (I, II y III) representan las respuestas inmunitarias primarias y secundaria a los antígenos A y B. Etiquételos apropiadamente.

¿Cuáles son los dos cambios que se dan en las inmunoglobulinas secretadas en una respuesta secundaria en comparación con aquellas secretadas en una respuesta primaria?

¿Cuál es la aplicación práctica de las características de las respuestas inmunitarias (de memoria) primaria y secundaria?

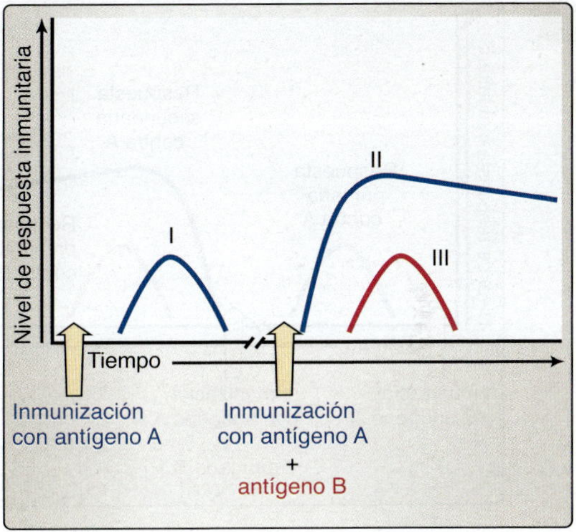

3.61 Respuesta

Sistema inmunitario adaptativo: funciones efectoras de linfocitos

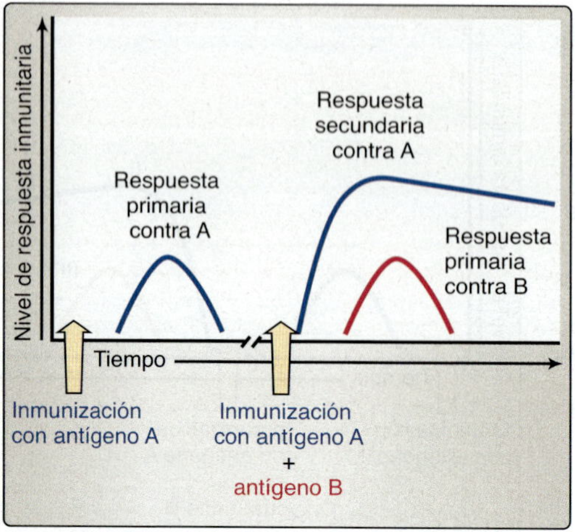

Los dos cambios en las Ig en la respuesta secundaria son el cambio de isotipo (mayor IgG, IgA, IgE y menor IgM) y mayor afinidad con el antígeno.

Una respuesta de Ig secundaria es más rápida y de mayor afinidad. Por lo tanto, las vacunas más efectivas evocan una respuesta de memoria fuerte.

Para abordar más sobre el tema, consulta los capítulos **9** y **10** del libro *Inmunología molecular, celular y traslacional* de L. Pavón, M.C. Jiménez y M.E. Garcés publicado por Wolters Kluwer.

En la interacción (sinapsis) entre un linfocito Th2 y un linfocito B, el TCR y el BCR reconocen diferentes ___________ en el mismo ___________.

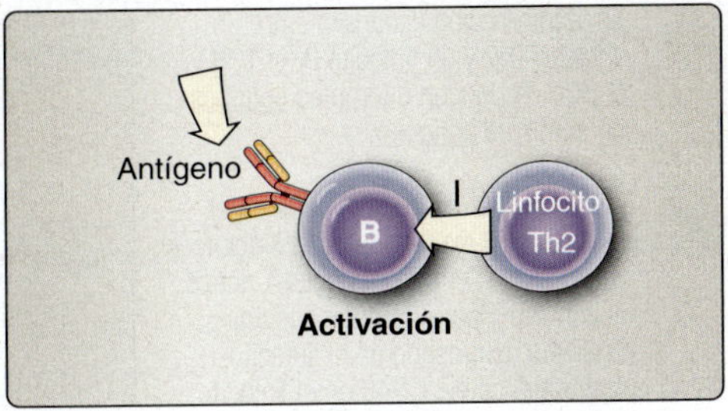

El linfocito B y el linfocito T se envían señales entre ellos. ¿Cuáles son las interacciones ligando-receptor importantes para la activación de los linfocitos T y la proliferación y diferenciación de los linfocitos B?

Si midiera los niveles de inmunoglobulina sérica en un paciente con deficiencia de CD40L, los niveles de IgM, IgG e IgA serían más altos/más bajos/similares a aquellos en individuos normales.¿Podría distinguir entre una biopsia de nódulo linfático proveniente de un individuo sano y un paciente con deficiencia de CD40L?

3.62 Respuesta **Sistema inmunitario adaptativo: funciones efectoras de linfocitos**

En la interacción (sinapsis) entre un linfocito Th2 y un linfocito B, el TCR y el BCR reconocen diferentes epítopos en el mismo antígeno.

La interacción entre el péptido en el MHC clase II expresado en el linfocito B y el TCR/CD4 en el linfocito T activa al linfocito T para producir citocinas. El CD40L expresado en el linfocito T interactúa con el CD40 en el linfocito B para dirigir la proliferación y diferenciación de los linfocitos B.

En un paciente con deficiencia de CD40L, el nivel de IgM sería más alto que en individuos normales. El de IgG e IgA sería más bajo. Una biopsia de los nódulos linfáticos de individuos con deficiencia de CD40L revelaría una ausencia de centros germinales. La interacción CD40-CD40L es esencial para la formación de centros germinales.

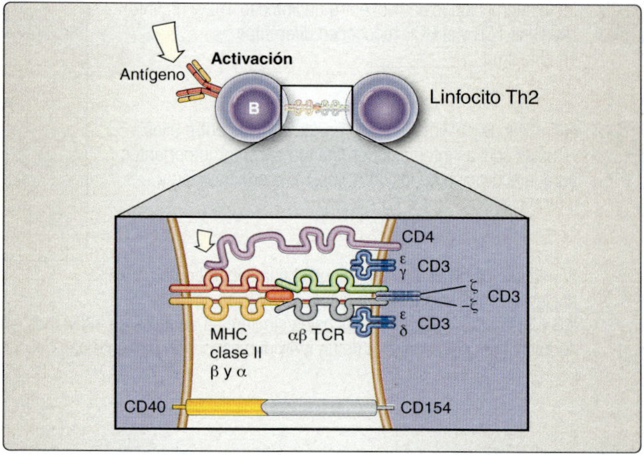

Para abordar más sobre el tema, consulta los capítulos **16** y **21** del libro *Inmunología molecular, celular y traslacional* de L. Pavón, M.C. Jiménez y M.E. Garcés publicado por Wolters Kluwer.

Complete la tabla.

Citocinas tipo 1 y 2	Promueven el cambio de isotipo
IL-4	
IL-10	
TGF-β	
IFN-γ	

Durante la formación de centros germinales, las citocinas secretadas por los linfocitos T dirigen a los centrocitos (linfocitos B que proliferan en el centro germinal) para diferenciarse en células ___ __________ o en células ________________.

Un niño de 1 año de edad es diagnosticado con IDCG como resultado de una mutación en el gen IL2RG (cadena γ común). ¿Cuáles de las citocinas de la tabla de arriba están afectadas?

3.63 Respuesta Sistema inmunitario adaptativo: funciones efectoras de linfocitos

Citocinas tipo 1 y 2	Promueven el cambio de isotipo
IL-4	IgG1, IgG3, IgG4, IgE
IL-10	IgG1, IgG3
TGF-β	IgA
IFN-γ	IgG1, IgG3

Durante la reacción de centros germinales, las citocinas derivadas de los linfocitos T dirigen a los centrocitos (linfocitos B que proliferan en el centro germinal) para diferenciarse en células de memoria o en células plasmáticas.

El receptor de IL-4 usa la cadena γ común, así que la señalización vía IL-4 no ocurriría.

Para abordar más sobre el tema, consulta los capítulos **9**, **15**, **16** y **21** del libro *Inmunología molecular, celular y traslacional* de L. Pavón, M.C. Jiménez y M.E. Garcés publicado por Wolters Kluwer.

¿Cuáles son las dos maneras que tienen los linfocitos T CD8 para matar a su célula blanco?

¿Cuál es el destino de un linfocito T CD8 que ha inducido la apoptosis de una célula epitelial infectada por virus?

Los pacientes con síndrome linfoproliferativo autoinmune (SLPA) tienen tanto nódulos linfáticos agrandados como mayor susceptibilidad a enfermedades autoinmunes. ¿Qué deficiencia es responsable de estas manifestaciones clínicas y por qué ocurren?

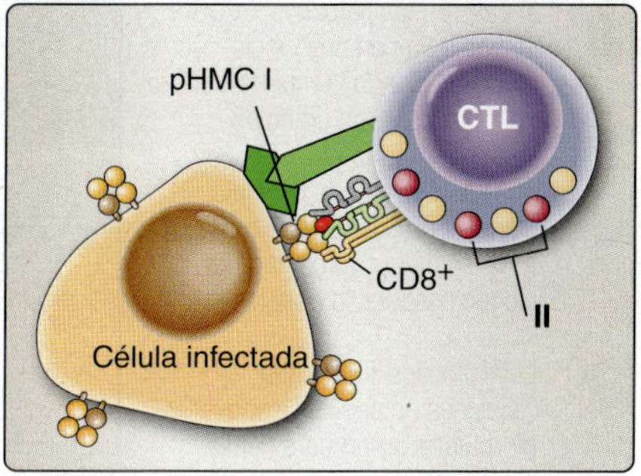

3.64 Respuesta Sistema inmunitario adaptativo: funciones efectoras de linfocitos

(I) FasL en los linfocitos T CD8 se une a Fas en una célula blanco iniciando la muerte por apoptosis. (II) Los gránulos liberan perforina que crea poros en la membrana de la célula blanco y granzimas que entran a través de los poros, induciendo después la apoptosis.

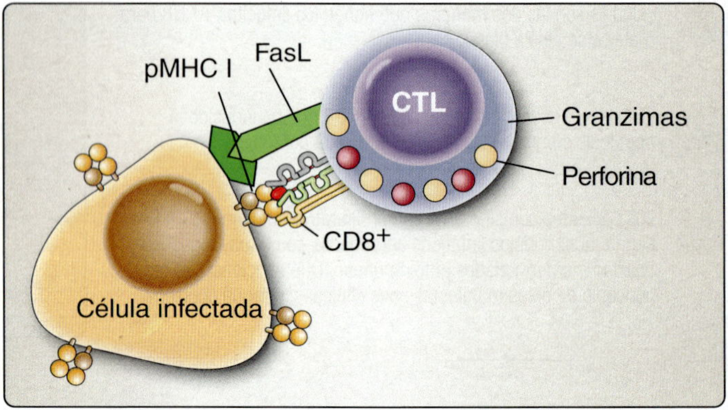

Los linfocitos T CD8 son "asesinos en serie". Después de matar a su primera célula blanco, el linfocito T CD8 busca otra víctima.

Los pacientes con SLPA tienen una deficiencia en Fas. Las interacciones Fas-FasL están implicadas en la muerte de linfocitos así como en la muerte de las células infectadas. La incapacidad de inducir la apoptosis en linfocitos causa nódulos linfáticos agrandados. También afecta a la "selección negativa"; los linfocitos T autorreactivos en el timo no mueren, lo que causa enfermedades autoinmunitarias.

Para abordar más sobre el tema, consulta los capítulos **13** y **24** del libro *Inmunología molecular, celular y traslacional* de L. Pavón, M.C. Jiménez y M.E. Garcés publicado por Wolters Kluwer.

$CD4^+T_{reg}$ y $CD4^+T_H$ pueden distinguirse por la expresión de CD25. Los primeros son CD25 +/–, mientras que los últimos son CD25 +/–.

Los linfocitos T reguladores/inhibidores pueden ser sólo $CD4^+$/$CD4^+$ o $CD8^+$.

Una biopsia de una mujer de 45 años con cáncer de mama reveló un número excesivo de linfocitos T $CD4^+$, $FoxP3^+$ rodeando el tumor. Una biopsia de otra mujer de 45 años con cáncer de mama reveló un gran número de linfocitos $CD8^+$, $FoxP3^-$ rodeando el tumor. ¿Qué paciente es más probable que tenga una respuesta inmunitaria efectiva contra el tumor y por qué?

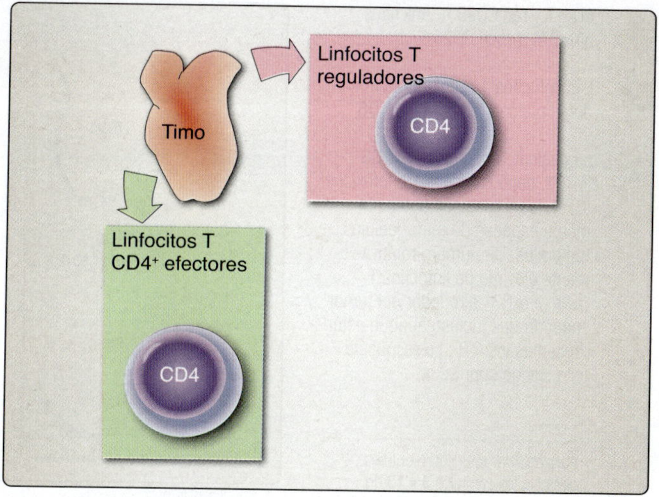

Sistema inmunitario adaptativo: regulación de las respuestas inmunitarias adaptativas

$CD4^+T_{reg}$ son CD25 +, mientras que $CD4^+T_H$ son CD25 −.

Los linfocitos T reguladores/inhibidores pueden ser $CD4^+$ o $CD8^+$.

La paciente con linfocitos $CD8^+$, $FoxP3^-$ tiene linfocitos T citotóxicos (CTL), los cuales son potencialmente capaces de matar células tumorales. Un número relativamente elevado de linfocitos T $CD4^+$, $FoxP3^+$ alrededor del tumor sugeriría que incluso aunque estén presentes los CTL, su respuesta está siendo suprimida.

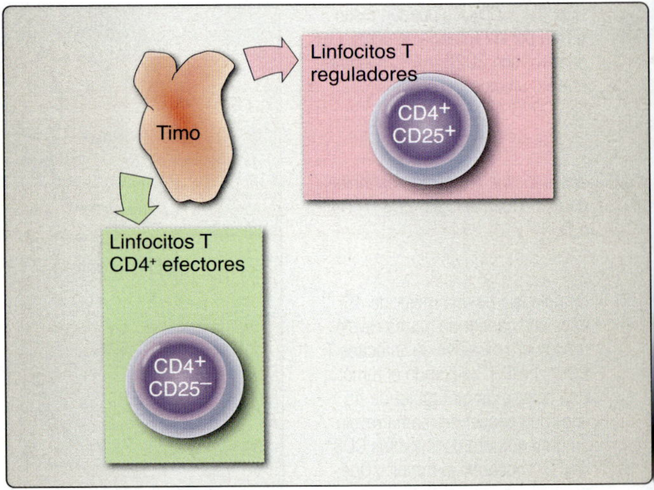

Para abordar más sobre el tema, consulta los capítulos **3** y **13** del libro *Inmunología molecular, celular y traslacional* de L. Pavón, M.C. Jiménez y M.E. Garcés publicado por Wolters Kluwer.

	Polarizador	Mediador
IL-6		
IL-10		
IL-12		
IL-17		
IL-21		
IL-22		
IL-23		
TGFβ		

Para cada citocina, indique si es importante para polarizar T_H0 a T_H17 o si es unicamente un mediador de la función celular de T_H17.

¿Qué tipos de célula son las principales células blanco de efecto proinflamatorio de los T_H17?

Los individuos con la enfermedad de Job (deficiencia de STAT3) sufren infecciones recurrentes, particularmente por *Staphilococcus aureus*. ¿Cómo están los linfocitos T_H17 (aumentado, disminuido, normal) en estos individuos y por qué?

Sistema inmunitario adaptativo: regulación de las respuestas inmunitarias adaptativas

	Polarizador	Mediador
IL-6	+	–
IL-10	–	–
IL-12	–	–
IL-17	–	+
IL-21	+	+
IL-22	–	+
IL-23	+	–
TGFβ	+	–

Los macrófagos, las células dendríticas y los neutrófilos son las principales células blanco de efecto proinflamatorio de los T_H17.

Los linfocitos T_H17 están significativamente disminuidos (ausentes) porque STAT3 es un factor de transcripción crítico para la inducción del factor de transcripción RORγT, que es importante para el desarrollo de los T_H17.

Para abordar más sobre el tema, consulta los capítulos **13** y **15** del libro *Inmunología molecular, celular y traslacional* de L. Pavón, M.C. Jiménez y M.E. Garcés publicado por Wolters Kluwer.

___________ (citocina) producido por los T_H1 inhibe la diferenciación de los T_H2 y ___ ___________, _________ __ ___________ (citocinas) producidas por los T_H2 inhiben la diferenciación de los T_H1.

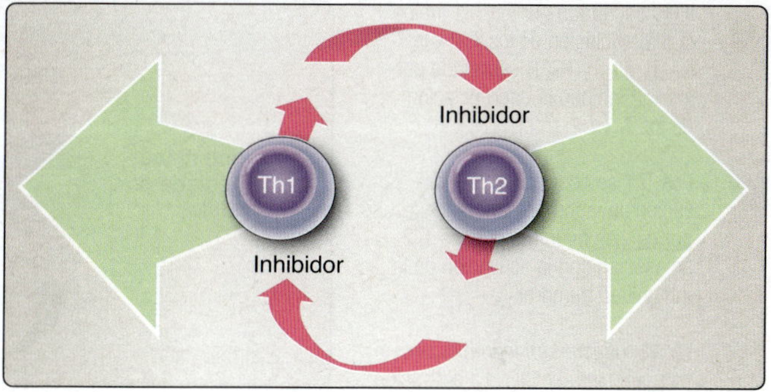

Los T_H1 se asocian con la activación de la inmunidad ___________ _____ ________ ______, mientras que los T_H2 se asocian con la activación de la inmunidad ___________.

Las dos formas de la lepra, tuberculoide y lepromatosa, se asocian con patrones de citocinas de linfocitos T polarizados que indican una respuesta T_H1 y T_H2 respectivamente. ¿Qué respuesta es más efectiva para combatir la infección y por qué?

3.67 Respuesta

Sistema inmunitario adaptativo: regulación de las respuestas inmunitarias adaptativas

IFNγ secretado por los T_H1 inhibe la diferenciación de los T_H2 y la IL-10, IL-4 y TGFβ secretado por los T_H2 inhiben la diferenciación de los T_H1.

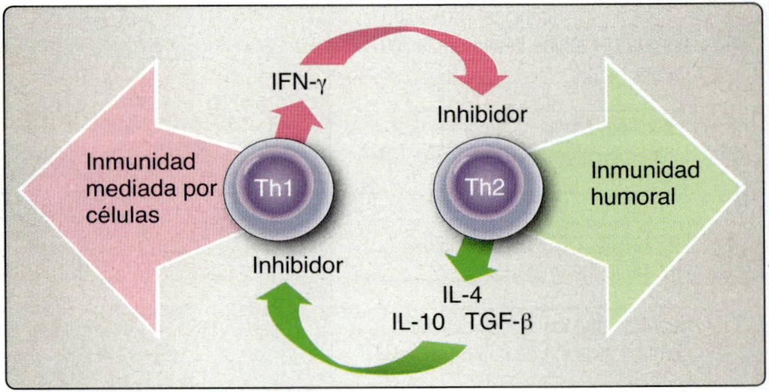

Los T_H1 se asocian con la activación de la inmunidad mediada por células mientras que los T_H2 se asocian con la activación de la inmunidad humoral.

La *Mycobacterium leprae* es un patógeno intracelular. La activación de macrófagos es efectiva para eliminarla/matarla. Por lo tanto, una respuesta T_H1 es más efectiva para combatir la infección y los síntomas de la lepra tuberculoide son menos severos que los de la lepra lepromatosa.

Para abordar más sobre el tema, consulta los capítulos **13**, **15** y **23** del libro *Inmunología molecular, celular y traslacional* de L. Pavón, M.C. Jiménez y M.E. Garcés publicado por Wolters Kluwer.

	Proinflamatoria	Antiinflamatoria
IL-10		
IL-12		
IFNα		
IFNβ		
IFNγ		
TGFβ		
TNFα		

Para cada citocina, indique si ésta promueve o inhibe la inflamación.

La mayoría de las citocinas usan una vía común en la cual la dimerización del receptor induce la activación de la ___________ cinasa que fosforila miembros de la familia ___________ que son factores de transcripción.

¿Anticuerpos dirigidos contra qué citocina se usan frecuentemente en el tratamiento de enfermedades inflamatorias como la artritis reumatoide y la enfermedad de Crohn?

Sistema inmunitario adaptativo: regulación de las respuestas inmunitarias adaptativas

	Proinflamatoria	Antiinflamatoria
IL-10		+
IL-12	+	
IFNα	+	
IFNβ	+	
IFNγ	+	
TGFβ		+
TNFα	+	

La mayoría de las citocinas usan una vía común en la cual la dimerización del receptor que induce la activación de la JAK que fosforila miembros de la familia STAT que son factores de transcripción.

Los anticuerpos dirigidos contra TNF-alpha se usan frecuentemente en el tratamiento de enfermedades inflamatorias.

Para abordar más sobre el tema, consulta los capítulos **15** y **29** del libro *Inmunología molecular, celular y traslacional* de L. Pavón, M.C. Jiménez y M.E. Garcés publicado por Wolters Kluwer.

Tarjeta de caso

Esplenectomía

William es un joven de 18 años de edad que llega a la sala de urgencias. Estaba jugando futbol americano y durante un tacleo, un jugador del equipo contrario se dirigió contra él y le golpeó en la zona abdominal. William se queja de dolor en el lado izquierdo y tiene signos visibles de choque incluyendo ansiedad, náusea y palidez. Su zona abdominal esta dura y distendida. Como resultado de la lesión a William se le practica una esplenectomía total.

PREGUNTA: ¿Qué papel desempeña el bazo en la lucha contra infecciones?

Tarjeta de caso

Conceptos de inmunología

El bazo desempeña un papel importante en la defensa contra patógenos encapsulados que evaden los mecanismos del sistema inmunitario innato y entran en el flujo sanguíneo. Por este motivo, en ausencia del bazo, ya sea por congenialidad, o por lesión, los individuos son más susceptibles a estas infecciones. Sin importar la edad, los individuos sin bazo deben recibir la vacuna contra neumococo. Además, algunas personas deben ser vacunadas contra meningococo y *Haemophilus influenzae* tipo B. Los niños deben recibir antibióticos profilácticos diariamente, pero esto no es necesario habitualmente para los adultos.

Para abordar más sobre el tema, consulta el capítulo **3** del libro *Inmunología molecular, celular y traslacional* de L. Pavón, M.C. Jiménez y M.E. Garcés publicado por Wolters Kluwer.

Tarjeta de caso

3.2

Síndrome Wiskott-Aldrich (SWA)

Alexander es un lactante de 14 meses de edad al que su madre lleva al pediatra. Ella reporta que ha sufrido infecciones recurrentes en los últimos meses y está cada vez más preocupada por la aparición de lesiones en su piel (eccema) y diarrea sanguinolenta. Una biometría hemática completa indica niveles normales de linfocitos B y T, pero la prueba funcional indica que sus linfocitos T no proliferaron en respuesta a anticuerpos anti-CD3. Su tipo de sangre es A, pero no tienen anticuerpos anti-B. Además tiene trombocitopenia.

PREGUNTA: ¿Cómo la deficiencia de la proteína SWA explica este cuadro clínico?

Tarjeta de caso

Conceptos de inmunología

El síndrome Wiskott-Aldrich es una inmunodeficiencia recesiva ligada al X que aparece en la infancia temprana. Se debe a un defecto en una proteína involucrada en la reorganización de la actina en el citoesqueleto de los leucocitos y plaquetas. El movimiento y la división celular de los linfocitos T están significativamente dañados así como las funciones específicas de los linfocitos T CD4 y CD8. Se han descrito anormalidades en los linfocitos B (p. ej., cambios en los niveles séricos de Ig). Los pacientes responden mal a los antígenos proteicos y no responden a los polisacáridos. Son susceptibles tanto a infecciones piógenas como por patógenos oportunistas.

Para abordar más sobre el tema, consulta el capítulo **21** del libro *Inmunología molecular, celular y traslacional* de L. Pavón, M.C. Jiménez y M.E. Garcés publicado por Wolters Kluwer.

Moléculas de la inmunidad adaptativa

Inmunoglobulina (Ig): existen dos formas de las Ig, en la membrana y la que es secretada. En la membrana es el receptor del linfocito B, el cual reconoce al antígeno. La Ig secretada, es producida por células plasmáticas, participa la inmunidad humoral. La Ig monomérica consiste en dos cadenas pesadas idénticas y dos cadenas ligeras idénticas. Tanto las cadenas ligeras como las pesadas tienen una región variable que reconoce antígenos y una región constante. Existen cinco clases de Ig (IgM, IgD, IgG, IgE e IgA) que difieren en estructura y función.

Receptor del linfocito B: el BCR es una Ig que reconoce antígenos, el Ig_{α} e Ig_{β} son responsables de la señalización. Ig_{α} e Ig_{β} contienen motivos de activación del inmmunorreceptor basado en tirosina (ITAM) que son fosforilados para iniciar la cascada de señalización.

Receptor del linfocito T: el receptor del linfocito T, reconoce al antígeno, es un heterodímero formado por cadenas α y β o cadenas γ y δ. Cada cadena contiene una región variable que reconoce al péptido en el contexto de moléculas de MHC y una región constante. La señalización TCR está mediada por el complejo CD3. Las proteínas en el complejo CD3 contienen ITAM que son fosforilados para iniciar la cascada de señalización.

Complejo principal de histocompatibilidad (MHC)/antígeno leucocitario humano (HLA): MHC se refiere a un grupo de proteínas en la membrana codificadas por una familia de genes que está presente en todos los vertebrados. En los humanos, el MHC se denomina antígeno leucocitario humano (HLA). Las moléculas de MHC clase I se expresan en todas las células nucleadas, mientras que las moléculas de MHC clase II se expresan únicamente en las células presentadoras de antígeno profesionales (es decir, células dendríticas, macrófagos y linfocitos B). Los péptidos que se unen a las moléculas clase I y II y son importantes para el reconocimiento de antígenos por parte de los linfocitos T. Las moléculas clase III tienen una variedad de funciones inmunitarias.

3.1 Resumen

Moléculas de la inmunidad adaptativa

Citocinas: las citocinas son proteínas de bajo peso molecular que le dicen a las células qué hacer. Participan en todos los aspectos de la inmunidad innata y adaptativa.

Quimocinas: las quimocinas son proteínas de bajo peso molecular (de peso molecular más bajo que las citocinas) que estimulan el movimiento leucocitario.

Moléculas de adhesión: las moléculas de adhesión están implicadas en la circulación linfocitaria entre la sangre, la linfa y los tejidos, así como en las interacciones célula-célula. Las familias de las moléculas de adhesión celular incluyen las integrinas, selectinas, proteínas tipo mucina o sialomucinas y miembros de la superfamilia de las inmunoglobulinas.

Moléculas señalizadoras: los leucocitos censan el ambiente utilizando receptores de superficie celular. La unión de ligandos a estos receptores activa la transducción de señales. Dos vías de la tirosina cinasa utilizados frecuentemente son la vía JAK-STAT y la vía Ras-MAP cinasa.

Moléculas de la inmunidad adaptativa II

Moléculas de adhesión: las moléculas de adhesión están implicadas en la circulación de linfocitos entre la sangre, la linfa y los tejidos, así como en las interacciones célula-célula. Las familias de las moléculas de adhesión celular incluyen las integrinas, selectinas, proteínas tipo mucina o sialomucinas y miembros de la superfamilia de las inmunoglobulinas.

Familia	Nombre	Estructura
Selectinas	E-selectina L-selectina P-selectina	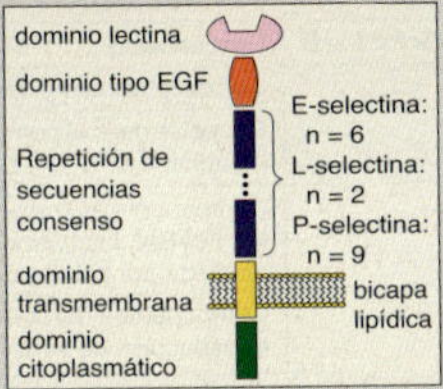
Proteínas tipo mucina o sialomucinas	CD34 GlyCAM-1 MadCAM-1	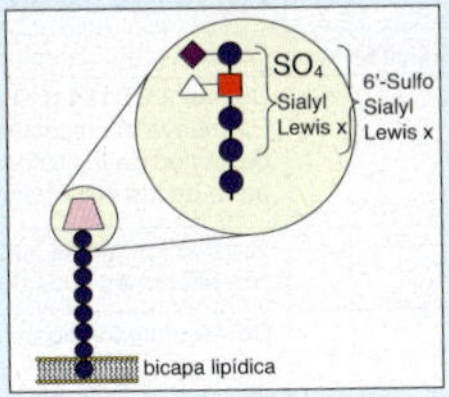

Familia	Nombre	Estructura
Integrinas	LFA-1 Mac-1 CR4 VLA-4	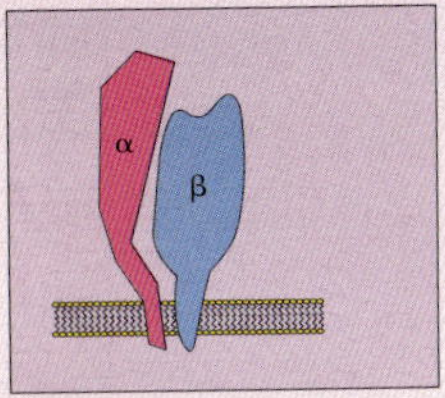
Superfamilia de las inmunoglobulinas	CD2 ICAM-1 ICAM-2 ICAM-3 LFA-3 VCAM-1	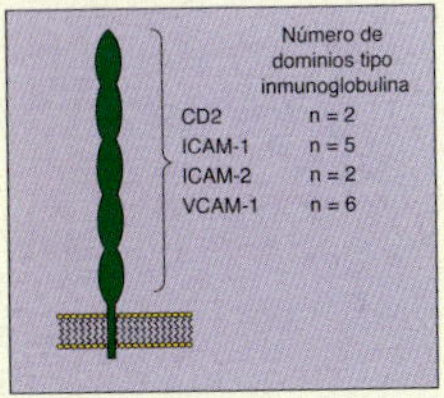

Moléculas de la inmunidad adaptativa II

Grupo de diferenciación (CD): las moléculas CD se encuentran en la superficie de las células y cumplen distintas funciones.

CD2	Linfocitos T, timocito, NK	Molécula de adhesión, se une a LFA3
CD3	Timocitos, linfocitos T	Necesario para la expresión y señalización del TCR
CD4	Timocitos, subpoblación de linfocitos T, monocito, macrófago	Correceptor para el MHC clase II
CD5	Timocitos, linfocitos T, subpoblación de linfocitos B	Desconocido
CD8	Timocitos, Linfocitos T citotóxicos	Correceptor para el MHC clase I
CD14	Células mielomonocíticas	Receptor para el complejo de LPS y proteína de unión a LPS
CD16	Neutrófilos, monocitos, plaquetas	Componente del receptor de baja afinidad para Fc, FcγRIII, interviene en la fagocitosis y citotoxicidad mediada por células dependiente de anticuerpos
CD19	Linfocitos B	Componentes del correceptor BCR, transducción de señal
CD20	Linfocitos B	Desconocido
CD21	Linfocitos B maduros, células dendríticas foliculares	Receptor del complemento para C3d, componente del correceptor BCR
CD25	Linfocitos T activados, linfocitos B, monocitos	Cadena α del receptor de IL-2
CD40	Linfocitos B, macrófagos, células dendríticas, células epiteliales	Se une a **CD154** (CD40L) para activar los linfocitos B. Promueve el crecimiento, la diferenciación y el cambio de isotipo de los linfocitos B y la secreción de citocinas por parte de los macrófagos y las células dendríticas
CD45	Todas las células hematopoyéticas	Tirosina fosfatasa. Las isoformas se relacionan con diferentes tipos de células
CD80 (B7.1)	Subpoblación de linfocitos B	Co estimulador, ligando para **CD28** y CTLA4
CD86 (B7.2)	Monocitos, linfocitis B activados, células dendríticas	Ligando para **CD28** y CTLA4

Órganos

- Los dos tipos de órganos linfoides son primario y secundario. Los linfocitos se desarrollan en los órganos linfoides primarios y son activados en el tejido linfoide secundario.
- Los linfocitos T y B se desarrollan en el timo y en la médula ósea respectivamente.
- Los órganos linfoides secundarios son el bazo, el tejido linfoide periférico (nódulos linfáticos) y el tejido linfoide asociado a mucosas (amígdalas, placas de Peyer, apéndice, folículos linfoides solitarios) cada uno de los cuales tiene funciones específicas.
- Los nódulos linfáticos se ubican a lo largo de los vasos linfáticos y actúan como filtros para eliminar residuos celulares de la linfa antes de regresar al sistema cardiovascular.
- El bazo funciona como un filtro para la sangre y desempeña un papel importante en la defensa contra bacterias encapsuladas como la *Streptococcus pneumoniae* y *Haemophilus influenzae*.
- La mayoría del tejido linfoide secundario está en el tracto gastrointestinal, el tejido linfoide asociado con el intestino (GALT, *Gut-Associated Lymphoid Tissue*) y está compuesto por folículos linfoides aislados, las placas de Peyer y el apéndice. El GALT se caracteriza por tener células epiteliales especializadas, o células M, que permiten la entrada de antígenos.

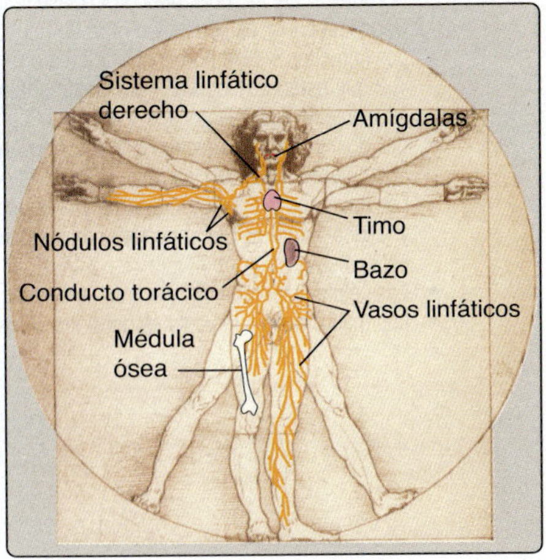

Células y órganos

Células

- Los linfocitos T pueden dividirse en dos grupos principales, CD4 y CD8. Los linfocitos T CD4 reconocen a péptidos en el contexto de las moléculas MHC clase II. Los linfocitos T CD8 reconocen a péptidos en el contexto del MHC clase I. Cada linfocito T es específico para un péptido.
- Los linfocitos T CD4 son cooperadores o reguladores. Los linfocitos T cooperadores, T_H, pueden dividirse en T_H1 y T_H2 que están involucrados principalmente en la inmunidad mediada por células y humoral respectivamente. Otras subpoblaciones de linfocitos T CD4 son T_{reg} y T_H17.
- Los dos linajes de linfocitos B son el convencional o linfocitos B-2 y linfocitos B-1. Los linfocitos B-1 son una población que se autorrenuevan y surgen durante el desarrollo fetal y se encuentra en las cavidades pleurales y peritoneales. Los linfocitos B-2 surgen durante y después del periodo neonatal y están ampliamente distribuidos en los órganos y tejidos linfoides. Sin importar el linaje, cada linfocito B expresa moléculas de inmunoglobulina que son antígeno específicas.
- Las células plasmáticas son linfocitos B diferenciados a término que secretan inmunoglobulina.
- Los macrófagos y las células dendríticas, así como los linfocitos B, procesan y presentan antígenos a los linfocitos T.

Generación de diversidad

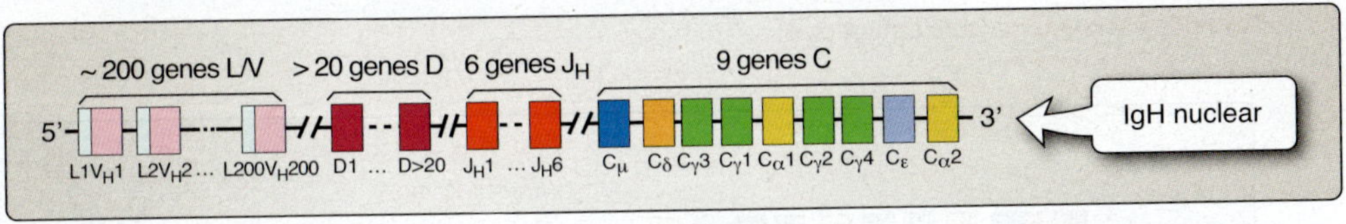

Generación de la diversidad antígeno-independiente (linfocitos T y B)

- El locus para cada cadena de inmunoglobulina (cadena pesada y ligera) y TCR (α, β, γ, δ) contiene múltiples segmentos de regiones V localizados en el extremo 5'de la región constante de los genes. La presencia de múltiples genes V contribuye a la diversidad.
- Una región variable completa contiene múltiples segmentos de genes. En cada locus, pequeños segmentos de genes D (diversidad) y/o J (unión) se sitúan entre los exones de la región variable y constante. Los segmentos se unen al eliminar el ADN entre ellos. La unión V (D) J crea otro nivel de diversidad.
- El proceso de unión es impreciso. Este proceso lleva a la diversidad en las uniones (alteraciones en la composición de los aminoácidos en la región de unión del segmento del gen). Esto también contribuye a la diversidad.
- La región de la inmunoglobulina que reconoce al epítopo (antígeno) de la inmunoglobulina está formado por regiones variables tanto de la cadena pesada como de la cadena ligera. La región del TCR que reconoce al epitopo/péptido está formado por ambas cadenas del heterodímero. La combinación de diferentes cadenas para formar el sito de unión del antígeno también contribuye a la diversidad.

La expresión del rearreglo de genes de la región V se lleva acabo en un cromosoma del par que hay, o en caso de las cadenas ligeras, en uno de los dos pares. Esto se denomina *exclusión alélica* y tiene como resultado que un linfocito reconozca a un solo antígeno (monoespecificidad).

Generación de diversidad

Diversidad secundaria (sólo linfocitos B)

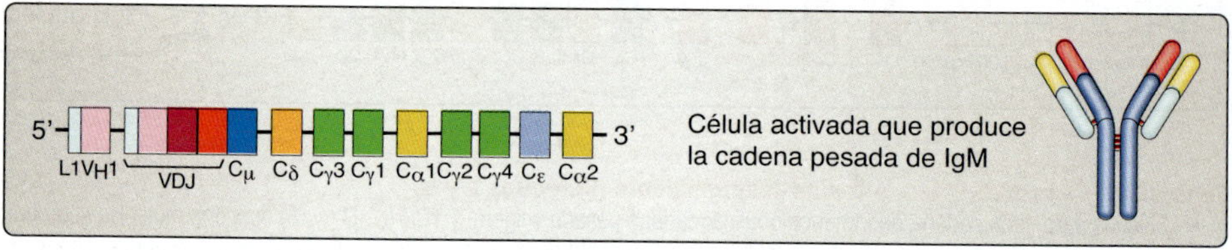

Cambio de isotipo

La región V_H ya recombinada (que se encuentra cerca de la región C_μ) se une por su extremo 3´ a los genes de la región C_μ. En ausencia del antígeno, la región V_H se asocia a la región C_δ por el procesamiento alternativo del transcripto del pre-mRNA largo. En presencia de antígeno y linfocitos T, la región V_H se asocia con una nueva región del C_H, teniendo como resultado un reordenamiento adicional del ADN donde son eliminadas las regiones intermedias. La recombinación ocurre entre las regiones repetitivas del ADN denominadas regiones S, localizadas en el extremo 5' de cada región C_H. Esto ocurre generalmente en los centros germinales del tejido linfoide.

Mutación somática

Mutaciones frecuentes en el ADN de las regiones V de los linfocitos B durante su proliferación en los centros germinales ocurren después de su activación por los antígenos y linfocitos T. Algunas de las variantes de la regiones V unen al antígeno con mayor afinidad que la región V original. La mutación somática es responsable de la **maduración de la afinidad.**

Desarrollo de linfocitos B

- Los linfocitos B convencionales, o B-2, se desarrollan en la médula ósea desde el progenitor linfoide común (CLP) peri/posnatalmente.
- Las etapas del desarrollo de los linfocitos B pueden definirse por el reordenamiento y la expresión de los genes de inmunoglobulina.
- Las primeras etapas ocurren en la médula ósea:
  - Linfocito pro-B: las cadenas pesadas en ambos cromosomas empiezan a reordenarse. A la unión D-J le sigue la V-DJ.
  - Linfocito pre-B: la etapa linfocito pre-B empieza cuando el reordenamiento V-DJ lleva a la producción de la proteína μ completa. La proteína μ es expresada con la cadena ligera sustituta para formar el pre-BCR. La señalización a través de pre-BCR detiene el reordenamiento de la cadena pesada e inicia el reordenamiento de la cadena ligera.
  - Linfocito B inmaduro: el reordenamiento de la cadena ligera está completo y se expresa la IgM. Los linfocitos inmaduros B que reconocen antígenos propios siguen uno de los siguientes destinos. Los linfocitos que reconoce antígenos propios inician el proceso de edición del receptor. Si después de este proceso siguen reconociendo antígenos propios son eliminados por deleción clonal. Los linfocitos B inmaduros que reconocen antígeno propios solubles se van a un estado de no respuesta (anergia).
- La segunda etapa ocurre en la periferia:
  - Los linfocitos B inmaduros comienzan a expresar IgDm e IgMm: linfocitos B maduros vírgenes.
  - Los linfocitos B maduros vírgenes sufren una maduración y selección adicional en los folículos de los nódulos linfáticos.
- Una segunda población de linfocitos B, los linfocitos B-1, se desarrollan durante la vida fetal. Esta población se encuentra principalmente en las mucosas, y al contrario que los linfocitos B-2, tiene una limitada diversidad de receptores y cambio de isotipos. Representan un tipo transicional de linfocitos que sirve de enlace entre la inmunidad innata y adaptativa.

Desarrollo de linfocitos

Desarrollo de linfocitos T

Linaje $\alpha\beta$:

- Las células precursoras (protimocitos) llegan de la médula ósea como **CD4–**, **CD8–** o células **doble-negativo (DN)** que no expresan el complejo CD3.
- Las células DN proliferan y se diferencian como células **doble positivo (DP)** que expresan CD4+, Cd8+, Cd3+ y el TCR $\alpha\beta$.
- Las células DP sufren una **selección positiva (SP)**. La selección positiva selecciona los linfocitos T con TCR que pueden reconocer auto-MHC clase I o al auto-MHC clase II en las células epiteliales corticales.
- Los linfocitos T que sobreviven a la selección positiva se convierten a linfocitos T **simple positivos**. Las células que reconocen al MHC clase I expresan únicamente CD8 y las células que reconocen al MHC clase II expresan únicamente CD4.
- Los linfocitos T simples positivos sufren una **selección negativa** en la médula de timo. En la selección negativa, los linfocitos que reconocen péptidos propios expresados en el contexto de las moléculas del MHC clase I o II, son eliminadas por apoptosis.
  - Nota: el factor de transcripción AIRE se expresa en el timo. Este factor de transcripción es responsable de la expresión de antígenos no tímicos. En su ausencia, se desarrollan células autorreactivas.
- Los timocitos $\alpha\beta$ TCR SP salen del timo.

Linaje $\gamma\delta$:

- Los timocitos DN reordenan las cadenas γ y δ.
- Los timocitos que expresan $\gamma\delta$ TCR pueden o no expresar CD4 y CD8.
- Las células que expresan $\gamma\delta$ TCR salen del timo sin sufrir selección positiva ni negativa.

Activación de los linfocitos T

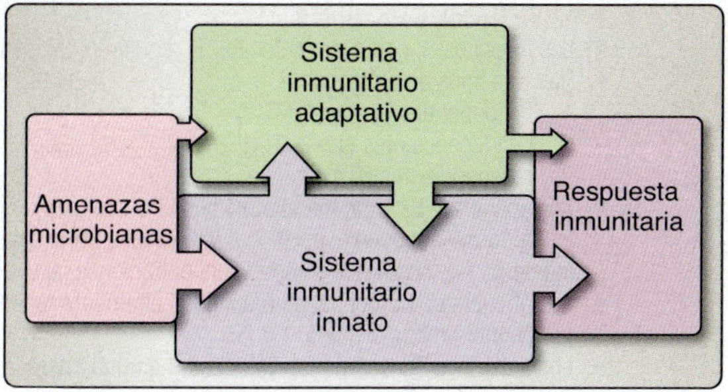

- Los linfocitos T vírgenes se activan cuando el TCR reconoce al péptido en el contexto del MHC clase I o MHC clase II expresado en las células presentadoras de antígeno profesionales (APC).
- Los antígenos extracelulares son adquiridos por fagocitosis (endocitosis) o macropinocitosis. Las proteínas son degradadas enzimáticamente en vesículas (vesículas endocíticas). Las moléculas MHC clase II son ensambladas en el retículo endoplasmático (RE). Las vesículas que contienen al MHC clase II con la cadena invariante (li) en el surco de unión al péptido emergen del RE y se fusionan con las vesículas endocíticas que contienen péptidos. Después de que se fusionan las vesículas, el péptido sustituye a la li en el surco de unión del MHC clase II.
- Los antígenos intracelulares son degradados por el proteosoma en el citoplasma. Los péptidos de longitud adecuada (8 a 10 aminoácidos) son transportados al RE a través de la proteína TAP-1. Los péptidos se unen al MHC clase I, el cual va desde el RE hacia el aparato de Golgi y la membrana de la célula.
- El reconocimiento del complejo péptido MHC por parte de los linfocitos T vírgenes resulta en la formación de la sinapsis inmunológica. La interacción entre las moléculas expresada en el linfocito T (LFA-1, CD-2, CD28) y las moléculas expresadas en el APC (ICAM-1, LFA3, CD80) estabiliza la interacción.
- La activación de los linfocitos T requiere de la activación de dos vías de señalización, la vía del TCR y la vía coestimuladora (CD28:CD80).
- Los linfocitos T CD4 secretan varias citocinas y expresan receptores. Se diferencia en diferentes subpoblaciones: T_H (T_H1 y T_H2), Treg y T_H17.
- Los linfocitos T CD8 vírgenes proliferan y se diferencian como linfocitos T citotóxicos (CTL).

Activación de linfocitos

Activación de los linfocitos B

- Los linfocitos B, como los linfocitos T, requieren dos señales para su activación.
- Hay tres tipos de antígenos:
  1. T-independientes tipo 1 (TI-1)
  2. T-independientes tipo 2 (TI-2)
  3. T-dependientes (TD)
- Los antígenos TI-1 son mitógenos. Los LPS son un ejemplo. Cuando están presentes en pequeñas concentraciones, los de forma antígeno específico a los linfocitos B al unirse tanto al BCR como a receptores de la respuesta inmunitaria innata (p. ej., TLR4). En grandes concentraciones, activan a todos los linfocitos B a través de su receptor.
- Los antígenos TI-2 contienen a epítopos altamente repetitivos y entrecruzan el BCR a un grado suficientemente alto para emitir ambas señales, 1 y 2.
- Los antígenos TD activan los linfocitos B en una interacción específica que involucra a un linfocito T que reconoce el mismo antígeno que el linfocito B. El linfocito B se une al antígeno (activación a través de BCR, señal 1), lo procesa y lo presenta al linfocito T, el cual provee una segunda señal a través de CD40L en el linfocito T y CD40 en el linfocito B.
- Los linfocitos B vírgenes son estimulados por el antígeno y los linfocitos T en la zona de linfocitos T del tejido linfoide. La interacción provoca la proliferación y la formación de un foco primario. Algunos linfocitos B se diferencian a células plasmáticas secretoras de Ig y migran a médula ósea.
- Los linfocitos B del foco primario entran en los folículos linfoides y siguen proliferando, formando un centro germinal. Durante la reacción del centro germinal, los linfocitos B sufren cambio de isotipo y mutación somática.
- Los linfocitos B que dejan el centro germinal pueden diferenciarse a célula plasmática o a células de memoria.

Funciones efectoras de linfocitos

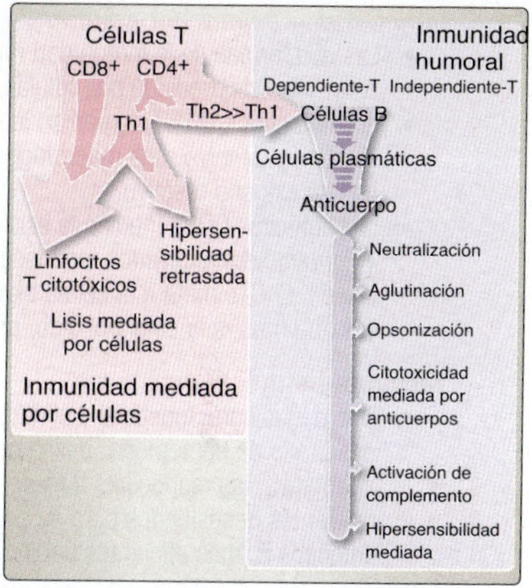

Inmunidad humoral

- La inmunidad humoral está mediada por factores solubles, el complemento y las inmunoglobulinas.
- Los diferentes isotipos de las inmunoglobulinas tienen diferentes funciones y se ubican en diferentes partes del cuerpo. Estas diferencias son debidas generalmente a la porción Fc del anticuerpo.
- Las citocinas favorecen el cambio de isotipos específicos.
- Las inmunoglobulinas poliméricas, IgA e IgM se unen al receptor poli Ig y pueden ser transportadas a través de las células. IgG es transportada a través de la placenta por un receptor específico.
- Las células (p. ej., macrófagos, células dendríticas, neutrófilos, células NK y mastocitos) tienen receptores (FcR) para isotipos específicos. La expresión diferencial del FcR específico para el isotipo es responsable de limitar la función de los isotipos específicos.
- La unión de los anticuerpos a bacterias, virus y toxinas puede inhibir la unión de éstos a las células evitando causar daño. Este proceso, llamado **neutralización**, puede estar mediado por IgM, IgG e IgA.
- La Ig puede activar el complemento a través de la vía clásica. Los complejos Ag-Ac son reconocidos por C1 lo que lleva a la formación de C3 convertasa de la vía clásica, C4bC2a. IgM e IgG son buenos activadores del complemento, mientras que IgA es un mal activador del complemento.
- Tanto las Ig como los fragmentos del complementos unidos a los microorganismos, funciona como una opsonina para estimular la fagocitosis. La opsonización se asocia con IgG porque los fagocitos tienen FcγR de alta afinidad.
- Los mastocitos tienen FcεR. El entrecruzamiento de las IgE unidas al mastocito provoca la degranulación del mastocito, desencadenando hipersensibilidad inmediata.
- Las células NK tienen FcγR: la IgG unida a la célula blanco, y la proximidad de la célula blanco a la NK, conduce a la muerte de la célula blanco y la célula NK lo que lleva a la muerte de la célula blanco, lo que se conoce como **citotoxicidad mediada por células dependientes de anticuerpos (CCDA).**

Funciones efectoras de linfocitos

Inmunidad mediada por células

- Las dos formas de la inmunidad mediada por células son la hipersensibilidad retardada (DTH, *delayed type hypersensibility*) y la lisis mediada por células.
- Los linfocitos $CD4^+$ T_H1 median la DTH. Los linfocitos T_H1 activan a los macrófagos por reconocimiento directo y por secreción de IFNγ. Los macrófagos activados incrementan su capacidad de fagocitar y liberan enzimas e intermediarios de oxígeno reactivo.
- Los linfocitos $CD8^+$ median la lisis mediada por células. Los linfocitos T $CD8^+$ (linfocitos T citotóxicos o CTL, *cytotoxic T lymphocytes*) activados reconocen la célula blanco mediante la interacción entre el TCR y el complejo péptido-MHC clase I. El CTL mata a la célula blanco mediante múltiples mecanismos, incluyendo la liberación de citotoxinas. Una vez que mata a la célula blanco, un CTL puede desplazarse y buscar otra a la célula blanco.

Memoria inmunológica

- Una de las características distintivas de la inmunidad adaptativa, en comparación con la inmunidad innata, es el desarrollo de la memoria. Las respuestas inmunitarias innatas iniciales y subsecuentes son idénticas. En la inmunidad adaptativa, las respuestas subsecuentes difieren de la respuesta primaria. Las células de memoria y vírgenes tienen diferentes necesidades para su activación. Además, las respuestas de memoria son más rápidas, y en el caso de los linfocitos B, más eficientes debido al cambio de isotipos y la mutación somática.

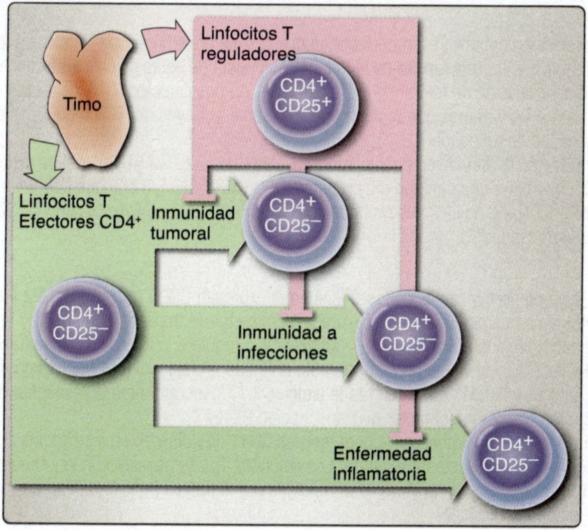
Linfocitos T reguladores
Timo
CD4+ CD25+
Linfocitos T Efectores CD4+
Inmunidad tumoral
CD4+ CD25−
CD4+ CD25−
Inmunidad a infecciones
CD4+ CD25−
Enfermedad inflamatoria
CD4+ CD25−

Regulación de las respuestas adaptativas

Tolerancia

- El proceso de selección negativa es imperfecto, lo que resulta en la presencia de células que reconocen lo propio (células autorreactivas). La **tolerancia** es la falta de respuesta de estas células autorreactivas.
- Un mecanismo de inducción de tolerancia es la **anergia**. Ambos linfoctos B y T necesitan dos señales para ser activados. Los linfocitos vírgenes que reciben una sola señal, a través del TCR o del BCR, en ausencia de una segunda señal, son incapaces de responder.
- Una molécula clave en la regulación de los linfocitos T es CD152 (CTLA-4), el cual es expresado cuando el linfocito T es activado. CTLA-4 tiene una afinidad mayor para CD80/CD86 (B7.1/B7.2) que CD28 y envía una señal inhibidora que bloquea la producción de IL-2 y la proliferación de linfocitos T. Los defectos en CD152 se asocian con un incremento en la autoinmunidad.

Células T

- T_{reg} (linfocitos T reguladores) son linfocitos T $CD4^+$ que expresan CD25 (receptor de IL2), los cuales se seleccionan en el timo. También se caracterizan por la expresión del factor de transcripción FoxP3 y la secreción de las citocinas TGFβ e IL-10. La supresión de un linfocito T autorreactivo requiere la interacción simultánea del linfocito T autorreactivo con el linfocito Treg y la célula presentadora de antígeno profesional (APC) al mismo tiempo.
- Los T_H17 son linfocitos T $CD4^+$ que secretan la citocina IL17 e incrementan la respuesta de los neutrófilos. Son activados por TGFβ e IL-6. Expresan el factor de transcripción RORγ T.
- T_H1 y T_H2 son dos clases de linfocitos T cooperadores $CD4^+$ que difieren en las citocinas que producen y el papel que desempeñan en la respuesta inmunitaria. Los linfocitos T_H1 se asocian con la inmunidad mediada por células y los linfocitos T_H2 se asocian con la inmunidad mediada por linfocitos B/Ig. Cada tipo de linfocito cooperador produce citocinas que inhiben al otro tipo.

Características de las citocinas clave				
Citocina	Fuente celular[a]	Blanco	Función	Receptor
IL-1β	M, B	T, B, M, End, otros	Activación de leucocitos, aumento de la adhesión endotelial	CD121a o CD121b
IL-2	T	T, B, NK, M, oligo	Proliferación, regulación de los linfocitos T	CD122/CD25
IL-4	Mas, T, M	B, T, End	Diferenciación de linfocitos B y Th2	CD124/CD132
IL-5	Mas, T, Eos	Eos, B	Crecimiento y diferenciación de linfocitos B y eosinófilos	CD125/ CDw131
IL-6	T, B, M, Astrocitos, End	T, B, otros	Hematopoyesis, diferenciación, inflamación	CD126/CD130
IL-7	Médula ósea y estroma tímico	pB, pT	Proliferación de linfocitos pre/pro B, linfocitos T	CD127/CD132
IL-10	CD8[b] T, Th2, (B) M	T, B, Mas, M	Inhibe IFN-γ, TGF-β, IL por los linfocitos TH1, DHT, estimula Th2	CD210
IL-12	DC, B, T	T, NK	Promueve la producción de IFN-g y TNF-a por parte de los linfocitos T y las células NK, disminuye la producción de la IL-10	CD212
IL-17	(T)	Epi, End, otros	Incremento de citocinas proinflamatorias	

(continúa)

El sistema inmunitario adaptativo

Características de las citocinas clave				
Citocina	Fuente celular[a]	Blancos	Función	Receptor
TGF-β	Eos, otros	Muchos tipos celulares	Antiinflamatoria, promueve la cicatrización de las heridas	
TNF-α	M[b], PMN, T, B, NK	M, PMN, T, End, otros	Mediador de la inflamación	CD120a y CD120b
IFN-α	L, Epi, fibroblasto	Amplia variedad	Incrementa la expresión de MHC clase I, inhibe la proliferación viral	
IFN-β	Epi, fibroblasto	Amplia variedad	Incrementa la expresión de MHC clase I, inhibe la proliferación viral	
IFN-γ	CD8^{+b}, (CD4^{+b}) NK	T, B, M, NK, End	Antiviral, antiparasitaria, inhibe la proliferación, incrementa la expresión del MHC clase I y II	CD119

Dentro de la tabla, los paréntesis son usados para indicar solo cuando un subtipo del tipo celular señalado produce la citocina.

[a]Clave de abreviatura.

[b]Célula activada.

B, Linfocito B; Bas, basófilo; DC, células dendríticas, *dendritic cell,* End, endotelio; Eos, eosinófilo; Epi, epitelio; Eri, eritrocito; G, granulocitos; L, linfocitos; M, macrófago; Mas, mastocitos; Mie, mieloide; NK, células asesinas naturales; PMN, neutrófilos; oligo, oligodendrocitos; T, linfocito T.

Las moléculas de adhesión están agrupadas en 4 familias: ___________, ___________ ___ ___________ ____ ________, ___________ ___ ___________ ___ ____ _______________. Las dos funciones de las moléculas de adhesión (I y II) son _____________ ___ _____________ _________ _____ ____ _____________ _______ ____ ______ ____ _________ ____ _______________ _____ ______________ ____ ____ _________.

Las sialomucinas o proteínas tipo mucina ___________ y sus ligandos ___________ y ___________ dirigen a los linfocitos hacia el tracto gastrointestinal.

Un anticuerpo monoclonal dirigido contra las α-integrinas es la segunda línea de tratamiento tanto para la esclerosis múltiple (EM) como para la enfermedad de Crohn. ¿Cómo puede inhibir la migración de linfocitos hacia la mucosa o a un sitio diferente a la mucosa?

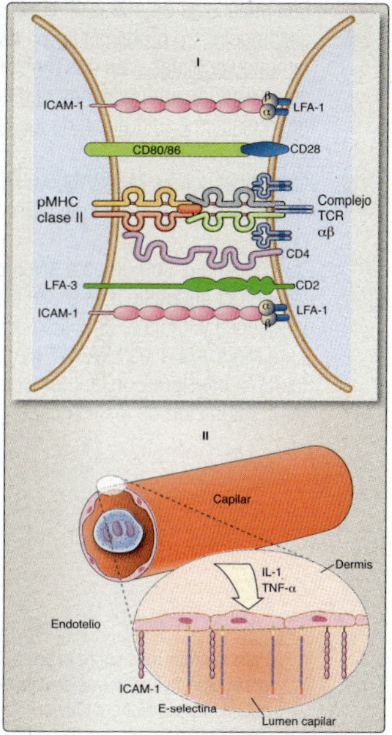

Aspectos clínicos de la inmunidad: cómo la inmunidad innata y adaptativa mantienen la salud

Las moléculas de adhesión están agrupadas en 4 familias: selectinas, sialomucinas o proteínas tipo mucina, integrinas y superfamilia de las inmunoglobulinas. Las dos funciones de las moléculas de adhesión (I y II) son: estabilizar las interacciones débiles entre el complejo TCR y pMHC y dirigir la recirculación o migración de los linfocitos.

Las sialomucinas MadCAM, su ligando L-selectina y α4β7 dirigen a los linfocitos hacia el tracto gastrointestinal.

Una cadena α común está involucrada en la adhesión a la mucosa y a la activación del endotelio. Las moléculas de adhesión que dirigen a los linfocitos a la mucosa y hacia el endotelio activado son MadCAM-1 y VCAM-1. El ligando para MadCAM-1 es LPAM-1 (α4β7) y el ligando para VCAM-1 es VLA-4 es (α4β7). Interferir con la interacción entre el ligando y su receptor podría afectar la migración de los linfocitos T efectores hacia los sitios de inflamación.

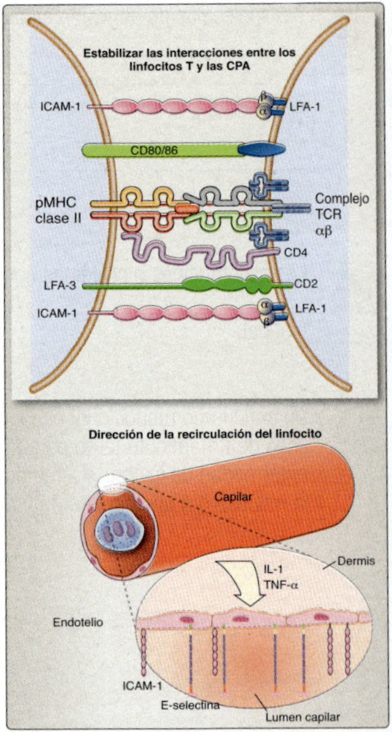

Para abordar más sobre el tema, consulta el capítulo **11** del libro *Inmunología molecular, celular y traslacional* de L. Pavón, M.C. Jiménez y M.E. Garcés publicado por Wolters Kluwer.

Para cada tipo de patógeno, indique qué mecanismos están involucrados en la erradicación de la infección.

Tipo de organismo	Fagocitosis	Activación del complemento	Células NK	Inmunoglobulina (opsonización, ADCC, neutralización)	CTL
Virus					x
Bacterias (intracelulares)					
Bacterias (extracelulares)					
Protozoarios (extracelulares)					
Hongos					

La defensa contra infecciones virales comienza con la producción y secreción por todas las células infectadas de citocinas ______ ___ ______.

Una mujer de 45 años de edad acude a la clínica quejándose de escurrimiento nasal y dolor de garganta de 4 días de evolución. También refiere tener malestar general, cefalea, tos no productiva y congestión nasal. Ella presenta fiebre, eritema leve en los conductos nasales y una secreción hialina por la nariz. La faringe con características normales y los pulmones están sin alteraciones. Ella tiene sensibilidad en sus nódulos linfáticos cervicales anteriores.

¿Qué células del sistema inmunitario están involucradas en la respuesta inmunitaria contra esta infección? ¿Recomendaría un antibiótico?

Aspectos clínicos de la inmunidad: cómo la inmunidad innata y adaptativa mantienen la salud

Tipo de organismo	Fagocitosis	Activación del complemento	Células NK	Inmunoglobulina (opsonización, ADCC, neutralización)	CTL
Virus			x	x	x
Bacterias (intracelulares)			x	x	
Bacterias (extracelulares)	x	x		x	
Protozoarios (extracelulares)	x	x		x	
Hongos		x			

La defensa contra infecciones virales comienza con la producción y secreción por todas las células infectadas de citocinas IFNα e IFNβ.

Los síntomas son consistentes con *Rhinovirus*. La respuesta inicial innata puede involucrar a células NK. La respuesta inmunitaria adaptativa puede ser mediada por linfocitos T CD8 citotóxicos (CTL, *Cytotoxic T-Lymphocyte*), quienes necesitan a los linfocitos T CD4 para activarse. No debe recomendar antibióticos porque es una infección viral.

Para abordar más sobre el tema, consulta los capítulos **23**, **24**, **25** y **26** del libro *Inmunología molecular, celular y traslacional* de L. Pavón, M.C. Jiménez y M.E. Garcés publicado por Wolters Kluwer.

Para cada organismo, indique la respuesta inmunitaria implicada en eliminar la infección de cada tipo de organismo.

Tipo de organismo	Activación del complemento	Opsonización de IgM, IgG, IgA	ADCC	Anticuerpos neutralizantes	IgE	CTL	DTH
Virus							
Bacterias (intracelulares)							
Bacterias (extracelulares)							
Protozoarios (intracelulares)							
Protozoarios (extracelulares)							
Hongos							
Platelmintos							
Nemátodos							

Los virus viven en el citosol de una amplia variedad de células las cuales pueden presentar péptidos virales en el complejo principal de histocompatibilidad (MHC, *Major Histocompatibility Complex*) clase I. ¿Cómo se expresan los péptidos virales en el MHC clase II para la activación de los linfocitos CD4 cooperadores?

Varios vecinos acuden juntos a la sala de urgencias quejándose de diarrea, fiebre y cólicos abdominales. El día anterior, asistieron a una comida al aire libre. Uno de los vecinos sintió que el pollo estaba poco cocido, incluso notó que el muslo de pollo que comió aún tenía sangre. ¿Cuál es el patógeno causal más probable y qué mecanismos del sistema inmunitario innato y adaptativo son efectivos para combatir a este patógeno?

Aspectos clínicos de la inmunidad: cómo la inmunidad innata y adaptativa mantienen la salud

Tipo de organismo	Activación del complemento	Opsonización de IgM, IgG, IgA	ADCC	Anticuerpos neutralizantes	IgE	CTL	DTH
Virus				X		X	
Bacterias (intracelulares)				X		X	X
Bacterias (extracelulares)	X	X		X			
Protozoarios (intracelulares)				X			X
Protozoarios (extracelulares)	X	X	X	X			
Hongos							X
Platelmintos					X		X
Nemátodos			X		X		X

Las proteínas del citosol (es decir, proteínas virales) no pueden ser presentadas por el MHC clase II. Sin embargo, las células infectadas mueren y liberan proteínas virales, las cuales pueden ser endocitadas o fagocitadas por células presentadoras de antígeno profesionales PCA, presentación cruzada de antígeno.

El patógeno más probable es la *Salmonella*. Al principio de la infección, los macrófagos y posteriormente los neutrófilos fagocitan la *Salmonella*. Los Th1 son activados lo que lleva a una respuesta de hipersensibilidad tardía (DTH, *Delated Type Hypersensivility*). Eventualmente, se activan los CTL. Una repuesta de anticuerpos no es efectiva.

Para abordar más sobre el tema, consulta los capítulos **12**, **23**, **24**, **25** y **26** del libro *Inmunología molecular, celular y traslacional* de L. Pavón, M.C. Jiménez y M.E. Garcés publicado por Wolters Kluwer.

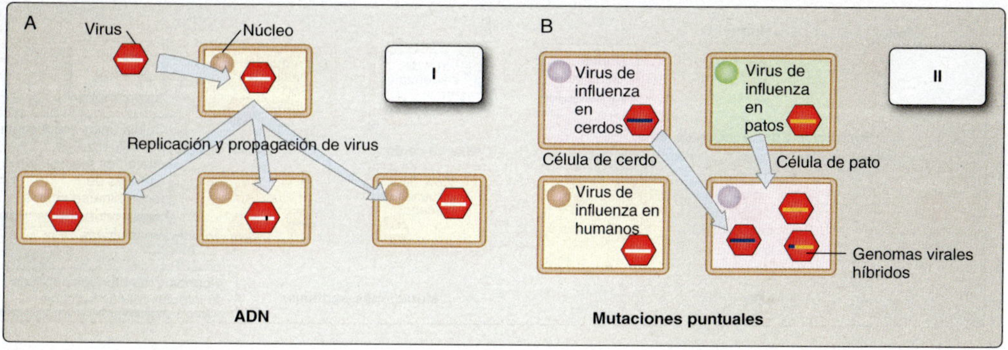

Los dos mecanismos mediante los cuales los virus (p. ej., influenza) cambian la antigenicidad son ___ ___________ ___________ y ___ ___________ ___________.

¿Cuál es el mecanismo más probable de causar una pandemia o epidemia mortal?

John es un hombre de 35 años de edad saludable que fue infectado por una cepa del virus de la influenza. Durante la infección, desarrolló anticuerpos contra cuatro diferentes epítopos del virus (I, II, III, IV). El virus predominante de la estación ha demostrado expresar tres de esos epítopos (I, II, III) y un epítopo nuevo (V). Si John es infectado por este virus, ¿para qué epítopos desarrollará una respuesta inmunitaria?

Aspectos clínicos de la inmunidad: cómo la inmunidad innata y adaptativa mantienen la salud

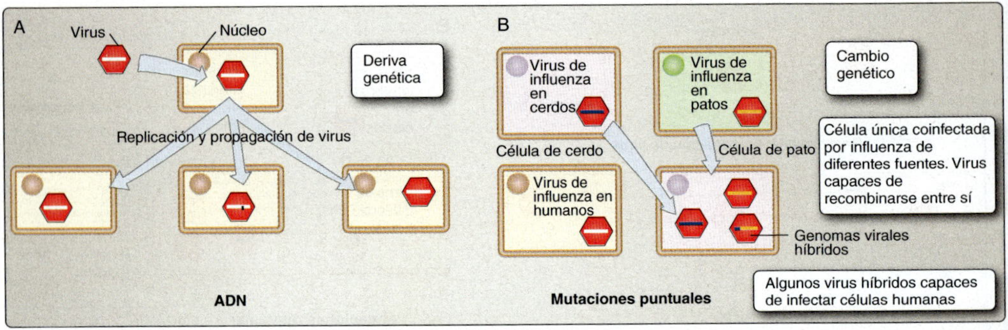

Los dos mecanismos mediante los cuales los virus (p. ej., influenza) cambian la antigenicidad son el cambio antigénico y la deriva antigénica.

El cambio antigénico es el mecanismo mas probable de causar una pandemia o epidemia mortal.

El cuerpo de John inducirá una respuesta de memoria a los epítopos I, II y III. No generará una respuesta inmunitaria hacia el epítopo nuevo o epítopo V. Este fenómeno, pecado antigénico original, ocurre porque durante la respuesta secundaria, se suprime la respuesta primaria.

¿Cuáles son las principales citocinas involucradas en el aumento de la permeabilidad vascular?

Las citocinas (3) ______, ______ ___ ______ actúan en __ _____________, ___ ___ ____________ ____________ y ____________ para incrementar la temperatura corporal, la cual beneficia al hospedero de tres maneras: ___ ____________ ___ ____________ ____________ ___ ____________, ___ ____________ ___ ____________ ___ ___ ____________ ____________ y ___ ____________ ___ ____________ ____________ ____________ ___ ____________ ___ ______

Un marcador para la enfermedad inflamatoria sistémica es la proteína C reactiva elevada, la cual es causada por la acción de ____________ (citocina) en el ____________ (tejido).

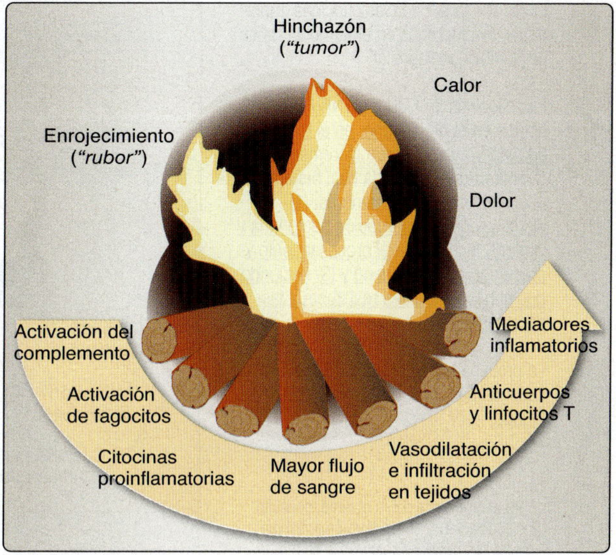

El TNFα y la IL1 son las citocinas importantes involucradas en el aumento de la permeabilidad vascular.

Las citocinas IL-1, IL-6 y TNFα actúan en el hipotálamo, en el tejido adiposo y músculo para incrementar la temperatura corporal, la cual beneficia al hospedero de tres maneras: (1) disminuyendo la replicación bacteriana y viral, (2) incrementa el procesamiento y presentación de antígeno y (3) haciendo que el hospedero sea resistente a las acciones de TNFα.

La proteína C reactiva elevada es causada por la acción de la IL-6 en el hígado.

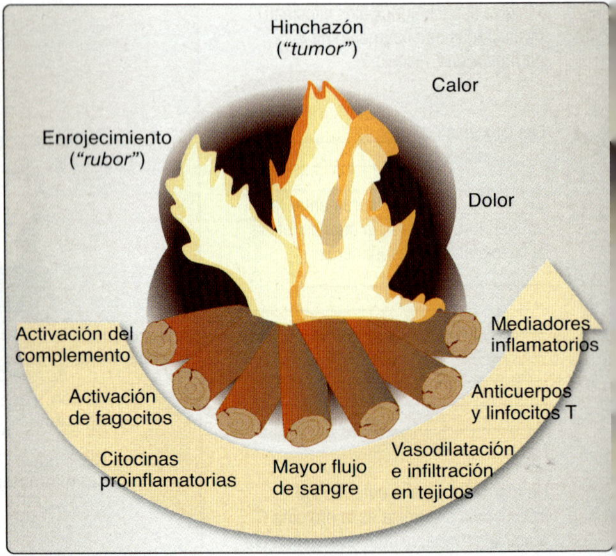

Para abordar más sobre el tema, consulta los capítulos **6** y **15** del libro *Inmunología molecular, celular y traslacional* de L. Pavón, M.C. Jiménez y M.E. Garcés publicado por Wolters Kluwer.

El sistema inmunitario en mucosa se puede dividir en "sitios inductivos", tejidos en los que las células del sistema inmunitario son activadas y en "sitios efectores", tejidos en los que la respuesta inmunitaria se lleva acabo. Agrupe los siguientes tejidos como sitios inductivos y efectores: amígdalas, lámina propia intestinal, mucosa nasal, adenoides, tracto genitourinario, apéndice, tejido linfoide asociado con los bronquios (BATL, *Bronchus Associated Lymphoid Tissue*), placas de Peyer (PP), glándula mamaria y glándula salival.

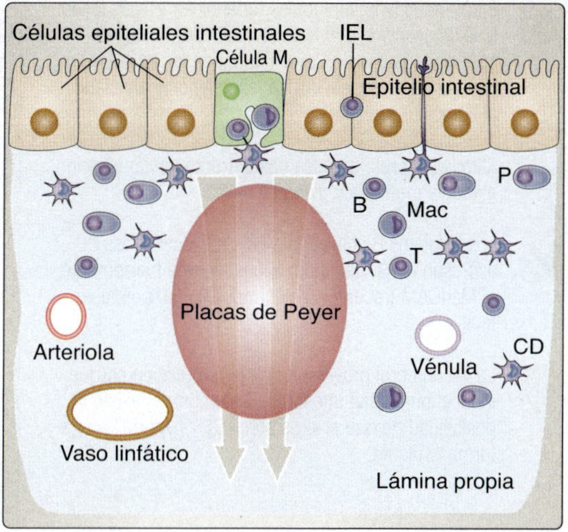

¿Cuál es la interacción ligando-receptor que lleva a los linfocitos B activados en las PP a regresar preferentemente a la lámina propia gastrointestinal?

Hay dos formas de vacuna contra la polio, una de virus muertos administrada por inyección y una vacuna de virus vivos atenuados administrada de manera oral. ¿Qué vacuna provee una mejor protección y por qué?

Sitios inductivos: amígdalas, adenoides (NALT, tejido linfoide asociado con la nariz/anillo de Waldeyer), apéndice, placas de Peyer (junto con los folículos linfoides solitarios y el GALT o tejido linfoide asociado al intestino) y el BALT.

Sitios efectores: mucosa nasal, tracto genitourinario, glándula mamaria y glándula salival.

Los linfocitos B activados en los folículos de las PP expresan $\alpha4\beta7$ (ligando) el cual se une fuertemente al MadCAM (receptor) en el endotelio gastrointestinal.

La vacuna oral provee una mejor protección porque induce inmunidad intestinal. Sin embargo, existe la posibilidad de que el virus atenuado "revierta" a una forma virulenta.

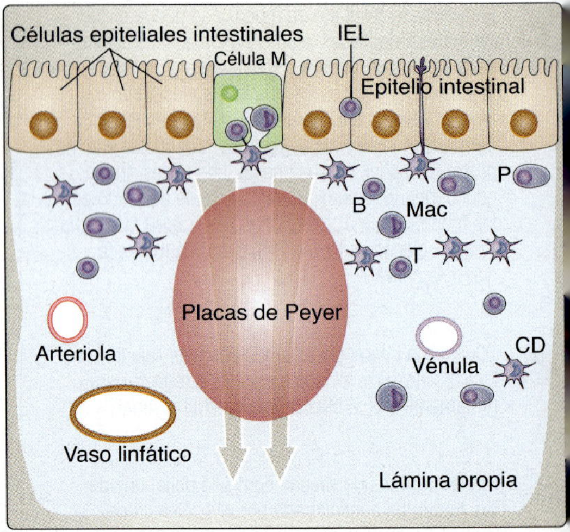

Para abordar más sobre el tema, consulta los capítulos **2** y **3** del libro *Inmunología molecular, celular y traslacional* de L. Pavón, M.C. Jiménez y M.E. Garcés publicado por Wolters Kluwer.

4.7 Pregunta

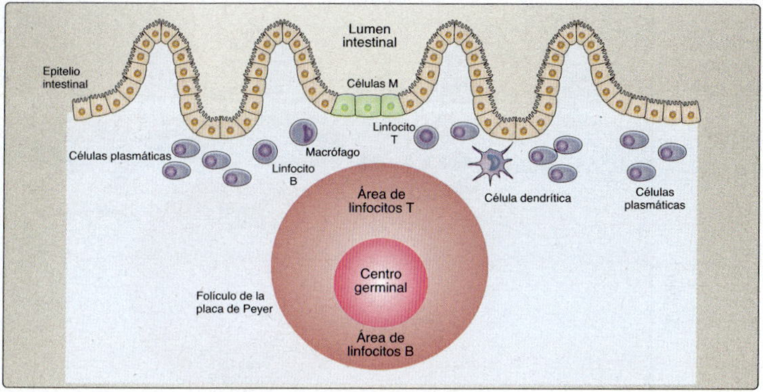

¿Qué célula es responsable de la captación de antígenos? ¿Es una CPA?

¿Cómo entra la inmunoglobulina secretada por las células plasmáticas en la lámina propia en el lumen? ¿Qué receptor(es) se involucra y qué células lo expresan?

¿Qué isotipo de Ig se asocia con la inmunización efectiva contra patógenos entéricos?

Aspectos clínicos de la inmunidad: cómo la inmunidad innata y adaptativa mantienen la salud

Para abordar más sobre el tema, consulta los capítulos **7** y **9** del libro *Inmunología molecular, celular y traslacional* de L. Pavón, M.C. Jiménez y M.E. Garcés publicado por Wolters Kluwer.

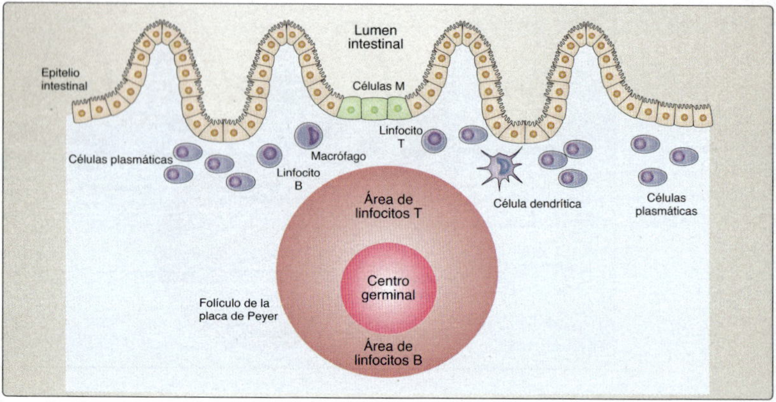

Las células M son las responsables de la captación de antígenos. Ellas no presentan ni procesan antígenos.

Las inmunoglobulinas multiméricas (IgM e IgA) se unen al receptor de Ig polimérico (poli IgR) en el epitelio celular. La unión de la Ig a su receptor resulta en el transporte unidireccional de la superficie basolateral hacia la superficie luminal (transcitosis). El complejo se rompe y la Ig se libera hacia el lumen con parte del receptor unido (componente secretor).

La IgA se asocia con una respuesta efectiva a la inmunización contra patógenos entéricos.

De 10 a 15% de las células en el epitelio intestinal son linfocitos. La mayoría de los linfocitos T expresa CD4/CD8/CD4 y CD8. En comparación con la sangre periférica, más linfocitos T expresan el receptor de linfocitos T (TCR) _____ y la molécula de adhesión __________. Un tercio de la población se caracteriza por la expresión de receptores de activación asociados con las células _____.

La actividad/función principal de las células CD8 intraepiteliales, como la de los linfocitos T CD8 periféricos, es ___ _______________

Una biopsia del intestino delgado de una mujer de 35 años de edad, con enfermedad celiaca sin tratar, mostraría atrofia de las vellosidades y un aumento/disminución de los linfocitos intraepiteliales (IEL, *intraepithelial lymphocytes*). El fenotipo predominante de los IEL presentes serían ______ ___ ______ ______.

La mayoría de los linfocitos T expresan CD8. La mayoría de los linfocitos T expresan el receptor de linfocitos T (TCR) γδ y la molécula de adhesión CD103 (αεβ7) que raramente se encuentra en los linfocitos T periféricos. Un tercio de la población se caracteriza por la expresión de receptores de activación asociados con las células NK.

La actividad/función principal de las células CD8 intraepiteliales, como la de los linfocitos T CD8 periféricos, es la citotoxicidad.

Una biopsia del intestino delgado de una mujer de 35 años de edad con enfermedad celiaca sin tratar mostraría atrofia de las vellosidades y un aumento de los linfocitos intraepiteliales (EIL). El fenotipo predominante de los EIL presentes serían CD8 y TCR γδ.

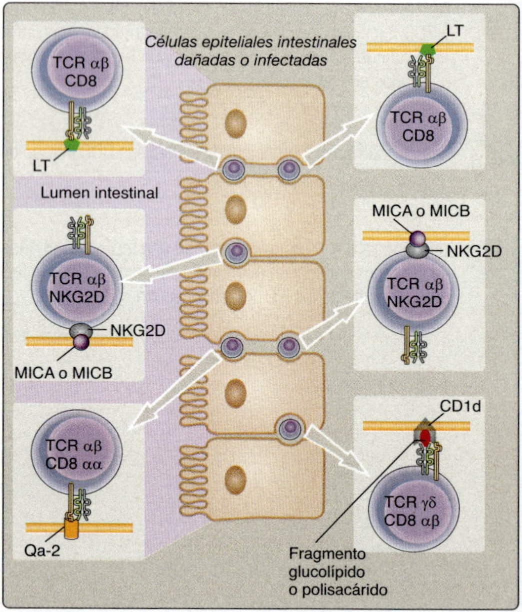

Para abordar más sobre el tema, consulta el capítulo **13** del libro *Inmunología molecular, celular y traslacional* de L. Pavón, M.C. Jiménez y M.E. Garcés publicado por Wolters Kluwer.

4.9 Pregunta

	Ovoalbúmina	Toxina del cólera	*Lactobacillus acidophilus*	EHEC *E. coli* enterohemorrágica
Respuesta sistémica				
Respuesta local (GI)				

Para cada antígeno en la tabla, indique si el reto en mucosa con el antígeno resultaría en una respuesta sistémica y/o local.

¿Qué citocina producida por los linfocitos T reguladores (T_{reg}/T_H3) se asocia con el desarrollo de la tolerancia oral?

¿Qué vacuna es más efectiva contra un patógeno de mucosa (p. ej., *Shigella*), bacterias vivas atenuadas o bacterias muertas?

	Ovoalbúmina	Toxina del cólera	*Lactobacillus acidophilus*	EHEC *E. coli* enterohemorrágica
Respuesta sistémica	–	+	–	+
Respuesta local (GI)	–	+	–	+

TGFβ se asocia con el desarrollo de la tolerancia oral.

Las bacterias vivas atenuadas son más efectivas. Los organismos muertos, no-replicantes son inmunógenos pobres en mucosas. De forma similar, las bacterias comensales generalmente no provocan inmunidad protectora.

Para abordar más sobre el tema, consulta los capítulos **8** y **15** del libro *Inmunología molecular, celular y traslacional* de L. Pavón, M.C. Jiménez y M.E. Garcés publicado por Wolters Kluwer.

Indique el tipo de vacuna: atenuada, inactivada, subunidad viral o toxoide.

Vacuna	Tipo
Polio Sabin	
Hepatitis A	
Difteria	
Influenza (inyectada)	
Influenza (nasal)	
Sarampión	

La vacuna contra *Haemophilus influenza* tipo B es una vacuna conjugada en la que un polisacárido es conjugado con una proteína. ¿Por qué conjugar el polisacárido a la proteína mejora la eficacia de la vacuna?

Una pequeña proporción de los niños en Estados Unidos no reciben las vacunas recomendadas. La inmensa mayoría de ellos no contraen sarampión, paperas, difteria o polio. ¿Qué fenómeno explica esto?

Vacuna	Tipo
Polio Sabin	Atenuada
Hepatitis A	Subunidad
Difteria	Toxoide
Influenza (inyectada)	Inactivada
Influenza (nasal)	Atenuada
Sarampión	Atenuada

Los polisacáridos son antígenos linfocito T-independientes. Cuando se conjuga el polisacárido a la proteína, se convierte en un antígeno linfocito T-dependiente. Los antígenos linfocitos T-independientes no generan una respuesta de memoria, por lo que serían vacunas menos efectivas.

El fenómeno se denomina inmunidad de grupo. Como la inmensa mayoría de los niños están inmunizados, es difícil para los agentes infecciosos encontrar un hospedero y sobrevivir. Debe notarse que existe un límite a la inmunidad de grupo. Si la población no vacunada es suficientemente grande, la infección puede encontrar hospederos y extenderse rápidamente entre la población no inmunizada.

Para abordar más sobre el tema, consulta los capítulos **2** y **9** del libro *Inmunología molecular, celular y traslacional* de L. Pavón, M.C. Jiménez y M.E. Garcés publicado por Wolters Kluwer.

La hipersensibilidad tipo I se inicia cuando la exposición a un alérgeno (antígeno) induce ___________ (isotipo de Ig), la cual se une a ___________ en los ___________.

¿Qué citocinas se asocian más fuerte con la hipersensibilidad tipo I?

¿Qué manifestaciones clínicas de la hipersensibilidad tipo I experimentará un paciente en un primer encuentro con el alérgeno?

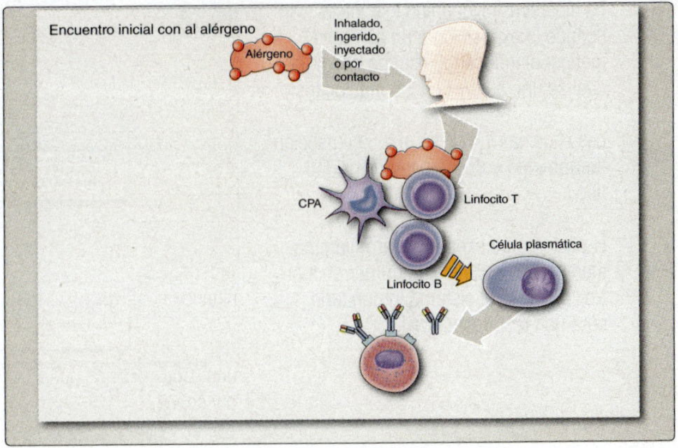

Aspectos clínicos de la inmunidad: hipersensibilidad

La hipersensibilidad tipo I se inicia cuando la exposición a un alérgeno (antígeno) induce IgE (isotipo de Ig), la cual se une a FcεR en los mastocitos.

Las citocinas IL4, IL13, e IL5 se asocian fuertemente con la hipersensibilidad tipo I.

El paciente no experimentará ninguna manifestación clínica. El primer encuentro "prepara" al sistema inmunitario para una respuesta tipo I.

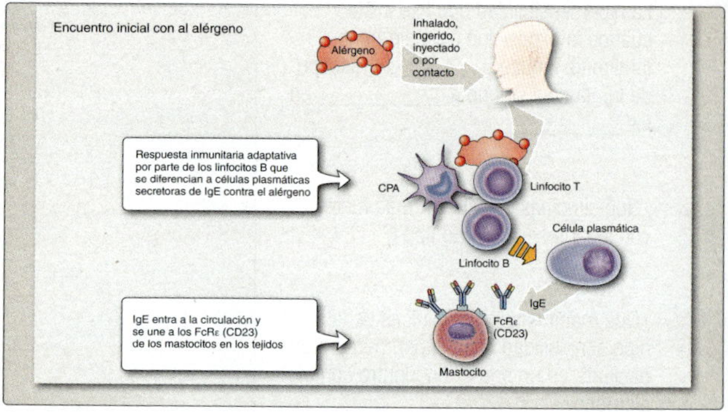

Para abordar más sobre el tema, consulta el capítulo **19** del libro *Inmunología molecular, celular y traslacional* de L. Pavón, M.C. Jiménez y M.E. Garcés publicado por Wolters Kluwer.

¿Qué mediadores de las reacciones de hipersensibilidad tipo I están en los gránulos de los mastocitos?

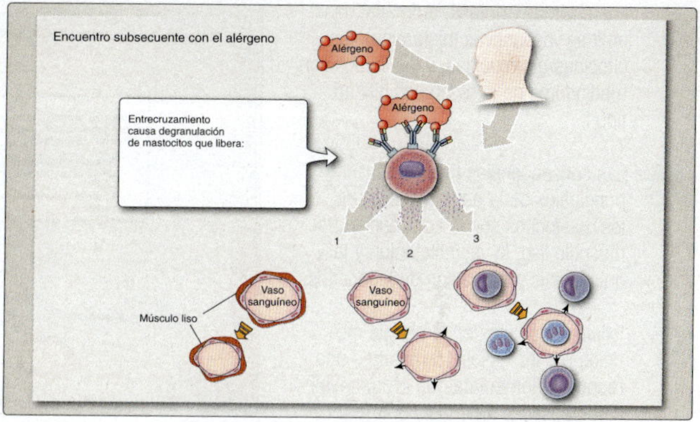

¿Cuáles son las tres consecuencias fisiológicas principales de la degranulación de los mastocitos (como se muestra)?

Un individuo que es alérgico a la ambrosía recibe una inyección intradérmica de extracto de ambrosía. A los 15 minutos, una respuesta inmediata produce las características ______ ___ ______. Si usted revisa el sitio de la inyección varias horas más tarde, ¿qué va a observar y por qué?

Aspectos clínicos de la inmunidad: hipersensibilidad

Las enzimas (triptasa, quimasa), las aminas vasoactivas (histamina), las citocinas/quimiocinas, y los lípidos son mediadores de la hipersensibilidad tipo I.

Las consecuencias fisiológicas principales de la degranulación de los mastocitos son la contracción del músculo liso, la vasodilatación y la quimiotaxis y activación de leucocitos.

Existen dos fases en la alergia mediada por IgE. A los 15 minutos, una respuesta inmediata que produce las características ronchas y eritema. La inflamación de la piel es una reacción tardía.

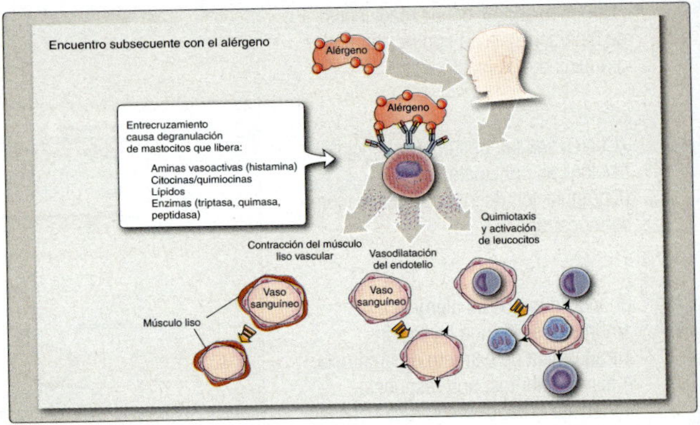

Para abordar más sobre el tema, consulta el capítulo **18** del libro *Inmunología molecular, celular y traslacional* de L. Pavón, M.C. Jiménez y M.E. Garcés publicado por Wolters Kluwer.

Ruta de entrada	Respuesta(s)
Sangre/sistémica	
Piel/subdérmica	
Inhalada	

La ruta de entrada de un alérgeno afecta la respuesta de IgE. Asocie la ruta señalada en la tabla con las siguientes respuestas: urticaria, rinitis alérgica, eczema, anafilaxia y asma.

¿Cuál es la respuesta fisiológica responsable de la anafilaxia?

Durante el recreo de la escuela, a John de 7 años de edad, le pica una abeja. Su maestra sabe que John es alérgico a las picaduras de abeja, así que lo lleva inmediatamente a la enfermería de la escuela. ¿Qué debería darle la enfermera de la escuela y cómo funciona el medicamento?

4.13 Respuesta Aspectos clínicos de la inmunidad: hipersensibilidad

Ruta de entrada	Respuesta(s)
Sangre/sistémica	anafilaxia
Piel/subdérmica	urticaria, eczema
Inhalada	rinitis alérgica, asma

La anafilaxia está causada por vasodilatación y vasoconstricción sistémica, las cuales llevan a una rápida pérdida de fluidos y al choque.

La enfermera debe inyectar epinefrina inmediatamente a John. La epinefrina reduce la pérdida de fluidos de la sangre al inducir la renovación de las uniones estrechas entre las células endoteliales. Rápidamente contrarresta la inflamación y el descenso de la presión sanguínea asociados con la anafilaxia.

Para abordar más sobre el tema, consulta el capítulo **18** del libro *Inmunología molecular, celular y traslacional* de L. Pavón, M.C. Jiménez y M.E. Garcés publicado por Wolters Kluwer.

¿Qué células inflamatorias están presentes en el asma alérgico y en el no alérgico que no responde a esteroides?

¿Qué subpoblación de linfocitos T CD4 protegerían contra el asma y cuáles estarían implicados en su patogénesis?

Una clase de medicamentos utilizados en el tratamiento del asma son los inhibidores de los leucotrienos (zileutón, montelukast, zafirlukast). En el asma alérgico, ¿qué célula produce leucotrienos y cuáles son los efectos fisiológicos/biológicos de la secreción de leucotrienos?

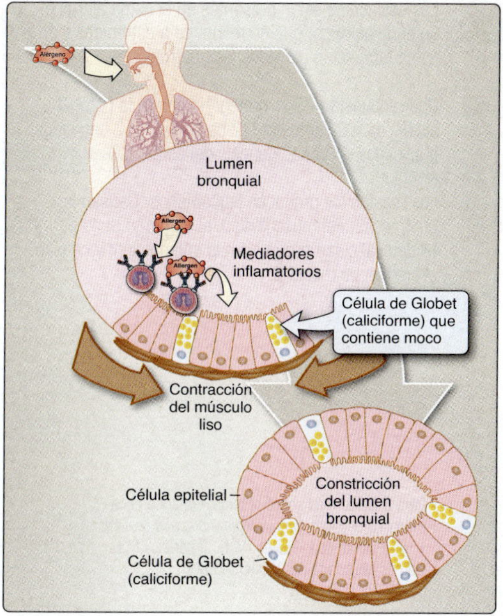

Aspectos clínicos de la inmunidad: hipersensibilidad

Los eosinófilos están presentes en el asma alérgico. En el no alérgico, que no responde a esteroides y en el asma fatal están elevados los neutrófilos.

Una respuesta de T_H1 protegería contra la patogénesis del asma. Tanto los T_H2 como los T_H17 han sido implicados en la patogénesis del asma.

Los mastocitos producen leucotrienos. Causan la contracción del músculo liso, el aumento de la permeabilidad vascular (promueven la inflamación) y causan secreción de moco.

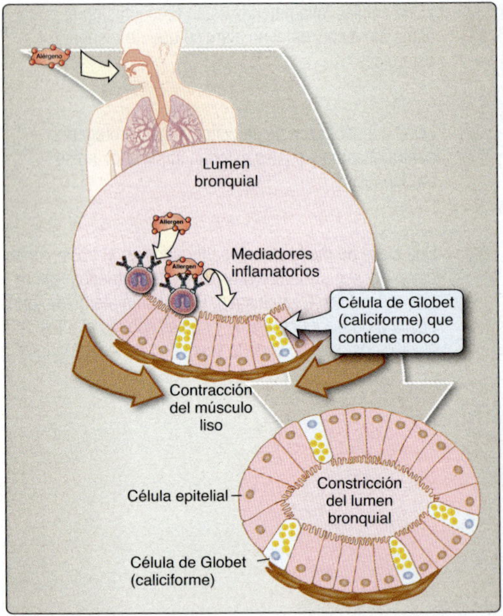

Para abordar más sobre el tema, consulta el capítulo **18** del libro *Inmunología molecular, celular y traslacional* de L. Pavón, M.C. Jiménez y M.E. Garcés publicado por Wolters Kluwer.

La compatibilidad de los grupos sanguíneos AB0 en las transfusiones se realiza para evitar un reacción de hipersensibilidad <u>tipo I/tipo II/tipo III/tipo IV</u>.

¿Qué isotipo no puede mediar la eritroblastosis fetal?

La penicilina puede provocar muchos tipos de reacción de hipersensibilidad. ¿Qué tipo de reacción de hipersensibilidad está asociada con la anemia transitoria?

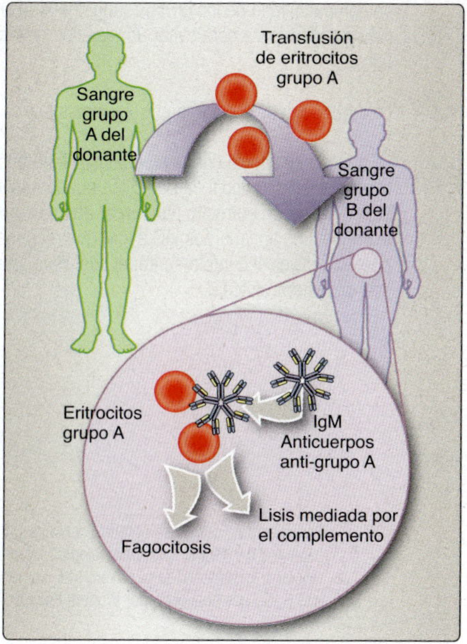

Aspectos clínicos de la inmunidad: hipersensibilidad

La compatibilidad de los grupos sanguíneos ABO en las transfusiones de realiza para evitar un reacción de hipersensibilidad <u>tipo II</u>.

La IgM no puede mediar la eritroblastosis fetal.

La anemia se asocia con la hipersensibilidad tipo II. En la hipersensibilidad tipo II, la penicilina puede adsorberse a la superficie de un eritrocito para crear epítopos no propios/extraños. Los anticuerpos IgG e IgM que reconocen los epítopos pueden activar el complemento, el cual lleva finalmente a la lisis de los eritrocitos.

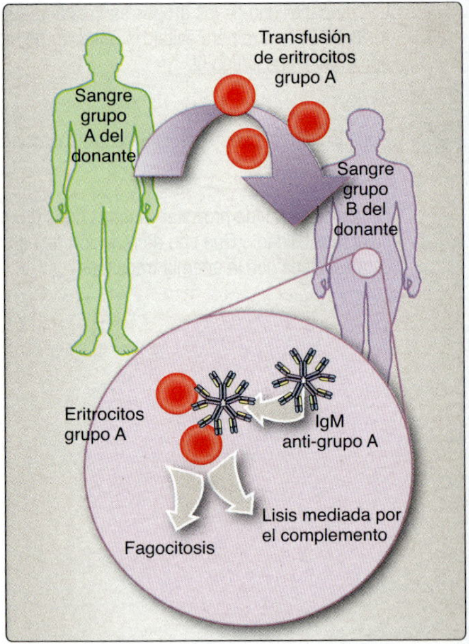

Para abordar más sobre el tema, consulta los capítulos **9** y **19** del libro *Inmunología molecular, celular y traslacional* de L. Pavón, M.C. Jiménez y M.E. Garcés publicado por Wolters Kluwer.

En una reacción de hipersensibilidad tipo III localizada, los complejos inmunes depositados en los vasos sanguíneos causan ____________, que también se conoce como reacción de ___________.

En la hipersensibilidad tipo III, el complemento es activados por la vía _____________ llevando a la liberación de _____, _____ y _____, que son anafilotoxinas.

Un indicio clínico de una reacción de hipersensibilidad tipo III a la penicilina (enfermedad del suero) es la urticaria difusa causada por ____ ___________________________________.

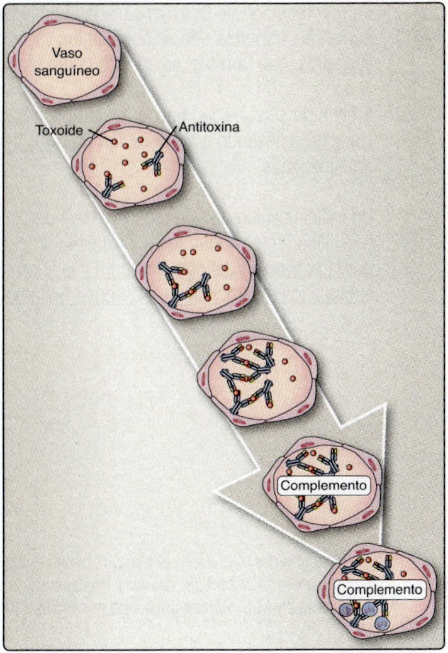

Aspectos clínicos de la inmunidad: hipersensibilidad

En una reacción de hipersensibilidad tipo III localizada, los complejos inmunes depositados en los vasos sanguíneos causan vasculitis, que también se conoce como reacción de Arthus.

En la hipersensibilidad tipo III, el complemento es activado por la vía clásica llevando a la liberación de C3a, C4a y C5a, que son anafilotoxinas.

Un indicio clínico de una reacción de hipersensibilidad tipo III a la penicilina (enfermedad del suero) es la urticaria difusa causada por la activación del complemento y la liberación de C3a, la cual activa a los mastocitos para producir histamina.

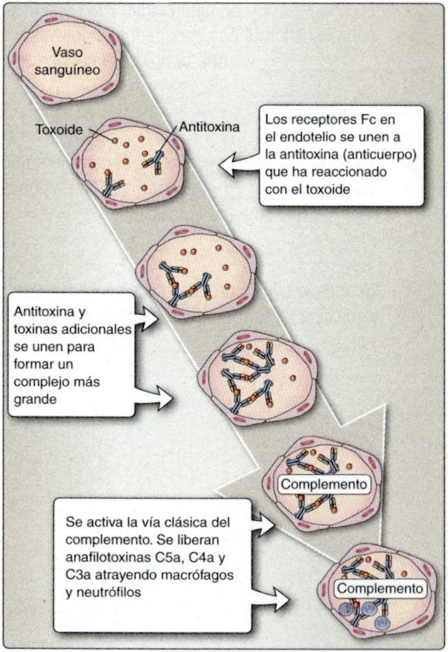

Para abordar más sobre el tema, consulta el capítulo **19** del libro *Inmunología molecular, celular y traslacional* de L. Pavón, M.C. Jiménez y M.E. Garcés publicado por Wolters Kluwer.

Las células del sistema inmunitario adaptativo que median la hipersensibilidad tipo IV son _____ _____ ___ _____.

Los macrófagos en el tejido activan a los linfocitos T _____ _____, los cuales liberan quimiocinas y la citocina _____ para atraer y activar respectivamente a los macrófagos.

En la hiedra venenosa, el pentadecacatecol de las hojas funge como un __________ que se une a proteínas propias y puede presentarse en péptidos unidos al _____ _______ ___ ___ _____ _______.

4.17 Respuesta

Aspectos clínicos de la inmunidad: hipersensibilidad

Las células del sistema inmunitario adaptativo que median la hipersensibilidad tipo IV son CD4 (T_H1) y CD8.

Los macrófagos en el tejido activan a los linfocitos T CD4, T_H1 los cuales liberan quimiocinas y la citocina IFNγ para atraer y activar respectivamente a los macrófagos.

En la hiedra venenosa, el pentadecacatecol de las hojas funge como un hapteno que se une a proteínas propias y puede presentarse en péptidos en el contexto de las MHC clase I o al MHC clase II.

Para abordar más sobre el tema, consulta el capítulo **20** del libro *Inmunología molecular, celular y traslacional* de L. Pavón, M.C. Jiménez y M.E. Garcés publicado por Wolters Kluwer.

¿Qué tipo de respuesta inmunitaria preexistente/mediador inmunitario se asocia con cada tipo de hipersensibilidad?

¿Cuáles son los mecanismos efectores para cada tipo de hipersensibilidad?

¿Qué tipo de hipersensibilidad está involucrada en cada una de las siguientes enfermedades: prueba de derivado proteico purificado (PPD) positivo, enfermedad del suero, rinitis alérgica, síndrome de Goodpasture, reacciones a medicamentos, asma, lupus eritematoso sistémico, hiedra venenosa, anafilaxia sistémica, eritroblastosis fetal, dermatitis por contacto, anemia hemolítica autoinmune y asma crónico?

Tipo de hipersensibilidad	Mediadores del sistema inmunitario	Mecanismo efector	Enfermedad
I			
II			
III			
IV			

4.18 Respuesta Aspectos clínicos de la inmunidad: hipersensibilidad

Tipo de hipersensibilidad	Mediadores inmunitarios	Mecanismo efector	Enfermedad
I	IgE	Activación de los mastocitos	Rinitis alérgica, asma, anafilaxia sistémica
II	IgG (IgM)	Unión de Ig al antígeno asociado con célula o matriz Activación de las células FcR^+ (fagocitos, células NK) Activación del complemento Interferencia de la interacción receptor-ligando	Reacciones a medicamentos (algunas), eritroblastosis fetal, anemia hemolítica autoinmunitaria, síndrome de Goodpasture
III	IgG	La unión de I Ig a antígenos solubles forma complejos inmunitarios. Activación del complemento y los fagocitos	Enfermedad del suero, lupus eritematoso sistémico
IV	Linfocitos T (CD4 y CD8)	Activación de los macrófagos Activación de los CTL	Reacciones a medicamento, hiedra venenosa, dermatitis por contacto, prueba de la tuberculina/PPD, asma crónico

Para abordar más sobre el tema, consulta los capítulos **18**, **19** y **20** del libro *Inmunología molecular, celular y traslacional* de L. Pavón, M.C. Jiménez y M.E. Garcés publicado por Wolters Kluwer.

Síntomas	Inmunodeficiencia
Infección recurrente o crónica	
Fallas en el desarrollo	
Trombocitopenia	
Hepatoesplenomegalia	
Albinismo	
Fracaso de los antibióticos para eliminar la infección	
Eritema	
Infecciones oportunistas/inusuales	
Abscesos recurrentes	

¿Cuál es la diferencia entre una inmunodeficiencia primaria y secundaria?

¿Qué mecanismos efectores del sistema inmunitario son afectados por las deficiencias del complemento?

Para cada síntoma de las inmunodeficiencias de la tabla, marque si es indicativo de una inmunodeficiencia en general, un conjunto específico de inmunodeficiencias o una sola inmunodeficiencia. Complemente las últimas categorías con ejemplos específicos.

Aspectos clínicos de la inmunidad: inmunodeficiencias

Síntomas	Enfermedad inmunodeficiente
Infección recurrente o crónica	general
Fallas en el desarrollo	inmunodeficiencia combinada grave (IDCG), receptor IFNγ, síndrome del linfocito desnudo
Trombocitopenia	síndrome de Wiskott-Aldrich (SWA)
Hepatoesplenomegalia	Chediak-Higashi
Albinismo	Chediak-Higashi
Fracaso de los antibióticos para eliminar la infección	general
Eritema	IDCG, SWA
Infecciones oportunistas/inusuales	general
Abscesos recurrentes	enfermedad granulomatosa crónica (EGC), deficiencia en la adhesión de leucocitos (DAL)

Para abordar más sobre el tema, consulta el capítulo **21** del libro *Inmunología molecular, celular y traslacional* de L. Pavón, M.C. Jiménez y M.E. Garcés publicado por Wolters Kluwer.

Las inmunodeficiencias primarias son causadas por defectos genéticos o congénitos mientras que las inmunodeficiencias secundarias son causadas por factores ambientales (p. ej., infecciones, tratamientos terapéuticos, cáncer y una mala nutrición).

La opsonización, la muerte por lisis de los microbios y la inducción de inflamación son todas mecanismos efectores del sistema inmunitario que son afectados por las deficiencias del complemento.

IDCG. inmunodeficiencia combinada grave; SWA, síndrome de Wiskott-Aldrich; EGC, enfermedad granulomatosa crónica; IDVC, inmunodeficiencia variable común; LAD, deficiencia en la adhesión de leucocitos.

De los tres modos de herencia, ligada al X, autosómica dominante y autosómica recesiva, ¿cuál es el modo más común de herencia de las inmunodeficiencias primarias?

¿Cuál tiene un mayor impacto en la inmunidad, las inmunodeficiencias que alteran el desarrollo de los linfocitos T o las que alteran el desarrollo de los linfocitos B?

Para cada inmunodeficiencia, indique el tipo de infección en la que la respuesta inmunitaria se ve afectada (+ = ligeramente, +++ = en alto grado, − = no afectado).

Tipo de deficiencia	Bacteria	Virus	Hongos	Protozoarios
Anticuerpo				
Linfocitos T/combinada				
Complemento				
Fagocito/célula accesoria				

4.20 Respuesta Aspectos clínicos de la inmunidad: inmunodeficiencias

La autosómica recesiva es el tipo de herencia más común en las inmunodeficiencias primarias.

Las deficiencias que impactan al desarrollo de los linfocitos T tienen un mayor efecto porque afecta tanto a la inmunidad humoral como mediada por células, mientras que las alteraciones del desarrollo de los linfocitos B sólo afectan a la inmunidad humoral.

Tipo de deficiencia	Bacteria	Virus	Hongos	Protozoarios
Anticuerpo	+++	+	–	+
Linfocitos T/combinada	+++	+++	+++	+++
Complemento	+++	–	–	–
Fagocito/célula accesoria	+++	–	+++	–

Para abordar más sobre el tema, consulta el capítulo **21** del libro *Inmunología molecular, celular y traslacional* de L. Pavón, M.C. Jiménez y M.E. Garcés publicado por Wolters Kluwer.

Aspectos clínicos de la inmunidad: inmunodeficiencias

4.21 Pregunta

Enfermedad	Tipos de células afectadas principalmente	Consecuencias
Wiskott-Aldrich (SWA)		
DiGeorge		
Deficiencia de ZAP-70		
Deficiencia selectiva de IgA		
Deficiencia de adenosina desaminasa (DAD)		

A pesar de que al final diferentes tipos de célula son afectadas, para cada una de las enfermedades en la tabla indique el tipo de célula afectada principalmente o el tipo de célula en el que ocurre el defecto genético.

Para cada enfermedad, indique las consecuencias especificando los cambios en el número de células y tejidos así como los problemas clínicos.

¿Cuál de las enfermedades mencionadas es la inmunodeficiencia primaria más común?

Aspectos clínicos de la inmunidad: inmunodeficiencias

Enfermedad	Tipos de células afectadas principalmente	Consecuencias
Wiskott-Aldrich (SWA)	Célula troncal	Mayor susceptibilidad a la infección, particularmente a *Staphylococcus aureus*, menor número de linfocitos T y B
DiGeorge	Linfocitos T	Mayor susceptibilidad a la infección. Desarrollo anormal del timo
Deficiencia de ZAP-70	Linfocitos T	Infecciones severas recurrentes. Ninguna señal de transducción vía TCR. Los linfocitos T presentes (CD4) no funcionan
Deficiencia selectiva de IgA	Linfocitos B	Frecuentemente asintomática. Alguna dificultad con las infecciones piógenas. Más enfermedades alérgicas y autoinmunes
Deficiencia de adenosina desaminasa (ADA)	Célula troncal	Susceptible a infecciones. Metabolismo de las purinas dañado Disminución del número de linfocitos T y B. Disminución del nivel de Ig

La deficiencia de IgA selectiva es la inmunodeficiencia primaria más común.

Para abordar más sobre el tema, consulta el capítulo **21** del libro *Inmunología molecular, celular y traslacional* de L. Pavón, M.C. Jiménez y M.E. Garcés publicado por Wolters Kluwer.

Aspectos clínicos de la inmunidad: inmunodeficiencias

4.22 Pregunta

Locus del gen afectado	Enfermedad	Consecuencias
BTK		
CD40L (CD154)		
CIITA		
TAP1 o TAP2		
CFH (factor H)		
CD18 (ITGB2)		
PIGA biosíntesis del ancla del fosfatidilinositol glicano		

¿Cuál es el nombre de la enfermedad asociada con deficiencias en cada loci del gen?

¿Cuáles son las consecuencias de cada deficiencia?

¿Cuál es el tratamiento para la deficiencia de BTK?

4.22 Respuesta Aspectos clínicos de la inmunidad: inmunodeficiencias

Locus del gen afectado	Enfermedad	Consecuencias
BTK	Agammaglobulinemia ligada al X	Mayor susceptibilidad a infecciones por bacterias encapsuladas; disminución dramática del número de linfocitos B y secreción de Ig
CD40L (CD154)	Hiper IgM (también conocido como deficiencia de CD40L)	Mayor susceptibilidad a infecciones piógenas; niveles elevados de IgM; niveles bajos de isotipos de Ig secundarios; no hay cambio de isotipo
CIITA	Síndrome de linfocitos desnudos (deficiencia del MHC clase II)	Mayor susceptibilidad a infecciones; linfocitos T CD4 ausentes o considerablemente reducidos en número; niveles bajos de Ig (sin cooperación)
TAP1 o TAP2	Deficiencia del transportador asociado con la presentación de antígenos	Mayor susceptibilidad a infecciones virales y a infecciones bacterianas intracelulares; MHC clase I de bajo a ausente; linfocitos T CD8 de bajos a ausentes
CFH (factor H)	Deficiencia de factor H	Infecciones piógenas recurrentes; incremento en la activación de la vía alterna del complemento
CD18 (ITGB2)	Defecto de adhesión leucocitaria 1 (LAD-1)	Mayor susceptibilidad a infecciones bacterianas recurrentes; abscesos frecuentemente no resueltos, quimiotaxis y adherencia a células endoteliales por defectos en la parte de los macrófagos, neutrófilos y células NK
PIGA biosíntesis del ancla del fosfatidilinositol glicano	Hemoglobinuria paroxística nocturna	Incapacidad de que DAF y CD59 se unan a la membrana de la célula del hospedero, por lo que evita la degradación de los complejos del complemento, provocando una lisis excesiva de eritrocitos

Para abordar más sobre el tema, consulta el capítulo **21** del libro *Inmunología molecular, celular y traslacional* de L. Pavón, M.C. Jiménez y M.E. Garcés publicado por Wolters Kluwer.

Se utiliza gammaglobulina intravenosa pata tratar la deficiencia de BTK.

Locus del gen	Consecuencia

¿Los defectos en qué loci de 3 genes se asocian comúnmente con la inmunodeficiencia combinada severa (IDCG)?

¿Cuáles son las consecuencias moleculares de cada defecto del gen y cómo afecta eso a la enfermedad (p. ej., qué poblaciones de células del sistema inmunitario y mediadores son alterados)?

¿Cuál es el tratamiento más efectivo y duradero de la IDCG?

Aspectos clínicos de la inmunidad: inmunodeficiencias

Locus del gen	Consecuencia
RAG1/RAG2	Incapacidad de reordenar los genes del receptor de los linfocitos B y el TCR (cadenas de Ig pesadas y ligeras). Los linfocitos T y B de reducidos a ausentes causan niveles de Ig de reducidos a ausentes y una susceptibilidad a infecciones considerablemente aumentada
IL2RG (cadena γ común)	La cadena γ común es necesaria para la señalización de varias citocinas. La falta de señalización de las citocinas lleva a una disminución en el número de linfocitos T y en los niveles de Ig (la secreción de Ig requiere la ayuda de los linfocitos T). El número de linfocitos B es normal o está elevado. Hay un aumento de la susceptibilidad a infecciones
JAk3 (Janus cinasa 3)	Señalización defectuosa a través de los receptores para citocinas que utilizan la señalización JAK/STAT. Reducción del número de linfocitos T y de los niveles de Ig. El número de linfocitos B es normal o está elevado. Mayor susceptibilidad a infecciones

El trasplante de médula ósea es el tratamiento más efectivo y duradero para la IDCG.

Para abordar más sobre el tema, consulta el capítulo **21** del libro *Inmunología molecular, celular y traslacional* de L. Pavón, M.C. Jiménez y M.E. Garcés publicado por Wolters Kluwer.

Enfermedad	Primaria o secundaria	Mecanismo
VIH		
Deficiencia de C9		
Macroglobulinemia de Waldenström		
Virus de Epstein-Barr (VEB)		

Para cada inmunodeficiencia, indique si es una inmunodeficiencia primaria o secundaria.

Para cada inmunodeficiencia, indique cómo lleva a una capacidad de respuesta inmunitaria alterada.

4.24 Respuesta Aspectos clínicos de la inmunidad: inmunodeficiencias

Enfermedad	Primaria o secundaria	Mecanismo
VIH	Secundaria	Mata a los linfocitos T CD4. También puede matar monocitos y linfocitos T CD8
Deficiencia de C9	Primaria	Impide la formación del complejo de ataque a la membrana
Macroglobulinemia de Waldenström	Secundaria	Producción aumentada de IgM; mayor viscosidad sérica
Virus de Epstein-Barr (VEB)	Secundaria	Producción de una proteína que es análoga a la IL-10

Para abordar más sobre el tema, consulta el capítulo **21** del libro *Inmunología molecular, celular y traslacional* de L. Pavón, M.C. Jiménez y M.E. Garcés publicado por Wolters Kluwer.

Existen dos categorías generales de tolerancia, tolerancia central y tolerancia periférica, las cuales se ilustran en la figura. ¿Cuáles son los mecanismos responsables de cada uno de estos tipos de tolerancia?

La activación de los linfocitos T requiere dos señales (Panel A). ¿Qué interacciones ligando/receptor son responsables de la señal 1 y la señal 2?

Las enfermedades poliendocrinopatía autoinmunitaria-candidosis-distrofia ectodérmica y enteropatía poliendocrinopatía desregulación inmunitaria ligada a X resultan de la ausencia de factores de transcripción AIRE y FoxP3 respectivamente. Explique cómo las ausencia de estos factores de transcripción interfiere con la tolerancia central y periférica.

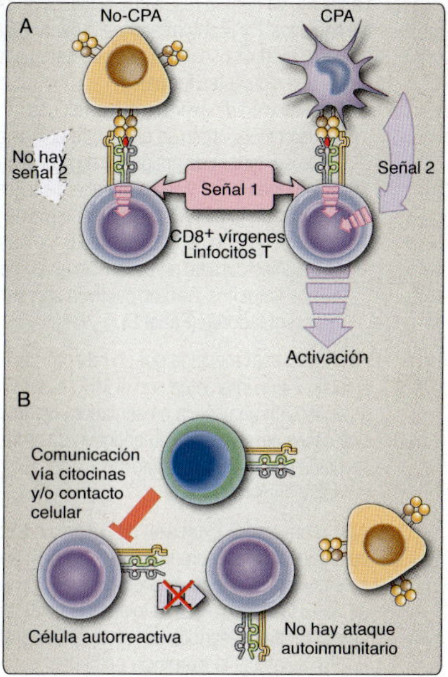

Aspectos clínicos de la inmunidad: autoinmunidad

La tolerancia central resulta de la selección negativa o la eliminación de los linfocitos T y B autorreactivos durante el desarrollo del linfocito en el timo y la médula ósea, respectivamente. La tolerancia periférica se da en las dos siguientes formas:

1. Inducción de anergia en los linfocitos T autorreactivos. Cuando una célula virgen se encuentra con un antígeno en una célula presentadora de antígenos no profesional, ésta no recibe la segunda señal y se hacen anérgicas (es decir, no logra ser activada [panel A]). Nota: la anergia de los linfocitos B resulta de la interacción de los linfocitos B inmaduros con antígenos propios solubles durante su desarrollo en la médula ósea.
2. Los linfocitos T autorreactivos son suprimidos por los linfocitos T reguladores (Panel B).

La señal 1 está mediada por un receptor de linfocitos T (TCR) en el linfocito T que interactúa con el MHC clase I/péptido o un MHC clase II/péptido, en una célula presentadora de antígeno profesional o en una célula presentadora de antígeno no profesional. La señal 2 está mediada por CD28 en el linfocito T y por B7 en una célula presentadora de antígenos profesional.

AIRE promueve la expresión de antígenos tejido-específico en las células epiteliales tímicas y promueve la selección negativa de los linfocitos T con receptores que reconocen proteínas propias no tímicas. En ausencia de AIRE, la inducción de la tolerancia central es incompleta. FoxP3 es crucial para el desarrollo de linfocitos T reguladores. En ausencia de FoxP3, se afecta la tolerancia periférica.

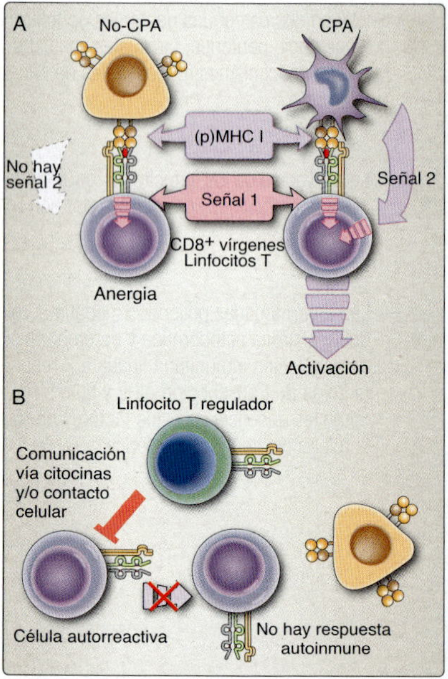

Mencione el mecanismo de autoinmunidad mostrado en la figura.

En la respuesta autoinmune mostrada ¿qué tipo de reacción de hipersensibilidad es?

La fiebre reumática ocurre después de la infección por ______________ __________ debido a la producción de anticuerpos contra la ___________ _____ de las bacterias y puede causar graves daños al ___________.

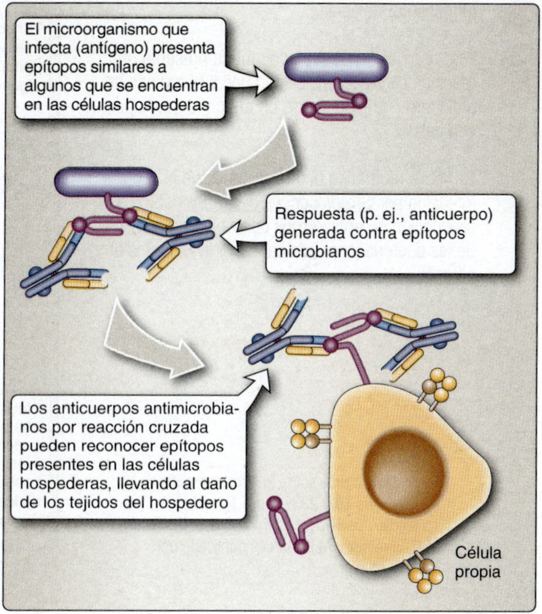

Aspectos clínicos de la inmunidad: autoinmunidad

Mimetismo molecular.

Este tipo de respuesta autoinmune presenta una reacción de hipersensibilidad tipo II porque es un anticuerpo dirigido contra un antígeno asociado con células.

La fiebre reumática ocurre después de la infección por *Streptococcus pyogenes* debido a la producción de anticuerpos contra la proteína M de las bacterias y puede causar graves daños al corazón.

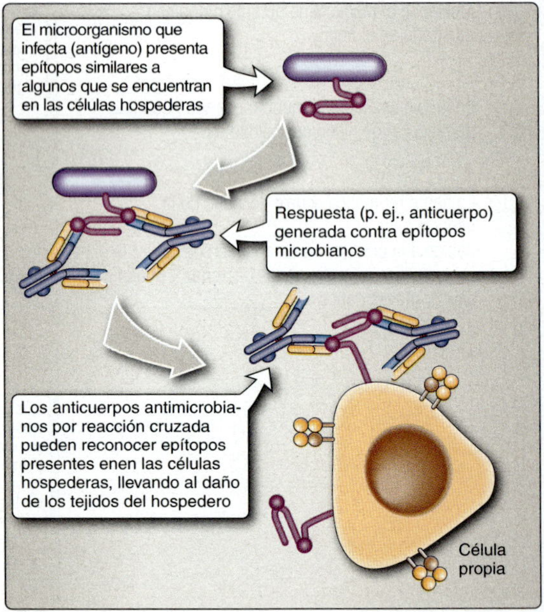

Para abordar más sobre el tema, consulta los capítulos **19** y **22** del libro *Inmunología molecular, celular y traslacional* de L. Pavón, M.C. Jiménez y M.E. Garcés publicado por Wolters Kluwer.

Durante el curso de una enfermedad autoinmunitaria (p. ej., lupus eritematoso sistémico [LES] o pénfigo), aumenta la diversidad de la especificidad de los anticuerpos asociados con la enfermedad. Este proceso se denomina ___________ ___ ___________.

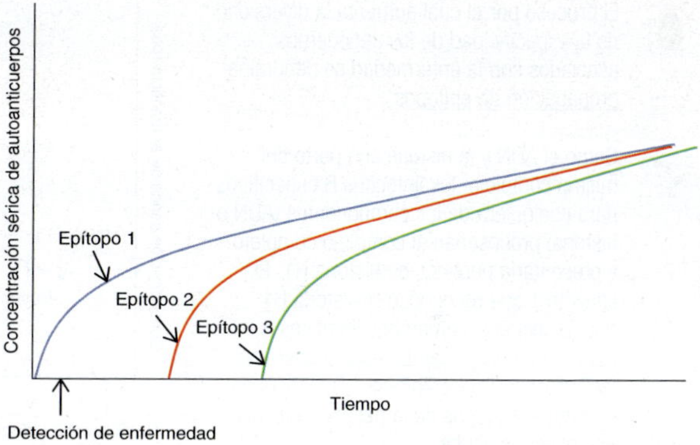

En los pacientes con LES existen anticuerpos contra múltiples componentes del nucleosoma (complejos que contienen tanto ADN como proteínas histonas). Explique como una clona de linfocito T que reconoce un péptido de la histona H1 puede activar linfocitos B específicos tanto para el ADN como para la H1.

LES es un ejemplo de ¿qué tipo de hipersensibilidad?

4.27 Respuesta

Aspectos clínicos de la inmunidad: autoinmunidad

El proceso por el cual aumenta la diversidad de la especificidad de los anticuerpos asociados con la enfermedad se denomina propagación de epítopos.

Como el ADN y la histona son parte del mismo complejo, los linfocitos B específicos para cualquiera de los componentes (ADN o histona) procesarían al complejo completo y presentaría péptidos de histona H1. El linfocito T que reconocen la histona H1 podría cooperar con ambos linfocitos B (sinapsis inmunológica). En esta cooperación, los linfocitos T y los linfocitos B reconocen diferentes epítopos de la misma molécula/complejo molecular.

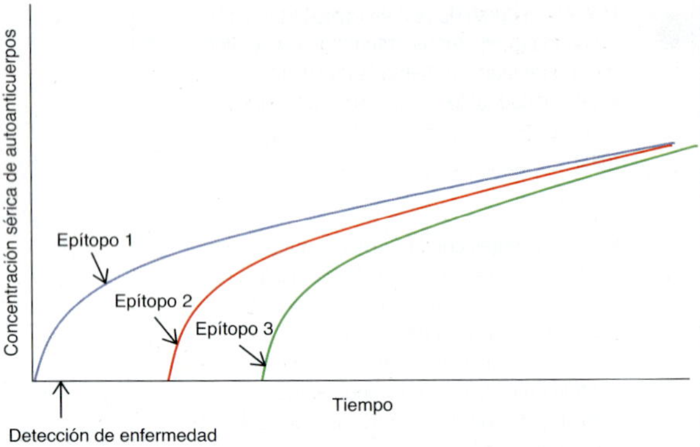

LES es un ejemplo de tipo III (complejo antígeno-anticuerpo).

Para abordar más sobre el tema, consulta los capítulos **19** y **22** del libro *Inmunología molecular, celular y traslacional* de L. Pavón, M.C. Jiménez y M.E. Garcés publicado por Wolters Kluwer.

Aspectos clínicos de la inmunidad: autoinmunidad

Enfermedad	Tipo de hipersensibilidad	Falla de la tolerancia de los linfocitos T
Esclerosis múltiple		
Pénfigo vulgar		
Enfermedad de Graves		
Endocarditis bacteriana subaguda		
Artritis reumatoide		
Diabetes tipo II		
Diabetes tipo I		
Miastenia grave		
Púrpura trombocitopénica		
LES		

Para cada enfermedad autoinmunitaria, indique qué tipo de hipersensibilidad es la principal responsable de las manifestaciones clínicas de la enfermedad.

¿Cuál de las enfermedades resulta de una falla en la tolerancia de los linfocitos T?

Una madre que sufre de la enfermedad de Graves da a luz a un niño. ¿Mostrará el niño síntomas de la enfermedad de Graves?

4.28 Respuesta

Aspectos clínicos de la inmunidad: autoinmunidad

Enfermedad	Tipo de hipersensibilidad	Falla de la tolerancia de los linfocitos T
Esclerosis múltiple	IV	Sí
Pénfigo vulgar	II	Sí
Enfermedad de Graves	II	Sí
Endocarditis bacteriana subaguda	III	Sí
Artritis reumatoide	IV	Sí
Diabetes tipo II	II	Sí
Diabetes tipo I	IV	Sí
Miastenia grave	II	Sí
Púrpura trombocitopénica	II	Sí
LES	III	Sí

Todas las enfermedades resultan de una falla en la tolerancia de los linfocitos T. Aunque la patología de las enfermedades es el resultado del daño mediado por Ig, los linfocitos B que producen Ig requieren de la cooperación de los linfocitos T para activarse.

El niño mostrará síntomas de la enfermedad de Graves. La IgG cruzaría la placenta y entraría en la circulación del niño. Los síntomas desapareceran a medida que el nivel de Ig materna disminuye.

Para abordar más sobre el tema, consulta los capítulos **19**, **20** y **22** del libro *Inmunología molecular, celular y traslacional* de L. Pavón, M.C. Jiménez y M.E. Garcés publicado por Wolters Kluwer.

Aspectos clínicos de la inmunidad: autoinmunidad

4.29 Pregunta

¿Qué es el riesgo relativo?

El antígeno leucocitario humano (HLA/MHC) es un factor de riesgo para enfermedades autoinmunitarias? ¿Cuáles son otros factores de riesgo comunes?

Los padres de dos adolescentes, uno de 15 años de edad y una de 19 años de edad, están preocupados de que sus hijos puedan sufrir esclerosis múltiple porque a la hermana de la madre se le diagnosticó la enfermedad a los 22 años de edad. Ambos hijos heredaron HLA DR2 de la madre. ¿Desarrollarán la madre y los hijos EM? ¿Quién de los tres tiene mayor riesgo?

Enfermedad	Gen HLA[a]	Riesgo relativo[b]
Uveitis aguda	B27	10
Espondilitis anquilosante	B27	100
Síndrome de Goodpasture	DR2	15
Enfermedad de Graves	DR3	4
Tiroiditis de Hashimoto	DR5	3
Diabetes mellitus insulinodependiente tipo I	DR3/DR4 heterocigoto	20-25
Esclerosis múltiple DR2	5DR3	10
Miastenia grave DR3	3B8	3
Pénfigo vulgar	DR4	15
Psoriasis vulgar	Cw6	5-13
Enfermedad de Reiter	B27	35
Artritis reumatoide	DR4	4
Lupus eritematoso sistémico	DR3	6

[a]Estudios realizados en poblaciones diferentes podrían implicar genes diferentes.
[b]Los riesgos relativos pueden variar entre estudios diferentes. Los valores dados son típicos.

Aspectos clínicos de la inmunidad: autoinmunidad

El riesgo relativo es la fuerza de la asociación estadística entre un HLA y una enfermedad (vea la figura para el cálculo del riesgo). Compara la frecuencia de la enfermedad entre las personas con un alelo de HLA particular.

El sexo es un factor de riesgo; las mujeres tienen más probabilidades de desarrollar enfermedades autoinmunitarias que los hombres. Los factores ambientales (p. ej., fumar), así como la infección, también pueden desencadenar una enfermedad autoinmunitaria.

HLA DR3 es un factor de riesgo para la EM pero no siempre resulta en el desarrollo de la enfermedad. La madre y la hija tienen un riesgo más lato que el hijo porque el sexo es un factor de riesgo para la EM.

	DR3⁺	DR3⁻
Enfermedad de Graves +	4	2
Enfermedad de Graves −	1996	3998
Total	2000	4000

Frecuencia de la enfermedad de Graves en individuos DR3$^+$

$$\frac{4}{(4 + 1996)} = \frac{4}{2000} = 0.002$$

Frecuencia de la enfermedad de Graves en individuosDR3$^-$

$$\frac{2}{(2 + 3998)} = \frac{2}{4000} = 0.0005$$

Riesgo relativo $\frac{0.002}{0.0005} = 4$

Para abordar más sobre el tema, consulta los capítulos **12** y **22** del libro *Inmunología molecular, celular y traslacional* de L. Pavón, M.C. Jiménez y M.E. Garcés publicado por Wolters Kluwer.

¿Qué es una alorreacción?

¿Cuántos tipos de proteínas clase I se expresan en las células somáticas?

¿Qué distingue la alorreacción en los trasplantes de órganos sólidos de la alorreacción en los trasplantes de médula ósea?

4.30 Respuesta

Aspectos clínicos de la inmunidad: trasplantes

Una alorreacción es la respuesta de un individuo contra antígenos (proteínas) que difieren entre los miembros de una misma especie.

Generalmente se expresan 6 proteínas. Un niño recibe un HLA-A, HLA-B y HLA-C de cada padre. El alto grado de polimorfismo en las proteínas HLA significa que para el locus, los niños reciben diferentes alelos de cada padre. La codominancia significa que todos los alelos son expresados.

En los trasplantes de órganos sólidos, los linfocitos T del receptor alorreacivo (hospedero) atacan el órgano donado. En los trasplantes de médula ósea, los linfocitos T del donante alorreactivo atacan al receptor (hospedero).

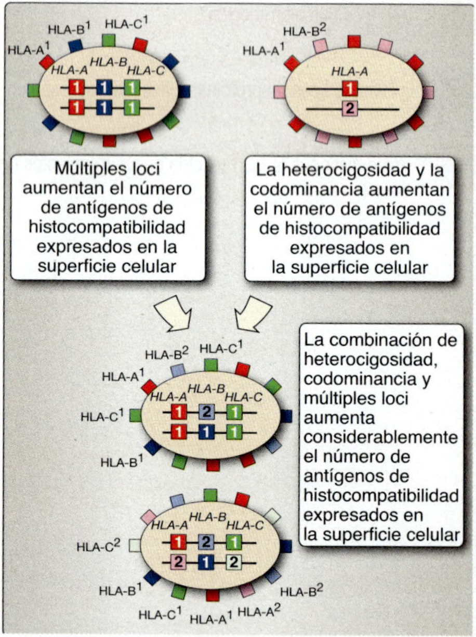

Para abordar más sobre el tema, consulta los capítulos **12, 29** y **28** del libro *Inmunología molecular, celular y traslacional* de L. Pavón, M.C. Jiménez y M.E. Garcés publicado por Wolters Kluwer.

¿Cuáles son los cuatro tipos de trasplante que se muestran?

Los trasplantes pueden categorizarse por su ubicación. En este sentido, los trasplantes que se localizan en su ubicación anatómica normal se denominan trasplantes ________________, mientras que aquellos que se localizan en otro lugar distinto de su ubicación normal se denominan trasplantes________________.

¿Qué tipos de trasplantes son los más probables de tener éxito?

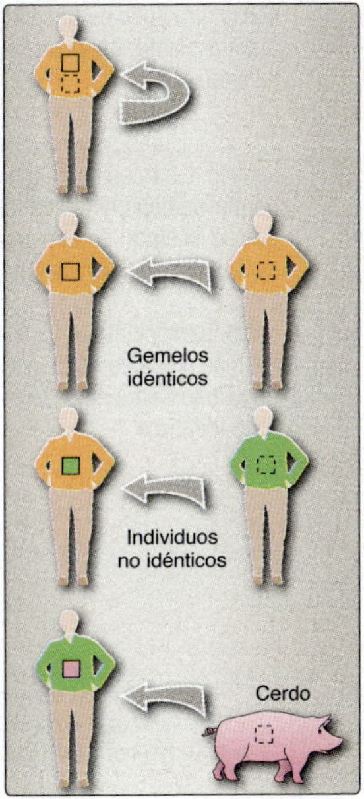

4.31 Respuesta

Aspectos clínicos de la inmunidad: trasplantes

Los cuatro tipos de trasplante que se encuentran en la figura son autotrasplante, trasplante singénico/isotrasplante, alotrasplante y xenotrasplante.

Los trasplantes pueden categorizarse por su ubicación. En este sentido, los trasplantes que se localizan en su ubicación anatómica normal se denominan trasplantes ortotópicos, mientras que aquellos que se localizan en otro lugar distinto de su ubicación normal se denominan trasplantes heterotópicos.

Los autotrasplantes y los trasplantes singénicos/isotrasplantes son los más probables de tener éxito porque los autotrasplantes y los trasplantes singénicos/isotrasplantes el donante y el receptor tienen MHC idénticos.

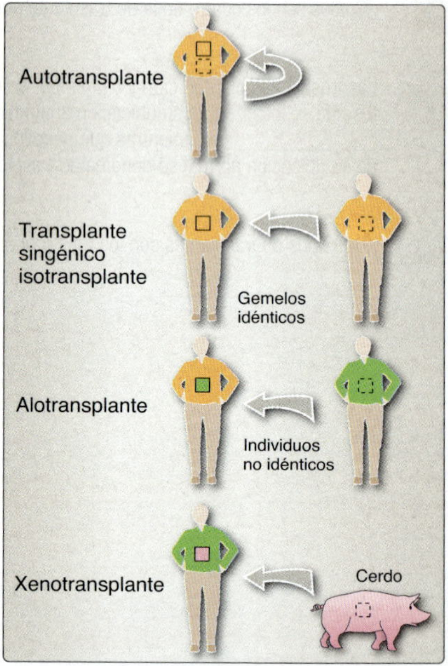

Para abordar más sobre el tema, consulta el capítulo **28** del libro *Inmunología molecular, celular y traslacional* de L. Pavón, M.C. Jiménez y M.E. Garcés publicado por Wolters Kluwer.

Si se realizaran injertos de piel entre diferentes cepas de ratones como se indica por las flechas, ¿qué injertos serían rechazados y cuáles serían aceptados?

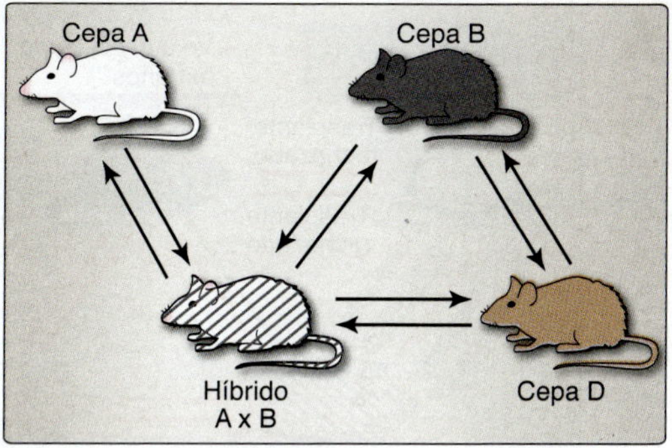

¿Qué tipo de células se esperaría ver en el infiltrado de un órgano rechazado? En otras palabras, ¿qué células median el rechazo de injertos?

Tiene un paciente que necesita un trasplante de riñón. La tipificación del HLA indica que ella es A4/A8, B2/B7, C6/C8. Los donantes disponibles expresan: (1) A16/A4, B2/B7, C10/C6; (2) A4/A8, B4/B7, C10/C12; (3) A12/A14, B7/B6, C8/C6; (4)A4/A12, B6/B10, C6/C8; y (5) A6/A10, B3/B7, C6/C8. ¿Qué donante sería el mejor candidato?

Aspectos clínicos de la inmunidad: trasplantes

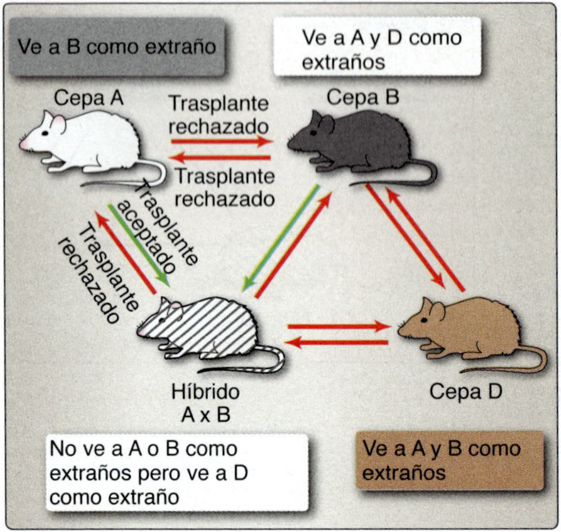

Los linfocitos, fagocitos (macrófagos y neutrófilos) y otras células inflamatorias (mastocitos, basófilos) median el rechazo de injertos.

El donante 1 (A16/A4, B2/B7, C10/C6) tiene el mayor número de alelos compatibles y sería el mejor donante.

Para abordar más sobre el tema, consulta el capítulo **28** del libro *Inmunología molecular, celular y traslacional* de L. Pavón, M.C. Jiménez y M.E. Garcés publicado por Wolters Kluwer.

Aspectos clínicos de la inmunidad: trasplantes

4.33 Pregunta

Tipo de sangre del receptor \ Tipo de sangre del donante	O Rh⁻	O Rh⁺	A Rh⁻	A Rh⁺	B Rh⁻	B Rh⁺	AB Rh⁻	AB Rh⁺
O Rh⁻								
O Rh⁺								
A Rh⁻								
A Rh⁺								
B Rh⁻								
B Rh⁺								
AB Rh⁻								
AB Rh⁺								

Para cada grupo sanguíneo del donante, indique los grupo sanguíneos que pueden recibir.

¿Por qué no es necesario hacer una tipificación de HLA para las trasfusiones de sangre?

¿Por qué las diferencias del Rh, pero no del AB0, causan la enfermedad hemolítica del recién nacido?

Aspectos clínicos de la inmunidad: trasplantes

Tipo de sangre del receptor \ Tipo de sangre del donante	0 Rh⁻	0 Rh⁺	A Rh⁻	A Rh⁺	B Rh⁻	B Rh⁺	AB Rh⁻	AB Rh⁺
0 Rh⁻	+							
0 Rh⁺	+	+						
A Rh⁻	+		+					
A Rh⁺	+	+	+	+				
B Rh⁻	+				+			
B Rh⁺	+	+			+	+		
AB Rh⁻	+		+		+		+	
AB Rh⁺	+	+	+	+	+	+	+	+

Para abordar más sobre el tema, consulta el capítulo **28** del libro *Inmunología molecular, celular y traslacional* de L. Pavón, M.C. Jiménez y M.E. Garcés publicado por Wolters Kluwer.

No es necesario hacer una tipificación de HLA para las trasfusiones de sangre porque los eritrocitos (RBC) no expresan HLA.

Los anticuerpos contra AB0, que son carbohidratos, son IgM. La IgM no cruza placenta. El Rh es una proteína y los anticuerpos anti-Rh son IgG, la cual puede cruzar a placenta.

Aspectos clínicos de la inmunidad: trasplantes

4.34 Pregunta

Cuando se trasplantan tejidos entre individuos con MHC/HLA completamente compatibles, los epítopos de las proteínas polimórficas funcionan como antígenos de histocompatibilidad __________, los cuales generalmente estimulan reacciones de rechazo (más débiles/más fuertes/equivalente) que los propios MHC/HLA.

La expresión de las proteínas MHC/HLA en la superficie celular (sí/no) requiere la asociación con péptidos.

Un niño de 14 años de edad recibe un trasplante de médula ósea de su hermana con HLA idéntico. Varias semanas después del trasplante, presenta bilirrubina sérica ligeramente elevada, diarrea leve, y eritema maculopapular en sus extremidades. ¿Cuál es la causa más probable de estos síntomas?

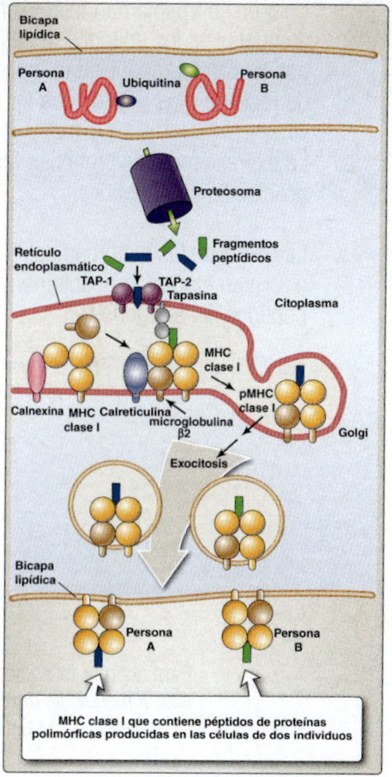

Aspectos clínicos de la inmunidad: trasplantes

Cuando se trasplantan tejidos entre individuos con MHC/HLA completamente compatibles, los epítopos de las proteínas polimórficas funcionan como antígenos de histocompatibilidad menor, los cuales generalmente estimulan reacciones de rechazo más débiles que los propios MHC/HLA.

La expresión de las proteínas MHC/HLA en la superficie celular sí requiere la asociación con péptidos.

La causa de los síntomas del niño es la enfermedad de injerto contra hospedero (EICH) en etapa I, probablemente a que los linfocitos en el injerto reconocen a los péptidos del antígeno H-Y.

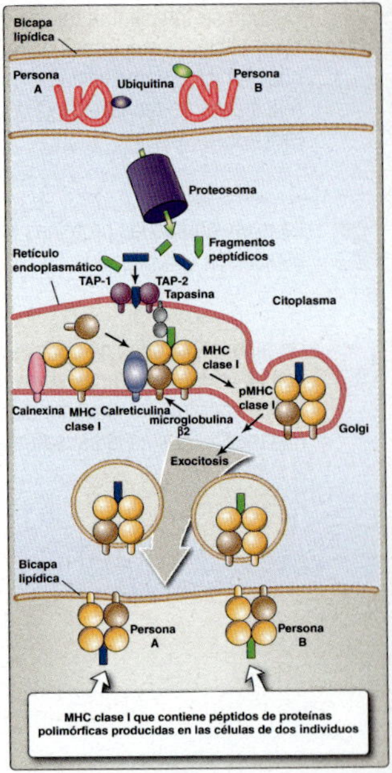

Para abordar más sobre el tema, consulta el capítulo **28** del libro *Inmunología molecular, celular y traslacional* de L. Pavón, M.C. Jiménez y M.E. Garcés publicado por Wolters Kluwer.

Aspectos clínicos de la inmunidad: trasplantes

4.35 Pregunta

La figura ilustra un vaso sanguíneo de un trasplante de riñón que falló ¿por qué tipo de rechazo?

Este tipo de rechazo es una reacción de hipersensibilidad ___________.

Una mujer de 45 años de edad que ha tenido cuatro embarazos del mismo padre recibió un trasplante de riñón de un donante con el que coincidía en grupo sanguíneo y la mayoría de antígeno HLA. A las horas del trasplante, el riñón se tornó oscuro y cesó el flujo de la orina. ¿Cuál es la cusa más probable de esta reacción hiperaguda?

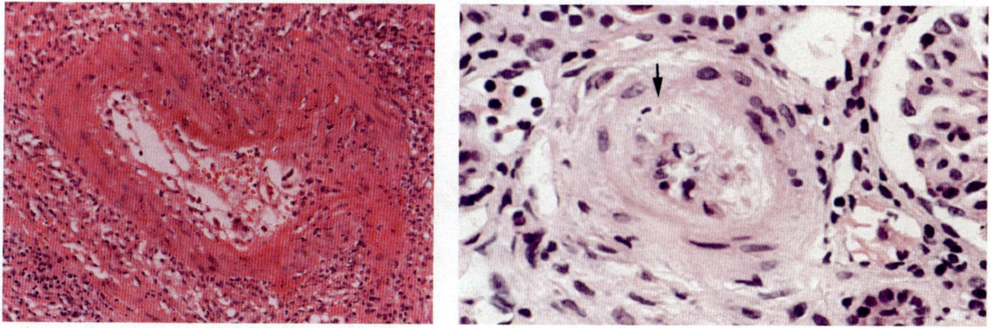

A B

4.35 Respuesta

Aspectos clínicos de la inmunidad: trasplantes

El trasplante falló por rechazo hiperagudo.

Este tipo de rechazo en una reacción de hiperensibilidad <u>tipo II</u>.

La reacción hiperaguda se debe a la preexistencia de anticuerpos contra el grupo sanguíneo, contra los anticuerpos HLA, los cuales se encuentran en las células endoteliales. Durante el embarazo las mujeres generan anticuerpos contra el HLA del padre. La causa más probable es que el donante tuviera un HLA en común con el padre de sus hijos para el cual la madre tenía anticuerpos preexistentes.

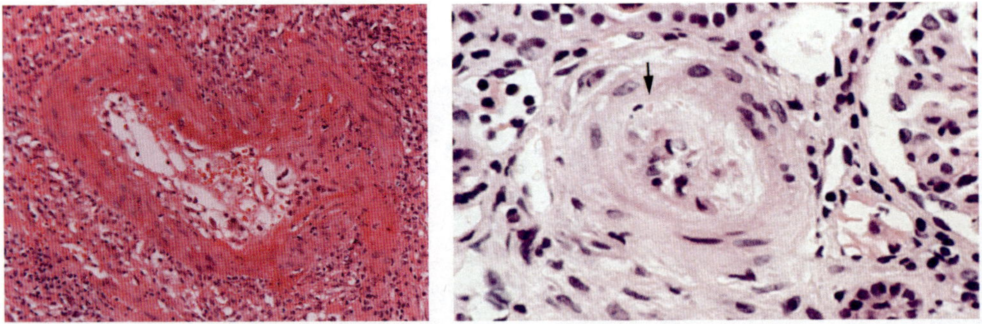

A B

Para abordar más sobre el tema, consulta los capítulos **19** y **28** del libro *Inmunología molecular, celular y traslacional* de L. Pavón, M.C. Jiménez y M.E. Garcés publicado por Wolters Kluwer.

¿Cuál de los dos mecanismos se asocia con el rechazo agudo y cuál con el rechazo crónico? ¿Cuál es la relación en tiempo de los dos tipos de presentación de antígenos en el trasplante?

Las principales células efectoras en el rechazo agudo son _____ ___________ ___ ________________ _____ ___ _____ ___ ______ _______________ que causan citotoxicidad celular y daño al tejido, convirtiéndolo en un ejemplo de hipersensibilidad _____ ___.

Una mujer de 35 años de edad recibe un trasplante de riñón de su hermano quien tiene un grupo de alelos del MHC estrechamente relacionado con el suyo. Para suprimir el rechazo se le administran esteroides y tacrolimus. ¿Cómo suprimen el rechazo estos medicamentos?

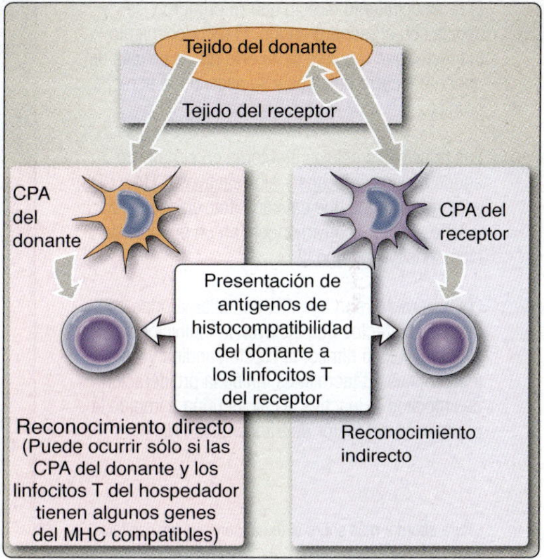

4.36 Respuesta

Aspectos clínicos de la inmunidad: trasplantes

El reconocimiento directo ocurre primero y se asocia con el rechazo agudo. El reconocimiento indirecto, que requiere la muerte de las células del donante, ocurre después y se asocia con el rechazo crónico.

Las principales células efectoras en el rechazo agudo son los linfocitos T alorreactivos (CD4 y CD8) y los macrófagos que causan citotoxicidad celular y daño al tejido, convirtiéndolo en un ejemplo de hipersensibilidad tipo IV.

Los esteroides son agentes antiinflamatorios con diferentes efectos que incluyen la inhibición de citocinas, óxido nítrico, la prostaglandina y los leucotrienos. El tacrolimus inhibe la proliferación de linfocitos T. Inactiva la calcineurina e impide la producción del factor de transcripción NFAT.

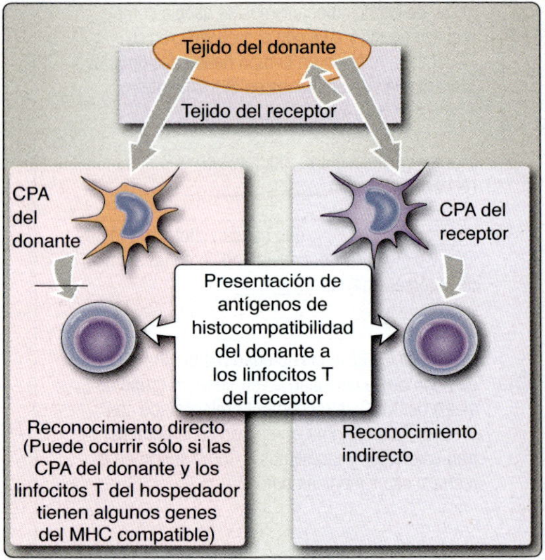

Para abordar más sobre el tema, consulta los capítulos **28** y **29** del libro *Inmunología molecular, celular y traslacional* de L. Pavón, M.C. Jiménez y M.E. Garcés publicado por Wolters Kluwer.

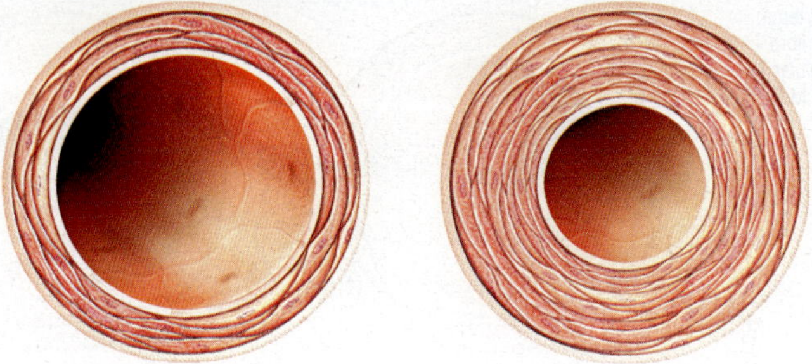

El diagrama ilustra los cambios arteriales en el rechazo ______________. El daño es iniciado en gran medida por anticuerpos contra ______.

El reconocimiento de antígenos y la respuesta de los anticuerpos en este rechazo crónico involucran a las células del sistema inmunitario del donante/receptor/ambos, el donante y el receptor, mientras que el reconocimiento de antígenos en el rechazo agudo involucra las células del sistema inmunitario del donante/receptor/ambos, el donante y el receptor.

De los tres tipos de rechazo, hiperagudo, agudo y crónico, ¿cuál es el más tratable?

Aspectos clínicos de la inmunidad: trasplantes

Para abordar más sobre el tema, consulta el capítulo **28** del libro *Inmunología molecular, celular y traslacional* de L. Pavón, M.C. Jiménez y M.E. Garcés publicado por Wolters Kluwer.

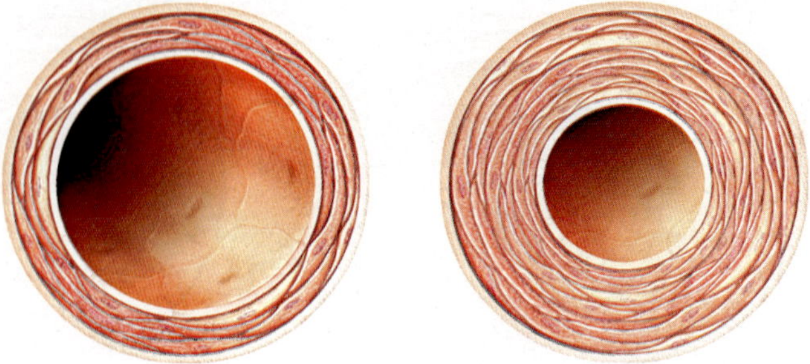

El diagrama ilustra los cambios arteriales en el rechazo crónico. El daño es iniciado en gran medida por anticuerpos contra HLA.

El reconocimiento de antígenos y la respuesta de los anticuerpos en este rechazo crónico involucran a las células del sistema inmunitario del receptor, mientras que el reconocimiento de antígenos en el rechazo agudo involucra las células del sistema inmunitario de ambos, el donante y el receptor.

El rechazo agudo es más tratable.

El nombre en general para los tejidos/órganos (p. ej., ojo, hígado y cerebro) de los que se puede practicar un trasplante sin considerar la compatibilidad del HLA es __________ __________ __________.

Un niño de 12 años de edad llega a urgencias con trauma severo en su ojo izquierdo, a causa de un palo que se le introdujo al sufrir una caída. Para preservar la vista en su ojo derecho y evitar la ceguera, ¿Cuál es la acción correcta a seguir?

a) Administrar una dosis alta de antibióticos de amplio espectro.
b) Quitar el palo del ojo izquierdo y vendarlo.
c) Quitar el ojo izquierdo inmediatamente.
d) Quitar el palo del ojo izquierdo y realizar un trasplante de córnea donada por un individuo recién fallecido.

Aspectos clínicos de la inmunidad: trasplantes

El nombre en general para los tejidos/órganos (p. ej., ojo, hígado y cerebro) donde se se puede practicar un trasplante sin considerar la compatibilidad del HLA es sitios inmunológicamente privilegiados.

c) Quitar el ojo izquierdo inmediatamente. Durante el desarrollo de linfocitos T, éstos no están expuestos a antígenos del ojo por lo que no hay tolerancia central. Una lesión traumática liberaría estos antígenos y los linfocitos T activados destruirían al ojo derecho sano. En consecuencia, para preservar la vista del niño, es necesario quitar el ojo lesionado antes de que se puedan activar los linfocitos T.

Para abordar más sobre el tema, consulta el capítulo **28** del libro *Inmunología molecular, celular y traslacional* de L. Pavón, M.C. Jiménez y M.E. Garcés publicado por Wolters Kluwer.

En la enfermedad de injerto contra hospedador (EICH), las células ____________ del ___________ estimulan a los linfocitos ___ alorreactivos del ___________.

La compatibilidad del HLA en el trasplante de médula ósea es necesaria para evitar después el EICH. ¿Por qué también es importante en la reconstitución del sistema inmunológico?

¿Cuáles son las tres reacciones del tejido que se utilizan para determinar el grado de el EICH?

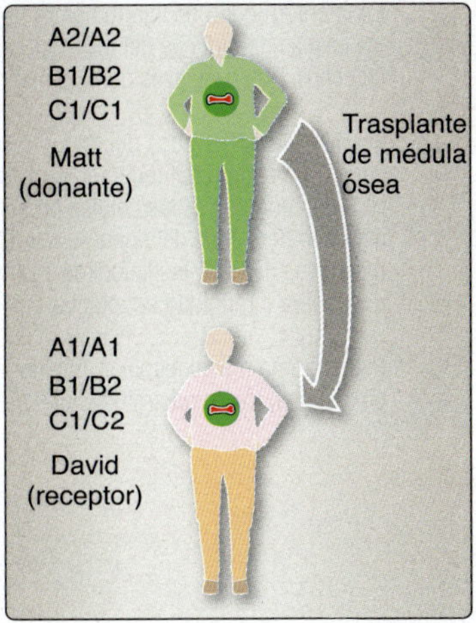

4.39 Respuesta — Aspectos clínicos de la inmunidad: trasplantes

En la enfermedad de injerto contra hospedero (EICH), las células dendríticas del receptor estimulan a los linfocitos T alorreactivos del donante.

Los timocitos derivados del donante serán "educados" en el timo del receptor para reconocer el HLA del receptor. Si las células presentadoras de antígeno derivadas del donante no expresan esas moléculas de HLA, los linfocitos T no serán activados y no habrá inmunidad adaptativa.

Piel: eritema maculopapular; hígado: nivel de bilirrubina sérica; tracto gastrointestinal: grado de diarrea.

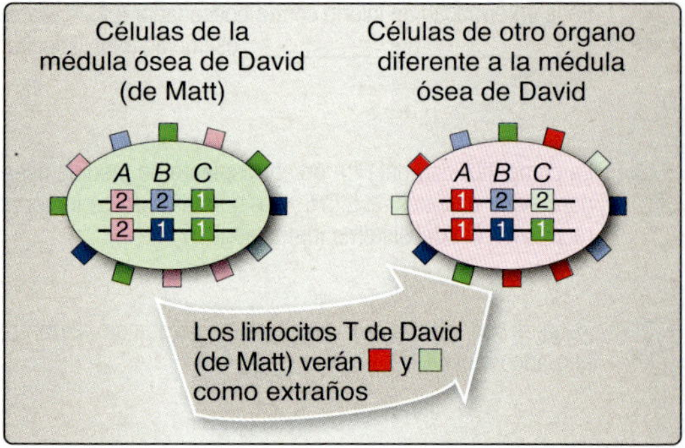

Para abordar más sobre el tema, consulta el capítulo **28** del libro *Inmunología molecular, celular y traslacional* de L. Pavón, M.C. Jiménez y M.E. Garcés publicado por Wolters Kluwer.

Ejemplos de enfermedades malignas para las que el trasplante de médula ósea es una terapia
Leucemia mieloide aguda (LMA)
Leucemia linfocítica aguda (LLA)
Leucemia mieloide crónica (LMC)
Mieloma múltiple
Mielodisplasia
Enfermedad de Hodkin
Linfoma no-Hodkin
Cáncer ovárico
Cáncer testicular
Neuroblastoma

John es un niño de 14 años de edad con leucemia que requiere un trasplante de médula ósea. Tiene un hermano gemelo idéntico y otro hermano con HLA idéntico y ambos están dispuestos a donar médula ósea. ¿Quién proporcionaría un mejor resultado y por qué?

Además de los linfocitos T, ¿a qué otras células del sistema inmunitario afectan las diferencias en el MHC clase I? ¿Cómo contribuirían a la eliminación de células de leucemia?

Aspectos clínicos de la inmunidad: trasplantes

El hermano con HLA idéntico podría ser el mejor donante. A diferencia del gemelo idéntico, es probable que haya diferencias en el antígeno menor de histocompatibilidad entre John y el hermano con HLA idéntico. La diferencia provocaría algún efecto de EICH, que ayuda al injerto, y algún efecto de injerto *versus* leucemia (GVL, *graft versus leukemia*) que trataría la enfermedad.

Las diferencias en el MHC clase I afectan a las células NK. Los receptores KIR (*killer immunoglobulin-like receptor*) de las células NK reconocen el MHC clase I. Si hay diferencias entre el donante y el receptor, las células de leucemia residuales no serán capaces de "inhibir" a las células NK que surgen del injerto. Estas células NK serán capaces de matar la leucemia residual.

Para abordar más sobre el tema, consulta los capítulos **12** y **28** del libro *Inmunología molecular, celular y traslacional* de L. Pavón, M.C. Jiménez y M.E. Garcés publicado por Wolters Kluwer.

4.41 Pregunta

Medicamento	Mecanismo de acción
Metrotrexato	
Prednisona	
FK506	
Azatioprina	
Ciclosporina	
Ciclofosfamida	

Para cada medicamento, indique si el mecanismo de acción principal es: inhibición de la síntesis del ADN, inhibición de la transcripción de las citocinas, inhibición de la calcineurina, inhibición de la síntesis de las purinas.

Los corticoesteroides bloquean la transcripción de las citocinas al interferir con la vía de señalización __________.

¿Cuál de los medicamentos enlistados en la tabla sería más útil para bloquear la activación de los linfocitos T después de un trasplante de médula ósea?

4.41 Respuesta Aspectos clínicos de la inmunidad: inmunofarmacología

Medicamento	Mecanismo de acción
Metrotrexato	Inhibición de la síntesis del ADN
Prednisona	Inhibición de la transcripción de las citocinas
FK506	Inhibición de la calcineurina
Azatioprina	Inhibición de las purinas y la síntesis del ADN
Ciclosporina	Inhibición de la calcineurina
Ciclofosfamida	Inhibición de la síntesis del ADN

Los corticoesteroides bloquean la transcripción de las citocinas al interferir con la vía de señalización NF-κB.

La ciclosporina y el FK506 son los más útiles para bloquear la activación de los linfocitos T después de un trasplante de médula ósea.

Para abordar más sobre el tema, consulta el capítulo **29** del libro *Inmunología molecular, celular y traslacional* de L. Pavón, M.C. Jiménez y M.E. Garcés publicado por Wolters Kluwer.

Mencione cuatro formas en los que los corticoesteroides actúan para inhibir la inflamación.

¿Qué citocinas y quimiocinas se asocian con la inmunidad/inflamación mediada por macrófagos?

Una mujer de 32 años de edad con LES ha estado tomando altas dosis de corticoesteroides durante 2 años. Llega a urgencias quejándose de fiebre y falta de aliento durante 2 semanas. Rayos X del pecho indican que tiene neumonía. Se aísla *Pneumocystis carinii/jiroveci* de un lavado branquial. ¿Cuál es la razón de esta infección y cómo impediría que fuera recurrente?

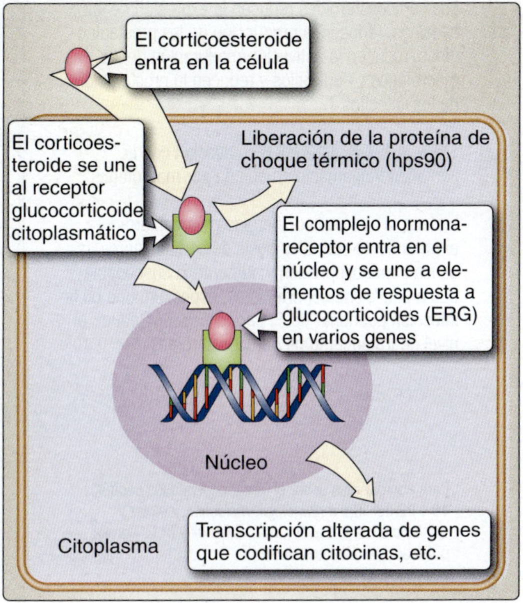

Aspectos clínicos de la inmunidad: inmunofarmacología

Los corticoesteroides reducen la expresión de las citocinas, reducen la producción de las prostaglandinas, reducen la activación/maduración de los macrófagos y neutrófilos y reducen la proliferación de los linfocitos T.

TNFα, IL1, IL6, IL12 e IL8 se asocian con la inmunidad/inflamación mediada por macrófagos.

La terapia con corticoesteroides, particularmente el tratamiento con altas dosis de corticoesteroides causa inmunosupresión y aumenta la susceptibilidad a infecciones oportunistas, especialmente de la infección pulmonar de *P. carinii/jiroveci*. Reducir el nivel de tratamiento de corticoesteroides.

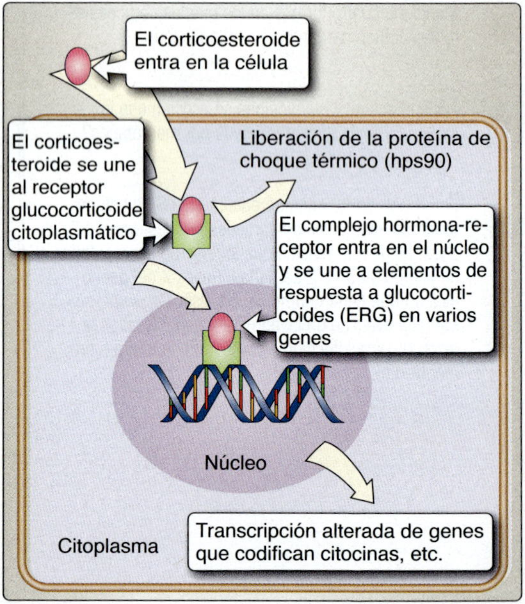

Para abordar más sobre el tema, consulta los capítulos **19** y **22** del libro *Inmunología molecular, celular y traslacional* de L. Pavón, M.C. Jiménez y M.E. Garcés publicado por Wolters Kluwer.

¿Cuál es la diferencia entre los anticuerpos policlonales y los anticuerpos monoclonales?

En un anticuerpo monoclonal, ¿qué gen/segmentos de proteína son idénticos en cada Ig?

¿Qué tipo de terapia (anticuerpos monoclonales o policlonales) es más apropiada para los pacientes con inmunodeficiencias (p. ej., deficiencia de BTK)?

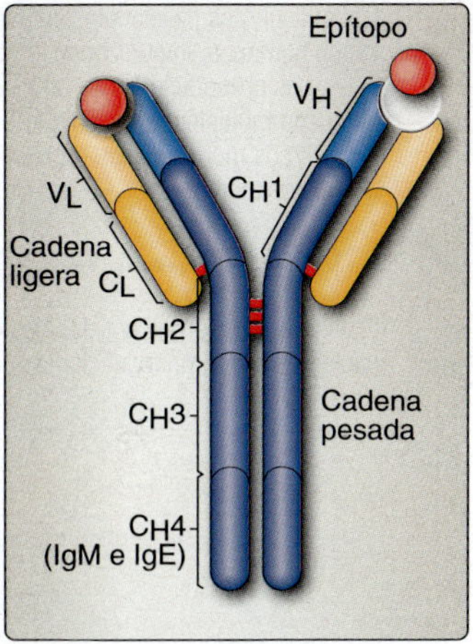

4.43 Respuesta Aspectos clínicos de la inmunidad: inmunofarmacología

Los anticuerpos policlonales se purifican a partir del suero de animales, incluyendo humanos, inmunizados (o no inmunizados en el caso de la terapia con Ig IV). Las preparaciones de anticuerpos policlonales contienen moléculas de Ig con múltiples regiones que V se unen con múltiples epítopos. Los anticuerpos monoclonales derivan de una clona de linfocito B y se unen con un solo epítopo.

V_H, C_{H1}, C_{H2}, C_{H3}, C_{H4}, V_L, y C_L son idénticos en cada Ig.

El uso de anticuerpos policlonales es más apropiado como terapia para pacientes con inmunodeficiencias que los anticuerpos monoclonales.

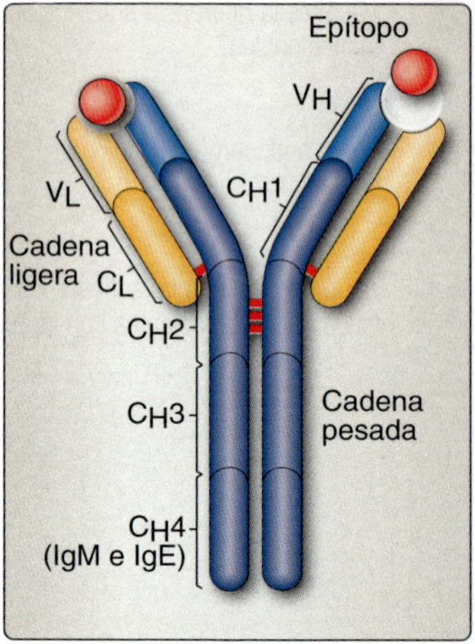

Para abordar más sobre el tema, consulta los capítulos **9** y **29** del libro *Inmunología molecular, celular y traslacional* de L. Pavón, M.C. Jiménez y M.E. Garcés publicado por Wolters Kluwer.

¿Cuál es la diferencia entre un anticuerpo quimérico y uno humanizado?

¿Por qué es problemático tratar a un paciente con múltiples dosis de un anticuerpo monoclonal de ratón?

Complete la tabla. Para cada enfermedad, ¿cuál de los siguientes anticuerpos es un tratamiento apropiado?

Anti-CD3 (otelixizumab, teplizumab, visilizumab); anti-TNFα (infliximab, humira); anti-CD20 (rituximab, ofatumumab); anti-integrina alfa-4 (natalizumab); anti-proteína C5 del complemento (eculizumab); anti-IgE (omalizumab); antirreceptores HER (herceptin).

Enfermedad	Anticuerpos monoclonales
Esclerosis múltiple (severa)	
Artritis reumatoide/artritis psoriásica	
Linfoma de linfocitos B/leucemia linfocítica crónica (LLC)	
Cáncer de mama con HER2 sobreexpresado	
Hemoglobinuria nocturna paroxística	
Asma alérgico moderado a severo	
Enfermedad de Crohn	
Rechazo de injerto	

4.44 Respuesta Aspectos clínicos de la inmunidad: inmunofarmacología

En un anticuerpo quimérico, las regiones C son humanas y las regiones V son de otras especies, normalmente de ratón (Ig total: 65 a 90% humano). En un anticuerpo humanizado, las regiones V y C son humanas, las regiones determinantes de la complementariedad (CDR) presentes en la región V son secuencias de ratón (95% humano).

Un anticuerpo de ratón es una proteína extraña contra la cual el paciente puede generar una respuesta inmunitaria derivando en la "enfermedad del suero".

Enfermedad	Anticuerpos monoclonales
Esclerosis múltiple (severa)	Natalizumab (anti-integrina 4α)
Artritis reumatoide/artritis psoriásica	Infliximab, humira (anti-TNFα)
Linfoma de linfocitos B/leucemia linfocítica crónica (LLC)	Rituximab, ofatumumab (anti-CD20)
Cáncer de mama con HER2 sobreexpresado	Herceptin (anti-HER2)
Hemoglobinuria nocturna paroxística	Eculizumab (anti-C5)
Asma alérgico moderado a severo	Omalizumab (anti-IgE)
Enfermedad de Crohn	Infliximab, humira (anti-TNFα)
Rechazo de injerto	Otelixizumab, teplizumab, visilizumab (anti-CD3)

Para abordar más sobre el tema, consulta el capítulo **29** del libro *Inmunología molecular, celular y traslacional* de L. Pavón, M.C. Jiménez y M.E. Garcés publicado por Wolters Kluwer.

Enfermedad	Agentes inmunosupresores/antiinflamatorios
Enfermedad de Crohn	
Esclerosis múltiple	
Lupus eritematoso sistémico	
Miastenia gravis	
Dermatomiositis	
Colitis ulcerosa	
Psoriasis	
Artritis psoriásica	
Espondilitis anquilosante	

Para cada una de las enfermedades, indique cual de los siguientes agentes inmunosupresores/antiinflamatorios se utilizan: medicamentos antiinflamatorios no esteroideos (AINE), metotrexato, natalizumab, sulfasalazina, inhibidores del TNFα, corticoesteroides, mitoxantrona, azatioprina, ciclofosfamida, hidroxicloroquina, IFNα, IFNβ, ácido acetilsalicílico, acetato de glatiramer, esteroides tópicos y retinoides.

Los anticuerpos antiintegrina, particularmente el anticuerpo antiintegrina α4 natalizumab, son tratamientos potenciales para enfermedades inflamatorias como la enfermedad de Crohn. ¿Cuál es su mecanismo de acción?

Aspectos clínicos de la inmunidad: inmunofarmacología

Enfermedad	Agentes inmunosupresores/antiinflamatorios
Enfermedad de Crohn	Sulfasalazina, corticoesteroides, azatioprina metotrexato, inhibidores del TNFα
Esclerosis múltiple	IFN-β-1α, IFN-β-1β, acetato de glatiramer, mitoxantrona, natalizumab, corticoesteroides
Lupus eritematoso sistémico	Ácido acetilsalicílico, AINE, corticoesteroides, hidroxicloroquina, ciclofosfamida
Miastenia gravis	Corticoesteroides, ciclosporina, azatioprina
Dermatomiositis	Corticoesteroides, azatioprina, ciclofosfamida
Colitis ulcerosa	Sulfasalazina, corticoesteroides, azatioprina, metotrexato, inhibidores del TNFα
Psoriasis	Esteroides tópicos y retinoides, inhibidores del TNFα
Artritis psoriásica	AINE, corticoesteroides, metotrexato, sulfasalazina, inhibidores del TNFα
Espondilitis anquilosante	AINE, sulfasalazina, metotrexato, inhibidores del TNFα

Para abordar más sobre el tema, consulta el capítulo **29** del libro *Inmunología molecular, celular y traslacional* de L. Pavón, M.C. Jiménez y M.E. Garcés publicado por Wolters Kluwer.

Las integrinas en los linfocitos efectores se unen con las moléculas de adhesión/receptores en los sitios de inflamación y facilitan su entrada a éstos sitios. Interferir con el tráfico de los linfocitos efectores tiene el potencial de reducir la inflamación.

Los agentes (p. ej., el alumbre) que mejoran la inmunogenicidad de las vacunas se denominan ________________.

¿Cuál de los siguientes: virus vivo atenuado, polisacárido capsular o toxoide, cumple mejor los criterios de una vacuna efectiva?

Características Inmunológicas de una vacuna efectiva

1. Activa las CPA, los linfocitos B y los linfocitos T
2. Genera un respuesta inmunitaria a múltiples epítopos
3. Persistencia del antígeno, particularmente en las células dendríticas foliculares

Timothy es un hombre de 23 años de edad que llega a urgencias después de un accidente de motocicleta. Sufrió una ruptura del bazo y éste fue removido. Como resultado de la esplenectomía, sería susceptible a infecciones ¿de qué tipo de bacterias? ¿Cómo le trataría para prevenir infecciones?

4.46 Respuesta

Aspectos clínicos de la inmunidad: inmunofarmacología

Los agentes (p. ej., el alumbre) que mejoran la inmunogenicidad de las vacunas se denominan adyuvantes.

Los virus vivos atenuados cumplen mejor con los criterios. Nota: las vacunas vivas atenuadas son mejores inmunógenos que las vacunas tratadas por calor.

Sería susceptible a infecciones de microorganismos que tienen cápsulas de polisacáridos. El bazo juega un papel principal en el combate de este tipo de infecciones. La terapia antibiótica profiláctica prevendría la infección.

Para abordar más sobre el tema, consulta los capítulos **8** y **29** del libro *Inmunología molecular, celular y traslacional* de L. Pavón, M.C. Jiménez y M.E. Garcés publicado por Wolters Kluwer.

Complete la tabla utilizando los siguientes: IL4, IL5, IL13, G-CSF, IL2, IFNα, IFNβ, IFNγ, TNFα, e IL17.

Enfermedad	Terapia de citocina
Hepatitis (B y C)	
Esclerosis múltiple	
EGC (enfermedad granulomatosa crónica)	
Enfermedad maligna	
Neutropenia inducida por radiación/quimioterapia	

Se ha utilizado IFNγ como tratamiento para la dermatitis severa mediada por Ig-E. ¿Qué citocina que estimula el cambio de isotipo a IgE se inhibe con IFNγ? ¿Qué población de linfocitos T cooperadores producen estas citocinas?

4.47 Respuesta Aspectos clínicos de la inmunidad: inmunofarmacología

Enfermedad	Terapia de citocina
Hepatitis (B y C)	IFNα
Esclerosis múltiple	IFNβ
EGC (enfermedad granulomatosa crónica)	IFNγ
Enfermedad maligna	IL2
Neutropenia inducida por radiación/quimioterapia	G-CSF; GM-CSF

Se ha utilizado IFNγ como tratamiento para la dermatitis severa mediada por Ig-E. La producción de IL4, la cual es producida por linfocitos T_H2, es inhibida por el IFNγ, el cual es producido por linfocitos T_H1.

Para abordar más sobre el tema, consulta los capítulos **15** y **18** del libro *Inmunología molecular, celular y traslacional* de L. Pavón, M.C. Jiménez y M.E. Garcés publicado por Wolters Kluwer.

Un tumor que no puede continuar creciendo y no invade el tejido a su alrededor se denomina tumor ___________, mientras que uno que crece indefinidamente e invade el tejido a su alrededor se denomina tumor ___________.

Existen dos tipos generales de tumores de las células del sistema inmunitario: los ______________ son tumores sólidos dentro de los tejidos linfoides. Las ______________ se componen de células individuales dispersas del linaje linfoide o mieloide.

El linfoma de Hodgkin puede distinguirse del linfoma no-Hodgkin por la presencia de células ____________________, las cuales son células gigantes, multinucleadas características del la enfermedad de Hodgkin.

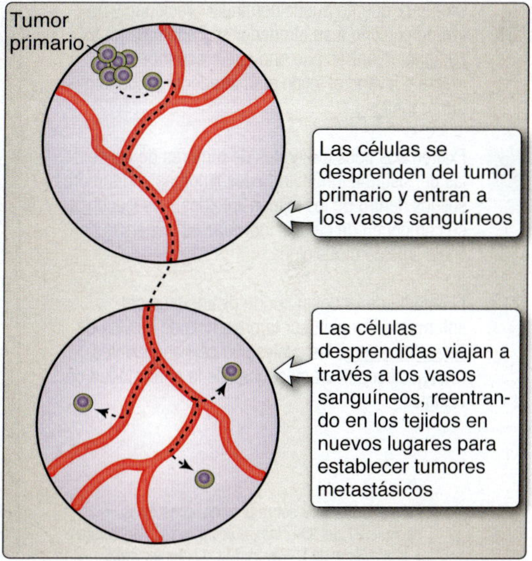

4.48 Respuesta Aspectos clínicos de la inmunidad: inmunología de tumores

Un tumor que no puede continuar creciendo y no invade el tejido a su alrededor se denomina tumor benigno, mientras que uno que crece indefinidamente e invade el tejido a su alrededor se denomina tumor maligno.

Existen dos tipos generales de tumores de las células del sistema inmunitario: los linfomas son tumores sólidos dentro de los tejidos linfoides. Las leucemias se componen de células individuales dispersas del linaje linfoide o mieloide.

El linfoma de Hodgkin puede distinguirse del linfoma no-Hodgkin por la presencia de células de Reed-Sternberg, las cuales son células gigantes, multinucleadas características de la enfermedad de Hodgkin.

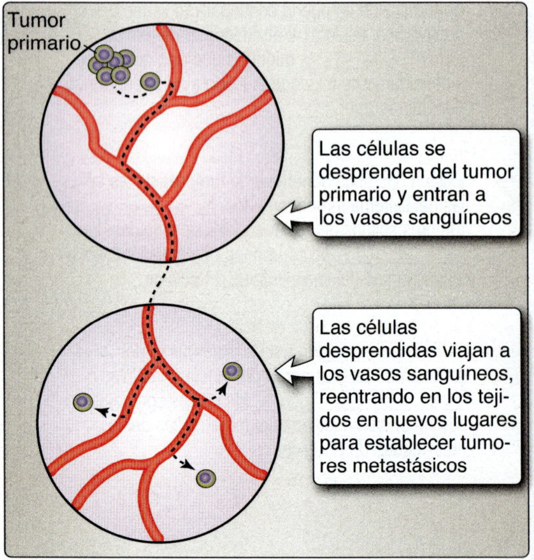

Para abordar más sobre el tema, consulta el capítulo **27** del libro *Inmunología molecular, celular y traslacional* de L. Pavón, M.C. Jiménez y M.E. Garcés publicado por Wolters Kluwer.

Los oncogenes pueden clasificarse en tres grupos dependiendo de si están involucrados en la estimulación de la división celular, la inhibición de la división celular (supresores tumorales) o la regulación de la apoptosis. Para cada oncogén de la tabla indique a qué grupo pertenece.

En muchos tumores de linfocitos B, los oncogenes (p. ej., myc y bcl-2) están traslocados al loci _____ ___ ___ __________ __________ ___ __________ ___ ___ ___, lo que resulta en una regulación alterada.

El diagnóstico de la mayoría de CML, 90%, es la presencia del cromosoma Philadelphia, el cual da como resultado la formación del producto oncogénico __________. Estos cánceres pueden ser tratados con medicamentos (p. ej., Gleevec) que inhiben el _____, el cual funciona como una __________ __________ (actividad enzimática).

Oncogén	Clasificación
Abl	
p53	
Bcl-2	
Rb	
Myc	
Ras	
Erb-b	
BAX	

Aspectos clínicos de la inmunidad: inmunología de tumores

Oncogén	Clasificación
Abl	Estimula la división celular
p53	Supresor tumoral
Bcl-2	Regula la apoptosis
Rb	Supresor tumoral
Myc	Estimula la división celular
Ras	Estimula la división celular
Erb-b	Estimula la división celular
BAX	Regula la apoptosis

En muchos tumores de linfocitos B, los oncogenes (p. ej., myc y bcl-2) están traslocados al loci de las Ig, ya sea de la cadena pesada o de la ligera, lo que resulta en una regulación alterada.

El diagnóstico de la mayoría de CML, 90%, es la presencia del cromosoma Philadelphia, el cual da como resultado la formación del producto oncogénico BCR-ABL. Estos tipos de cáncer pueden ser tratados con medicamentos (p. ej., Gleevec) que inhiben el Abl, el cual funciona como una tirosina cinasa (actividad enzimática).

Para abordar más sobre el tema, consulta el capítulo **27** del libro *Inmunología molecular, celular y traslacional* de L. Pavón, M.C. Jiménez y M.E. Garcés publicado por Wolters Kluwer.

Los antígenos tumorales pueden clasificarse como antígenos específicos de tumor (AET) o antígenos asociados con el tumor (AAT). ¿Qué distingue al AAT del AET?

Antígeno	Tipo de antígeno
p53	AET
MAGE2	AAT
HER2	AET
BCR-ABL	AAT

¿Cómo explicaría la capacidad de generar una respuesta inmunitaria a péptidos del cáncer/antígenos testiculares (proteínas normales expresadas en el esperma o los trofoblastos)?

Un grupo de ratones es inmunizado con el tumor A irradiado. Cuatro semanas después, los ratones son divididos en dos grupos. A un grupo se le inyecta con el tumor vivo B y al otro grupo se le inyecta el tumor vivo A. ¿En qué ratones crecerán los tumores? ¿Qué indican los resultados sobre la respuesta inmunitaria a los tumores en pacientes de cáncer?

4.50 Respuesta Aspectos clínicos de la inmunidad: inmunología de tumores

Los AET son péptidos derivados de un proteína celular mutada, mientras que los AAT son péptidos derivados tanto de antígenos neonatales/embrionarios sobreexpresados o reexpresados.

En condiciones normales, las proteínas no se expresan en células somáticas. Por lo tanto, la tolerancia de los linfocitos T no se induce durante la selección de linfocitos T en el timo.

Los tumores crecerán en los ratones a los que se les inyectó el tumor B pero no a los que se le inyectó el tumor A. Los pacientes de cáncer pueden generar una respuesta inmunitaria contra su tumor, pero no a un tumor no relacionado. En otras palabras, la respuesta inmunitaria es específica de tumor.

Antígeno	Tipo de antígeno
p53	AET
MAGE2	AAT
HER2	AET
BCR-ABL	AAT

Para abordar más sobre el tema, consulta el capítulo **27** del libro *Inmunología molecular, celular y traslacional* de L. Pavón, M.C. Jiménez y M.E. Garcés publicado por Wolters Kluwer.

¿Qué células del sitema inmunitario están involucradas con la inmunovigilancia del epitelio y la eliminación de las células mutadas?

¿En qué tejido son preparados y activados para reconocer antígenos tumorales los linfocitos T que expresan αβTCR?

¿Cómo afecta la inmunosupresión a la probabilidad de que un paciente desarrolle cáncer?

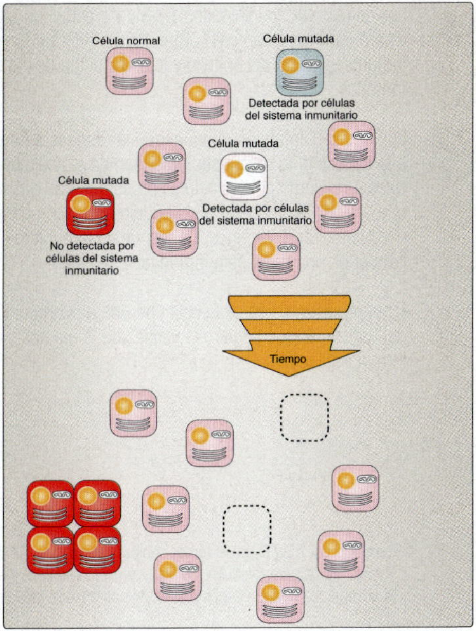

4.51 Respuesta — Aspectos clínicos de la inmunidad: inmunología de tumores

Las células NK, los linfocitos T $\gamma\delta$ y los linfocitos T CD4 y CD8 (que expresan $\alpha\beta$TCR) están involucrados en la inmunovigilancia del epitelio y la eliminación de las células mutadas.

Los nódulos linfáticos. Al igual que la respuesta inmunitaria a la infección, la respuesta inmunitaria a las células tumorales es iniciada por las células presentadoras de antígeno que "llevan" el antígeno a los nódulos linfáticos para activar a los linfocitos T vírgenes. La respuesta inmunitaria al cáncer es una respuesta inmunitaria "normal".

La inmunosupresión se asocia con una mayor incidencia del cáncer, lo que sugiere la validez de la hipótesis de la inmunovigilancia.

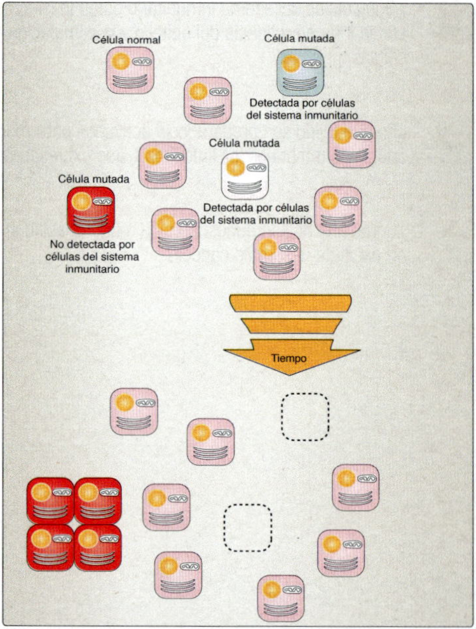

Para abordar más sobre el tema, consulta el capítulo **27** del libro *Inmunología molecular, celular y traslacional* de L. Pavón, M.C. Jiménez y M.E. Garcés publicado por Wolters Kluwer.

Las células NK que atacan a las células malignas y son generadas en presencia de altos niveles de IL2 son conocidas también como ____________ ____________ ____________ ______ ____________ ______.

¿Cuáles son los nombres de las moléculas asociadas al estrés en las células epiteliales transformadas que actúan como ligandos para KIR NKG2D?

El análisis de los marcadores de superficie celular expresados en las células tumorales aisladas de un paciente con carcinoma avanzado indica la presencia de dos poblaciones distintas de células tumorales. Una población tiene niveles más bajos de MHC clase I que las células epiteliales alrededor y expresa MIC. La otra población tiene niveles bajos/normales de MHC clase I y no expresa antígenos MIC. ¿Cómo esperaría que afectaran estos fenotipos a la capacidad de las células NK de matar el tumor?

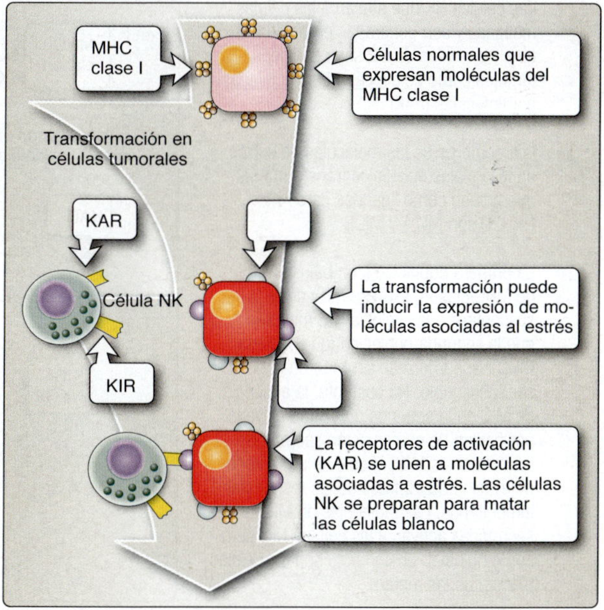

Aspectos clínicos de la inmunidad: inmunología de tumores

Las células NK que atacan a las células malignas y son generadas en presencia de altos niveles de IL2 son conocidas también como células asesinas activadas por linfocinas (LAK).

Los nombres de las moléculas de estrés en las células epiteliales transformadas que actúan como ligandos para KIR NKG2D son MICA y MICB.

La primera población (con bajos niveles de MHC clase I, expresa MIC) debería ser susceptible a las células NK, mientras que la segunda población (que expresa MHC clase I/normal, sin MIC) no debería ser susceptible. No obstante, la ausencia de MIC en la segunda población eleva la posibilidad de que se estén secretando las moléculas MIC, el cual es un método de evasión de tumores de las respuestas inmunitarias. Las moléculas de MIC secretadas activan a las células NK, pero como no están en contacto con las células blanco, no las matan.

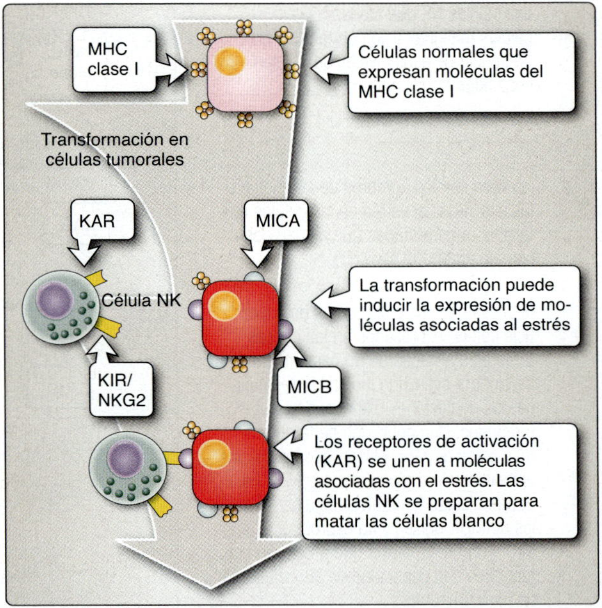

Los macrófagos secretan la citocina __________, la cual inhibe el crecimiento tumoral al estimular la necrosis celular e inhibir la angiogénesis. Las células tumorales secretan la citocina __________, la cual inhibe tanto a los linfocitos T H1 CD4, como a los linfocitos T CD8 y activa/recluta linfocitos __________.

En ausencia de inflamación, las células dendríticas que presentan antígenos tumorales no logran expresar B7/CD86. ¿Cuál sería el destino de los linfocitos T específicos para antígenos tumorales activados por estas células dendríticas?

Se tomaron biopsias de dos pacientes de cáncer. En un paciente hubo un gran número de células FOXP3 rodeando la lesión neoplásica. En el otro paciente no hubo células FOXP3 sino un gran número de linfocitos T CD8 alrededor de la lesión neoplásica. ¿Qué paciente tiene más probabilidades de tener una mejor prognosis y por qué?

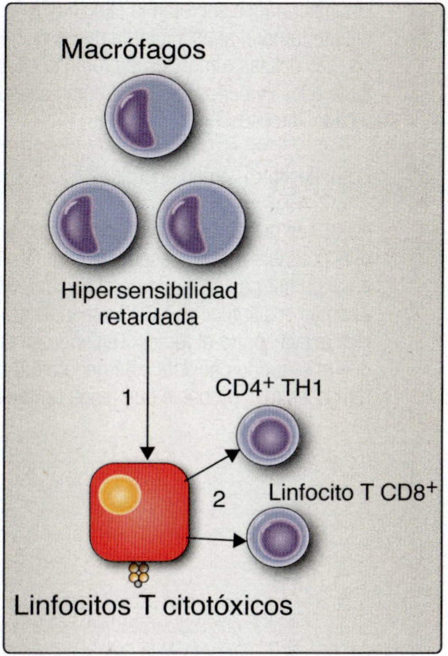

4.53 Respuesta

Aspectos clínicos de la inmunidad: inmunología de tumores

Los macrófagos secretan la citocina TNFα, la cual inhibe el crecimiento tumoral al estimular la necrosis celular e inhibir la angiogénesis. Las células tumorales secretan la citocina TGFβ, la cual inhibe tanto a los linfocitos T_H1 CD4, como a los linfocitos T CD8 y activa/recluta linfocitos T_{reg}.

Los linfocitos T serían anérgicos.

FOXP3 es un marcador para los linfocitos T_{reg}, lo que sugiere que es más probable que las respuesta inmunitaria al tumor sea inhibida en el primer paciente que en el paciente sin linfocitos T con FOXP3. Además, los linfocitos T CD8 son indicativos de un respuesta citotóxica activa contra el tumor. Teniendo en cuenta que es más probable que el segundo paciente esté generando una respuesta inmunitaria al tumor, es más probable que tenga un mejor pronóstico.

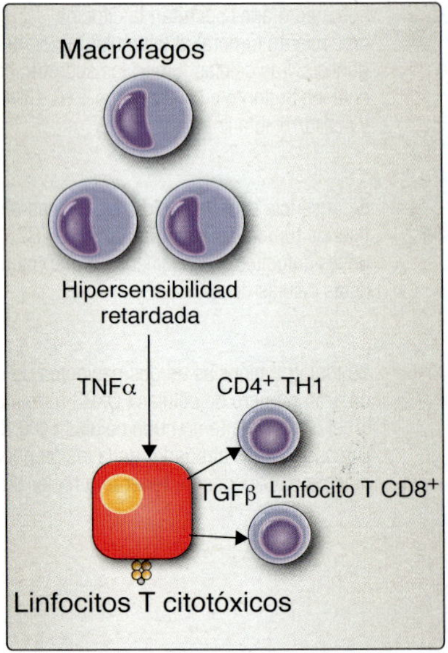

Para abordar más sobre el tema, consulta el capítulo **27** del libro *Inmunología molecular, celular y traslacional* de L. Pavón, M.C. Jiménez y M.E. Garcés publicado por Wolters Kluwer.

Los anticuerpos contra los receptores de factor de crecimiento pueden ser agonistas o antagonistas. Los anticuerpos monoclonales contra los receptores del factor de crecimiento utilizados en el tratamiento del cáncer ¿en cuál de esas dos categorías entrarían?

Para cada uno de los anticuerpos monoclonales terapéuticos en la tabla, indique la función del antígeno al cual se dirige el anticuerpo.

Nombre del Ac monoclonal	Blanco	Función del antígeno	Cánceres tratados
Rituximab	CD20		Linfoma no Hodgkin, LLC
Trastuzumab	HER2		Cáncer de mama
Alemtuzumab	CD52		LLC
Cetuximan	EGFR		Cáncer colorrectal, de cabeza y cuello
Bevacizumab	VEGF		Colorrectal, de pulmón de células no pequeñas, cánceres de mama y glioblastoma
Ipilimumab	CTLA-4		Melanoma

4.54 Respuesta Aspectos clínicos de la inmunidad: inmunología de tumores

Los agonistas bloquean la unión de los factores de crecimiento a sus receptores, mientras que los antagonistas estimulan el receptor del factor de crecimiento. En el tratamiento del cáncer se utilizaría el antagonista.

Nombre del Ac monoclonal	Blanco	Función del antígeno	Cánceres tratados
Rituximab	CD20	Señalización de linfocitos B	Linfoma no Hodgkin, LLC
Trastuzumab	HER2	Receptor del factor de crecimiento	Cáncer de mama
Alemtuzumab	CD52	Diferenciación de antígenos	LLC
Cetuximan	EGFR	Receptor del factor de crecimiento	Cáncer colorrectal, de cabeza y cuello
Bevacizumab	VEGF	Factor de crecimiento que promueve la angio-génesis	Colorrectal, de pulmón de células no-pequeñas, cánceres de mama y glioblastoma
Ipilimumab	CTLA-4	Regulador negativo de la activación de los linfocitos T	Melanoma

Para abordar más sobre el tema, consulta los capítulos **27** y **29** del libro *Inmunología molecular, celular y traslacional* de L. Pavón, M.C. Jiménez y M.E. Garcés publicado por Wolters Kluwer.

4.55 Pregunta

En la tipificación de los grupos sanguíneos AB0 se utiliza la aglutinación ______________ (directa, indirecta) para medir anticuerpos __________ (isotipo) contra antígenos del grupo sanguíneos.

¿Cuál es la diferencia entre una prueba de Coombs directa e indirecta?

Se realizó la prueba de Coombs a dos mujeres embarazadas con Rh-. Una tuvo títulos de 10 y otra tuvo títulos de 256. ¿El feto de cuál de las dos es más probable que desarrolle hidropesía fetal?

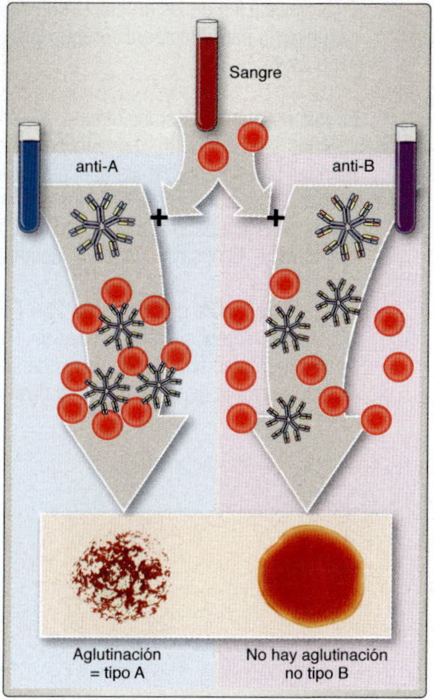

Aspectos clínicos de la inmunidad: medición de la función inmunitaria

En la tipificación de los grupos sanguíneos AB0 se utiliza la aglutinación directa para medir anticuerpos IgM contra antígenos del grupo sanguíneos.

En una prueba de Coombs directa, los eritrocitos del feto de una madre con Rh^- y un padre Rh^+ son incubados con inmunoglobulina antihumana para cuantificar los anticuerpos maternos unidos a eritrocitos fetales. En una prueba de Coombs indirecta, el suero de una madre con Rh^- es incubado con eritrocitos Rh^+ y después inmunoglobulina antihumana. El ensayo cuantifica los anticuerpos séricos en la madre.

El feto de la madre con títulos de 256 tiene más probabilidades de desarrollar hidropesía fetal. Títulos de 10 y 256 indican que la aglutinación fue detectada en diluciones de suero materno de 1:10 y 1:256. Cuanto mayor la dilución, mayor el nivel de anticuerpos.

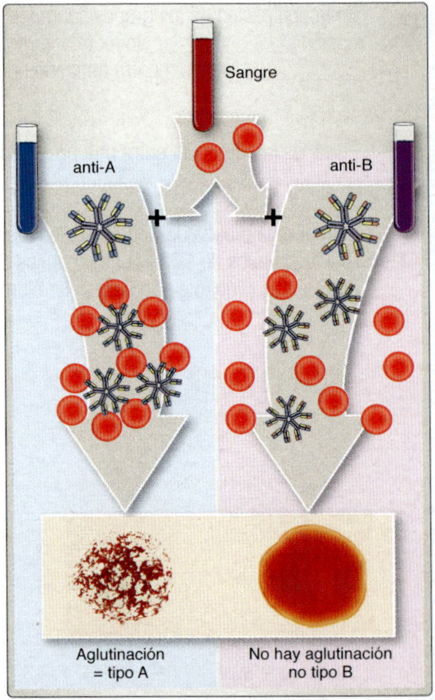

4.56 Pregunta

En el ensayo de inmunodifusión radial que se ilustra, ¿qué muestra contiene más antígenos?

Existen tres zonas en el gel mostrado: una zona fuera del anillo, el anillo y la zona dentro del anillo. ¿En qué región hay exceso de anticuerpos, exceso de antígenos y equivalencia anticuerpo-antígeno?

¿Sería útil una prueba de inmunodifusión radial (de Mancini) para distinguir la deficiencia CD40L de la XLA, o para identificar la macroglobulinemia de Waldenström?

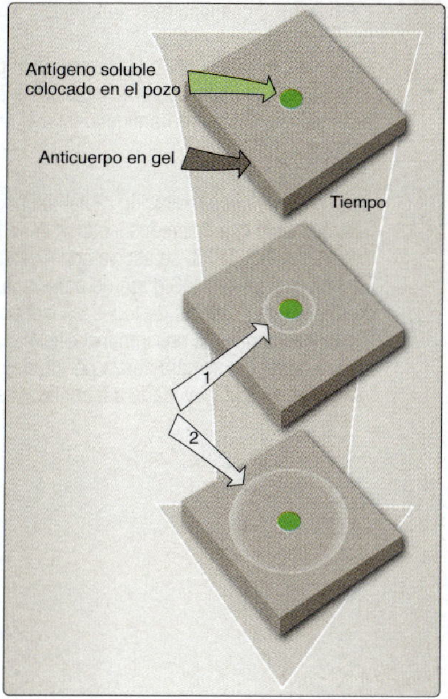

Aspectos clínicos de la inmunidad: medición de la función inmunitaria

La muestra 2 contiene más antígenos.

En la zona fuera del anillo (anillo con precipitación) hay exceso de anticuerpos, el anillo con precipitación es el área en la que hay una equivalencia anticuerpo-antígeno y en el área dentro del anillo hay exceso de antígenos.

La prueba de inmunodifusión radial (test de Mancini) puede ser utilizado para cuantificar los isotipos de inmunoglobulina en suero. La deficiencia de CD40L se asocia con niveles más altos de los normales de IgM y niveles de IgG e IgA de bajos a ausentes, mientras que en la XLA, hay una ausencia de todos los isotipos de inmunoglobulina. Sería posible distinguir las dos inmunodeficiencias. La macroglobulinemia de Waldenström se caracteriza por niveles más altos de los normales de IgM y ayudaría a identificar esta enfermedad.

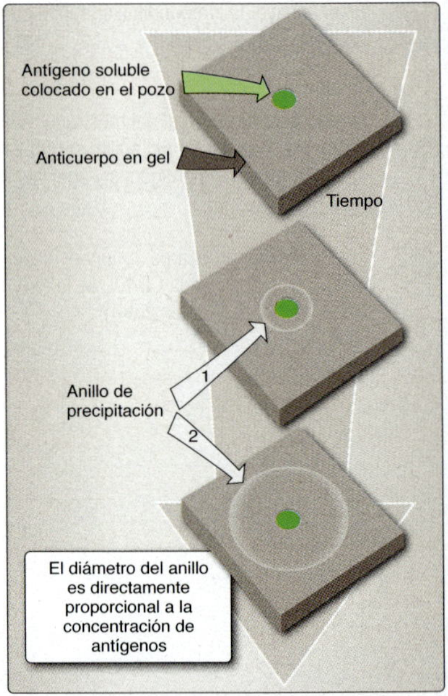

¿Cuáles son las ventajas y desventajas relativas entre una prueba de Ouchterlony y de Mancini (inmunodifusión radial)?

¿Cuál es la valencia de cada isotipo: IgG, IgM sérica e IgA secretora?

¿Qué dice cada flecha sobre los antígenos presentes en cada pozo?

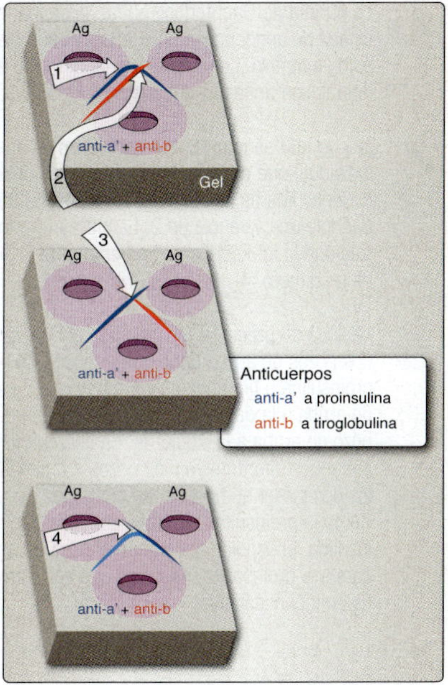

Aspectos clínicos de la inmunidad: medición de la función inmunitaria

La prueba de Ouchterlony puede examinar múltiples combinaciones de antígenos y anticuerpos simultáneamente, pero no es cuantitativo. La prueba de Mancini sólo puede evaluar una interacción antígeno-anticuerpo y es cuantitativo.

IgG: 2, IgM sérica: 10; IgA secretora: 4. Una molécula de Ig individual que consiste en dos cadenas pesadas idénticas y dos cadenas ligeras idénticas tiene dos sitios de unión a antígeno, dándole una valencia de 2. La IgG es un monómero (2) mientras que la IgM sérica es un pentámero (10) y la IgA secretora es un dímero (4).

La línea de precipitación indicada por la línea 1 sugiere que los dos pozos de arriba tienen un antígeno común, ya sea insulina, proinsulina o tirogloglobulina. La flecha 2 indica que el pozo de arriba a la derecha tiene un antígeno que no está en el pozo de arriba a la izquierda. La flecha 3 indica que hay dos antígenos diferentes en los pozos. La flecha 4 indica que los dos pozos que contienen antígenos con identidad parcial. Como la proinsulina contiene péptidos que no están en la insulina, el espolón indica que el pozo de arriba a la derecha contiene proinsulina, mientras que el de arriba a la izquierda contiene insulina.

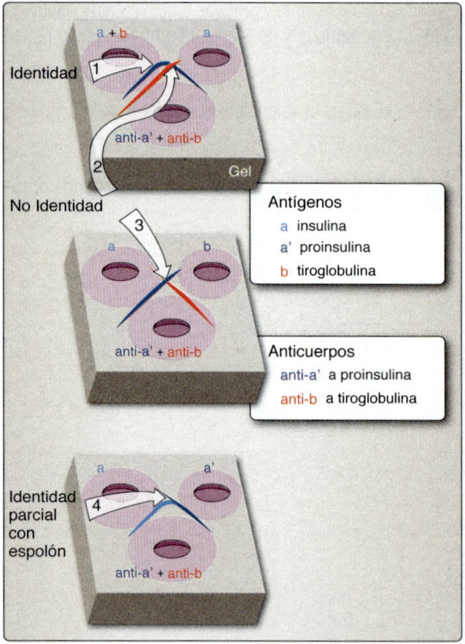

Lo mostrado en la figura se utiliza en tres diferentes ensayos. ¿Cuáles son esos ensayos y cómo se mide la señal en cada uno de ellos?

Si los anticuerpos primarios y secundarios son anticuerpos monoclonales, ¿necesitan ser específicos para el mismo epítopo?

¿Para cuál de estos pacientes sería útil este tipo de ensayo?: (1) un paciente con VIH para el que quiere determinar la proporción de linfocitos T CD4 en sangre periférica, (2) una mujer premenopáusica para la que quiere medir los niveles de estrógeno, o (3) un paciente con LES para el que quiere medir los anticuerpos contra ADN de doble cadena.

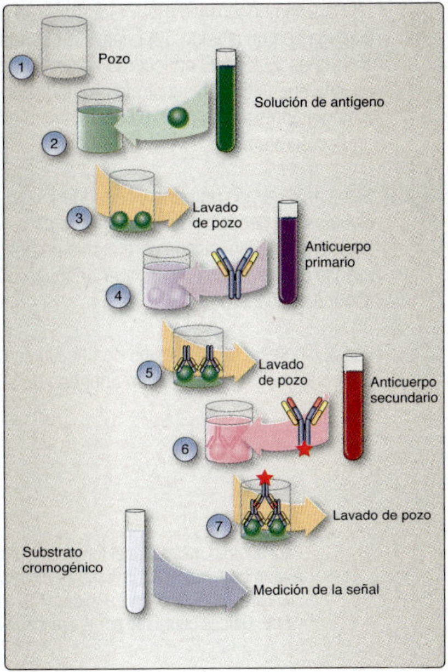

Aspectos clínicos de la inmunidad: medición de la función inmunitaria

(1) Radioinmunoensayo (RIA). El anticuerpo secundario se se conjuga con un isotopo. (2) Ensayo de inmunoabsorción ligado a enzimas (ELISA). El anticuerpo secundario se conjuga con una enzima que activa un substrato cromogénico. (3) Ensayo de inmunofluorescencia (EIF). La enzima secundaria se conjuga con un fluorocromo.

Si los anticuerpos primario y secundario son anticuerpos monoclonales, no necesitan ser específicos para el mismo epítopo. De hecho, si son específicos para el mismo epítopo, el ensayo no será exitoso porque la unión al primer anticuerpo impediría la unión segundo anticuerpo.

Los pacientes 2 y 3. Este tipo de ensayo se utiliza para medir proteínas solubles. CD4 es un antígeno de superficie.

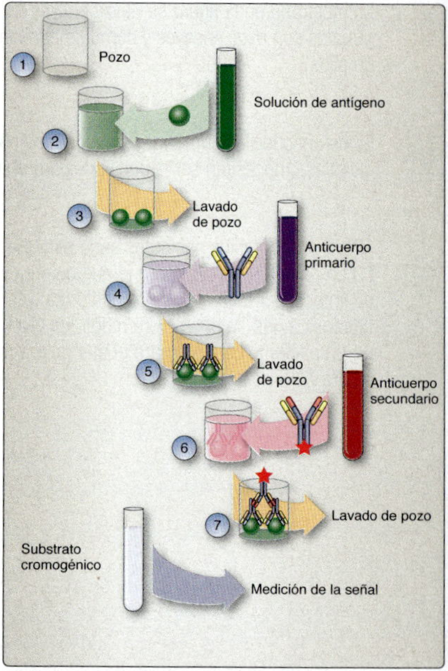

Para abordar más sobre el tema, consulta el **Apéndice A** del libro *Inmunología molecular, celular y traslacional* de L. Pavón, M.C. Jiménez y M.E. Garcés publicado por Wolters Kluwer.

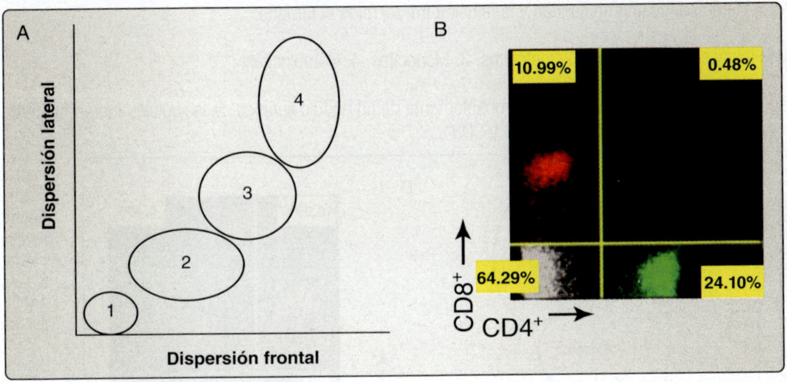

¿Para medir qué propiedades de las células se utiliza la dispersión de luz lateral y frontal?

Identifique las poblaciones de células sanguíneas periféricas en el panel A.

Para identificar células por análisis de citometría de flujo (FACS), se marcaron células en suspención con CD4 conjugado con un fluorocromo y CD8 conjugado con un segundo fluorocromo (panel B). ¿La suspensión celular analizada proviene de un nódulo linfático o del timo? ¿Por qué?

Aspectos clínicos de la inmunidad: medición de la función inmunitaria

La difusión lateral mide la granularidad y la difusión frontal mide el tamaño.

1. Eritrocitos (y células muertas). 2. Linfocitos. 3. Monocitos. 4. Granulocitos.

La suspensión celular analizada se trata probablemente de un nódulo linfático. Si las células fueran del timo, estarían presentes linfocitos T doble positivos $CD4^+$ y $CD8^+$.

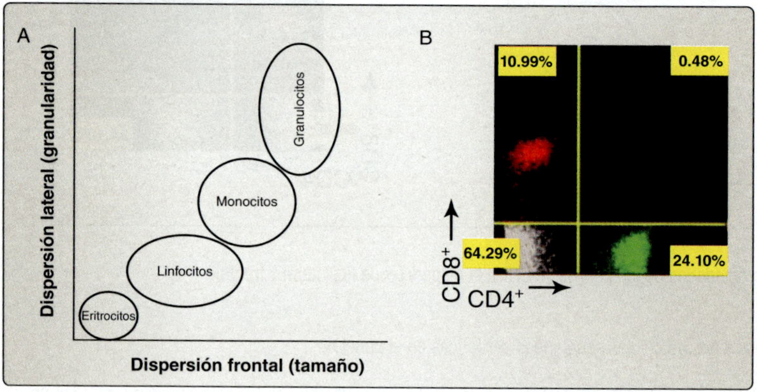

Para abordar más sobre el tema, consulta el **Apéndice A** del libro *Inmunología molecular, celular y traslacional* de L. Pavón, M.C. Jiménez y M.E. Garcés publicado por Wolters Kluwer.

¿Qué es responsable del enrojecimiento e hinchazón en la figura?

¿Para qué tipo de hipersensibilidad se utiliza esta prueba?

La reacción (nombre específico del enrojecimiento e hinchazón) se denomina __________ ___ __________ ___ __________ y se caracteriza por ___ __________ __________ __________ __________ _____ ___ __________ __________ ___ _____ __________ __________.

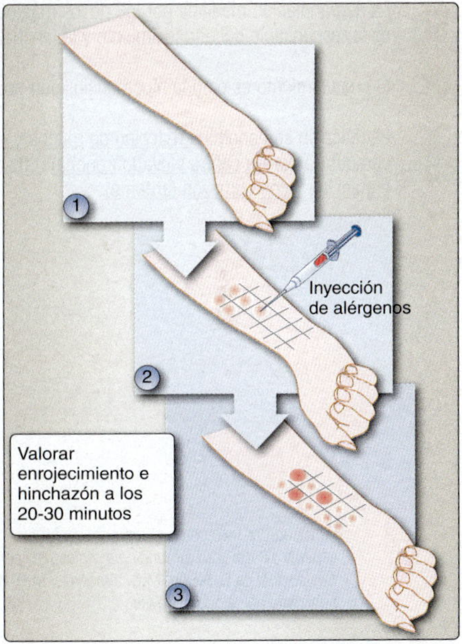

Aspectos clínicos de la inmunidad: medición de la función inmunitaria

La degranulación mediada por IgE de los mastocitos en el tejido es la responsable del enrojecimiento y la hinchazón.

El procedimiento es para la hipersensibilidad tipo 1.

La reacción se denomina reacción de roncha y eritema y se caracteriza por un centro elevado (roncha) rodeado por un área enrojecida y con comezón (eritema).

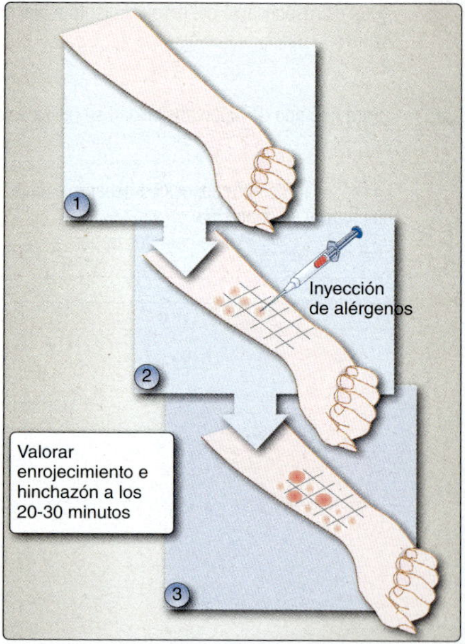

Para abordar más sobre el tema, consulta el capítulo **18** del libro *Inmunología molecular, celular y traslacional* de L. Pavón, M.C. Jiménez y M.E. Garcés publicado por Wolters Kluwer.

¿Qué tipo de hipersensibilidad se mide en el ensayo ilustrado en la figura?

¿Qué causa la hinchazón?

¿Una prueba PPD positivo indica que el paciente tiene TB activa?

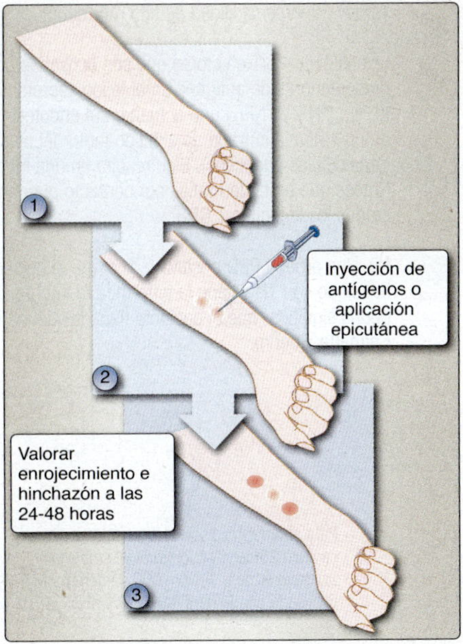

Aspectos clínicos de la inmunidad: medición de la función inmunitaria

Tipo IV, hipersensibilidad de tipo retardada.

Los linfocitos T_H1 efectores que son activados por células presentadoras de antígeno en el tejido secretan citocinas (p. ej., IFNγ y TNFα) que actúan en el endotelio vascular, lo que permita la entrada en el tejido tanto del plasma como otras células (fagocitos). Esto resulta en una hinchazón visible. Nótese que en la dermatitis por contacto pueden estar involucrados los linfocitos T CD8.

No. Una prueba PPD positiva indica que el paciente ha sido infectado con TB y tiene la enfermedad latente. También podría significar que el paciente tiene la vacuna BCG (Bacillus Calmette-Guérin).

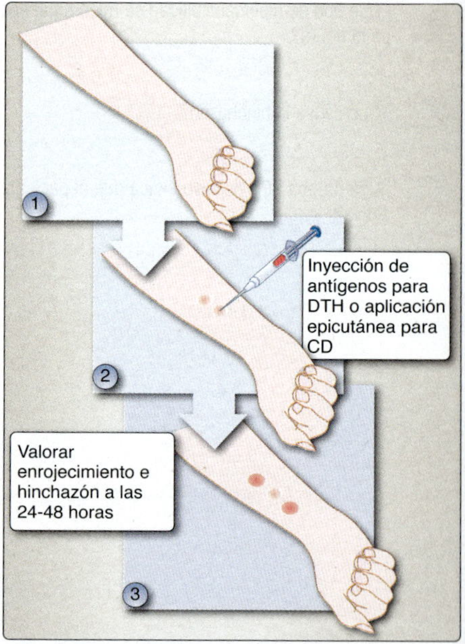

Para abordar más sobre el tema, consulta el capítulo **20** del libro *Inmunología molecular, celular y traslacional* de L. Pavón, M.C. Jiménez y M.E. Garcés publicado por Wolters Kluwer.

Tarjeta de caso

Influenza aviar

Albert es un joven de 20 años de edad que presenta dolor en la garganta, tos, dolores musculares y fiebre que ha persistido por varios días. Los síntomas se desarrollaron poco después de volver de un viaje a China durante el cual visitó una granja avícola. Sus síntomas son típicos de la influenza estacional pero él reporta que había sido vacunado antes de su viaje a China, lo que aumenta las sospechas de que haya adquirido influenza aviar, la cual es más peligrosa.

PREGUNTA: ¿Cómo la infección en humanos por influenza aviar pudo llegar a una epidemia?

4.1

Tarjeta de caso

Concepto de inmunología

Se han reportado infecciones por influenza aviar (H5N1) en Asia, África y Europa. Puede transmitirse por contacto directo con las aves infectadas, aunque la infección humano a humano es rara. Existe la posibilidad de que durante la infección en humanos, el virus pueda sufrir alteraciones por cambios genéticos, la recombinación de diferentes cepas del virus. El nuevo virus, al que no ha habido una extensa exposición humana, podría causar un brote mundial de la enfermedad.

Para abordar más sobre el tema, consulta el capítulo **24** del libro *Inmunología molecular, celular y traslàcional* de L. Pavón, M.C. Jiménez y M.E. Garcés publicado por Wolters Kluwer.

Asma

Alexandra es una mujer de 21 años de edad que se queja de congestión nasal, rinorrea, estornudos y prurito nasal persistente. Los síntomas se desarrollaron hace unos meses después de que su novio le regaló un gato en su cumpleaños. Cuando era niña, nunca tuvo una mascota doméstica, pero recuerda tener los mismos síntomas en la primavera y el otoño. Se le prescribe un antihistamínico oral y se le sugiere que limite su exposición a la mascota. Cuatro meses después, en invierno, Alexandra llega a la sala de urgencias por dificultad para respirar, sibilancias y opresión en el pecho. Dice que la severidad de los síntomas se relaciona con dar un paseo en el frío. De hecho, había estado sufriendo sibilancias intensas los días anteriores al dejar su casa por la mañana. El examen físico revela sibilancias difusas durante la expiración e inspiración. La espirometría revela una tasa espiratoria máxima reducida. Alexandra reporta que a pesar de la recomendación de su doctor, mantuvo contacto cercano con su gato.

PREGUNTA: ¿Qué tipo de hipersensibilidad es la responsable más probable de sus síntomas y cuáles son las células efectoras?

Tarjeta de caso

Conceptos de inmunología

Este es un ejemplo de asma alérgico, una hipersensibilidad de tipo I mediada inicialmente por la IgE. No obstante, con el tiempo desarrolla inflamación crónica reversible y los síntomas del asma pueden desencadenarse por una amplia variedad de estímulos incluyendo el ejercicio y el aire frío. Las células efectoras incluyen a los T CD4, linfocitos T_H2, secretores de IL-4, IL-5, IL-9 e IL13 y los mastocitos.

Para abordar más sobre el tema, consulta el capítulo **18** del libro *Inmunología molecular, celular y traslacional* de L. Pavón, M.C. Jiménez y M.E. Garcés publicado por Wolters Kluwer.

Tarjeta de caso 4.3

Artritis reumatoide

Suzannah es una mujer de 54 años de edad que presenta una historia de 5 semanas de fatiga asociada con dolor articular en manos y pies así como rigidez por las mañanas. Toma ibuprofeno y paracetamol sin mucho alivio. El examen físico presenta sensibilidad/dolor bilateral e inflamación de las articulaciones metacarpofalángicas. Los estudios de laboratorio revelan la presencia tanto de factor reumatoide como de anticuerpos antiproteínas citrulinadas.

PREGUNTA: ¿Cuál es la patogenia de la artritis reumatoide y cómo se manifiesta los estudios de laboratorio?

Tarjeta de caso

Notas de inmunología

La artritis reumatoide (AR) es una inflamación de la membrana sinovial. Se desconoce el desencadenante inflamatorio pero las lesiones se caracterizan por la presencia de linfocitos autorreactivos (predominantemente linfocitos T) y macrófagos. Los linfocitos T CD4 activan a los macrófagos para que secreten citocinas proinflamatorias incluyendo la IL-1 y TFNα. Uno de los tratamientos para la AR son los anticuerpos anti-TFNα. Aunque los linfocitos B representan una población menor, la AR puede tratarse con anticuerpos para el marcador de superficie de los linfocitos B CD20, lo que sugiere que los linfocitos B se relacionan con la patogenia. El factor reumatoide está presente en muchos pacientes, pero no es característica diagnóstica específica o sensible. Los anticuerpos antiproteínas citrulinadas son altamente específicos para la AR pero sólo una subpoblación de pacientes los tiene. También habría de notar que la AR se asocia con alelos de HLA específicos.

Para abordar más sobre el tema, consulta los capítulos **19** y **22** del libro *Inmunología molecular, celular y traslacional* de L. Pavón, M.C. Jiménez y M.E. Garcés publicado por Wolters Kluwer.

Tarjeta de caso 4.4

Enfermedad hemolítica del recién nacido

Adriana Jones es una mujer de 31 años de edad, embarazada de su segundo hijo. Antes de su primer embarazo, estudios revelaron que su grupo sanguíneo es B, Rh^- y el grupo sanguíneo de su esposo es B, Rh^+. A Adriana se le administró RhoGAM, un antisuero anti-Rh de título alto preparado de las madres que han desarrollado anticuerpos contra Rh, a las 28 semanas de gestación. Dio a luz a una niña saludable, que como su padre fue Rh^+. Adriana recibió una segunda dosis de RhoGAM 48 horas después del parto de su hija. Dos años más tarde, tuvo un tercer embarazo y dio a luz a una tercera niña sana.

PREGUNTAS: ¿Por qué el RhoGAM administrado a las 28 semanas no induce la enfermedad en el feto y cómo evita que la madre desarrolle títulos altos de anti-Rh?

Tarjeta de caso

Notas de inmunología

A pesar de que RhoGAM es un anticuerpo IgG y puede cruzar la placenta, la cantidad de anticuerpos administrada a la madre no es un título suficientemente alto como para causar enfermedad en el feto. El RhoGAM administrado a la madre durante el primer embarazo elimina las células sanguíneas fetales de su circulación. Además la presencia de complejos inmunes (eritrocito + IgG anti-Rh) inhibe el desarrollo de una primera respuesta contra el Rh en la madre.

Para abordar más sobre el tema, consulta el capítulo **19** del libro *Inmunología molecular, celular y traslacional* de L. Pavón, M.C. Jiménez y M.E. Garcés publicado por Wolters Kluwer.

Recirculación celular y migración a los órganos

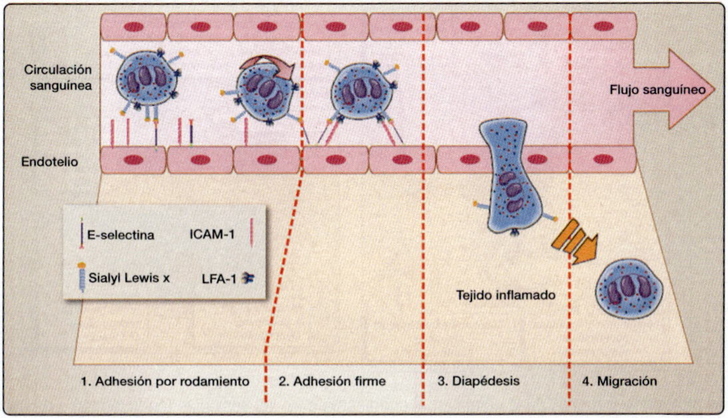

- Una clave de la inmunidad efectiva es la capacidad de los leucocitos para moverse entre la sangre y los tejidos.
- Las cuatro familias de moléculas de adhesión son las selectinas, sialomucinas, integrinas y los miembros de la superfamilia de las inmunoglobulinas.
- La expresión diferencial de las moléculas de adhesión dirige a las células a los sitios de inflamación.
- El proceso por el cual las células dejan los vasos sanguíneos y entran en el tejido se denomina **extravasación** y ocurre en cuatro etapas: (1) adhesión por rodamiento, (2) adhesión firme, (3) diapédesis y (4) migración.

4.1 Resumen

Aspectos clínicos de la inmunidad: cómo la inmunidad innata y adaptativa mantienen la salud

El sitio de la infección y la naturaleza del agente infeccioso determina la respuesta inmunitaria

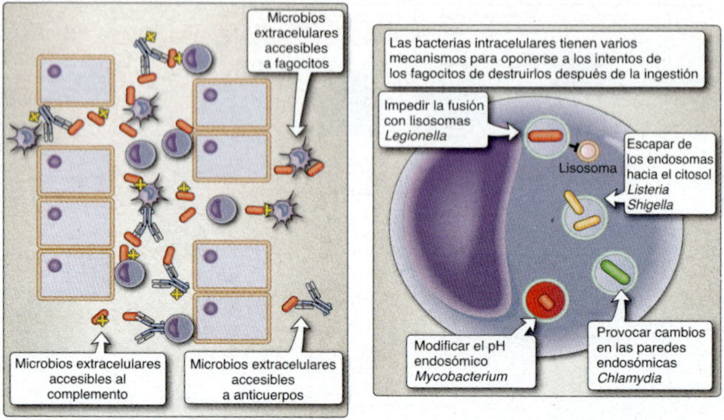

- Los microbios pueden vivir dentro de la célula en el citoplasma o en las vesículas (endosomas). Los microbios que viven en el citosol son eliminados por los CTL. Los microbios que viven en endosomas son eliminados por las respuestas DTH.
- Muchos patógenos bacterianos no entran en las células hospedera (p. ej., *Staphylococcus, Streptococcus, Neisseria, Bordetella y Yersinia*). Estos agentes son eliminados por anticuerpos, el compleneto y la fagocitosis.
- Los protozoos pueden ser extracelulares o intracelulares. Los mecanismos para eliminar protozoos en cada lugar son similares a los que son utilizados para las bacterias extracelulares e intracelulares.
- Los hongos son eliminados generalmente por la DTH pero algunos hongos estimulan la producción de anticuerpos.

Evasión de los patógenos a la respuesta inmunitaria

Los patógenos tienen mecanismos evolucionados para evitar la respuesta inmunitaria:

- El **cambio antigénico** ocurre cuando los microbios (p. ej., el virus de la influenza) provenientes de diferentes especies (porcina, aviar, humana) infectan la misma célula, se recombinan y como resultado tienen cadenas largas de moléculas antigénicas. Esta es la causa de que existan cepas altamente virulentas.
- La **deriva antigénica**: ocurre cuando mutaciones aleatorias provocan variaciones menores en los antígenos microbianos. Estas pequeñas variaciones permiten que el microbio escape a la detección inmunitaria.
- La **variación genética** se da en varios protozoarios (p. ej., *Trypanosoma brucei*) y microbios (p. ej., *Neisseria gonorrhae, Salmonella typhimurium*) que rutinariamente cambian la expresión de varias proteínas.
- La **latencia** ocurre cuando los patógenos (p. ej., los herpesvirus) se ocultan de la respuesta inmunitaria al entrar en una fase inactiva.
- **Alteración de la respuesta inmunitaria**. Algunos microorganismos alteran la maquinaria utilizada en la respuesta inmunitaria (p. ej., la fagocitosis) con el fin de evadirlas.
- **Camuflaje**. Los patógenos pueden enmascarar antígenos o bloquear la interacción con los receptores celulares formando cápsulas de polisacáridos o cubriéndose con moléculas del hospedero.

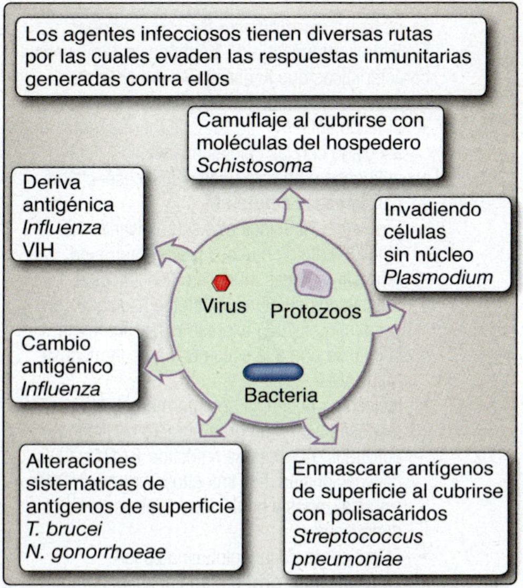

Aspectos clínicos de la inmunidad: cómo la inmunidad innata y adaptativa mantienen la salud

El sistema inmunitario de las mucosas

El sistema inmunitario de las mucosas tiene varias características que lo distinguen del sistema inmunitario sistémico/periférico.

- El tejido linfoide mucoso está íntimamente asociado con las células epiteliales y captan antígenos mediante unas células especializadas llamadas **células M**.
- Las células linfoides que son activadas en el tejido linfoide mucoso preferentemente regresan a zonas mucosas. Los linfocitos T y B activados en el tejido linfoide asociado con el intestino (GALT) expresa $\alpha4\beta7$ integrina, la cual se une a la sialomucina de la mucosa MadCAM.
- Incluso en ausencia de enfermedad, las zonas mucosas tienen un gran número de linfocitos activados. Además de linfocitos T CD4 y CD8 convencionales, hay linfocitos T intraepiteliales especializados y poblaciones únicas de células dendríticas.

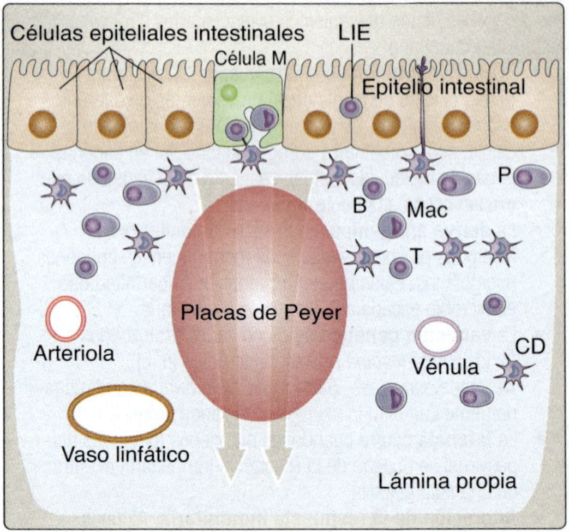

- El isotipo de inmunoglobulina es IgA.
- La **tolerancia oral** protege al hospedero de las consecuencias de una respuesta inmunitaria a las proteínas de los alimentos y a los organismos comensales.

Tipos de hipersensibilidad

Tipo	Sinónimos	Enfermedades	Mediada por	Mecanismos
I	Atopia, hipersensibilidad anafiláctica, alergia	Reacciones alérgicas, anafilaxia, asma	Anticuerpo IgE, el complemento no se involucra	El entrecruzamiento de anticuerpos IgE unidos a FcR en los mastocitos causa la degranulación y liberación de aminas vasoactivas (p. ej., histamina) lo que resulta en la contracción del músculo liso, vasoconstricción y vasodilatación del endotelio capilar.
II	Citotóxica	*Erythroblastosis fetalis*, síndrome de Goodpasture, anemia hemolítica autoinmune	IgM o IgG ± complemento	El anticuerpo IgM o IgG se une a epítopos en las células u otros componentes del tejido promoviendo la fagocitosis, la citotoxicidad mediada por células anticuerpo-dependiente, bloqueo de la función mediada por anticuerpos (bloqueo del receptor) o lisis mediada por el complemento.
III	Enfermedad por complejos inmunes	Enfermedad del suero, reacción de Arthus, lupus eritematoso sistémico	IgG ± complemento	Complejos antígeno-anticuerpo en los tejidos o en suero activan el complemento y atraen neutrófilos que liberan moléculas líticas.
IV	Hipersensibilidad mediada por células	Dermatitis por contacto, tuberculosis, rechazo crónico del injerto	Mediada por células anticuerpo-independiente	La liberación de mediadores por parte de linfocitos T $CD4^+$ sensibilizados provoca destrucción de tejidos por parte de células mononucleares. Los linfocitos T $CD8^+$, conocidos como linfocitos T citotóxicos (CTL) pueden matar células hospederas modificadas químicamente y células que exhiben moléculas MHC distintas.

4.3 Resumen — Aspectos clínicos de la inmunidad: hipersensibilidad

- Las 4 tipo de hipersensibilidades (I a la IV) requieren una exposición previa al antígeno. Las reacciones de hipersensibilidad no se dan con la exposición inicial al antígeno.
- Sólo la hipersensibilidad tipo IV es anticuerpo-independiente.
- El daño a los tejidos es la consecuencia de la liberación de sustancias químicas que atraen y activan células y moléculas que dan como resultado inflamación.
- Las reacciones de hipersensibilidad **tipo I** se dan segundos después de una segunda exposición al antígeno y están mediadas exclusivamente por IgE.
- Las reacciones de hipersensibilidad **tipo II** ocurren cuando la IgG (o IgM) se une a la membrana celular o a la matriz extracelular.
- Las reacciones de hipersensibilidad **tipo III** ocurren cuando los anticuerpos se unen a antígenos solubles y forman complejos. La inflamación se da en los sitios donde se depositan esos complejos.
- Las reacciones de hipersensibilidad **tipo IV** ocurren cuando las células hospedero son atacadas por leucocitos sin haber anticuerpo. La inflamación está mediada por linfocitos T. Tanto los linfocitos T CD4 y CD8 pueden estar involucrados.

Inmunodeficiencias primarias

Las inmunodeficiencias primarias son el resultado de defectos genéticos o congénitos intrínsecos y se dan en varios linajes; difieren en severidad, aunque generalmente se asocian con una susceptibilidad elevada a la infección. Existen más de 100 deficiencias primarias. A continuación, una categorización y ejemplos de los diferentes tipos de inmunodeficiencias primarias.

Deficiencias de las células troncales

- La **inmunodeficiencia combinada grave (IDCG)** puede deberse a defectos en RAG1 y/o RAG 2, la cadena γ del receptor de citocinas común y la cinasa JAK3.
- Otros defectos de genes asociados con la deficiencia de células troncales incluyen ADA (adenina deaminasa), ATM (ataxia-telangiectasia mutada) y SWA (síndrome de Wiskott-Aldrich).

Deficiencias de los linfocitos T

- El **síndrome de Di George** se caracteriza por un desarrollo anormal del timo lo que resulta en un desarrollo anormal de los linfocitos T. Varía en severidad y puede estar acompañada de otras anormalidades en el desarrollo.

La **deficiencia de TAP** se caracteriza por un defecto en el transportador asociado con la presentación de antígenos (TAP). Impide la carga de péptidos al MHC clase I lo que resulta en una expresión reducida del MHC clase I y de los linfocitos T CD8.

Deficiencias de los linfocitos B

La **agammaglobulinemia ligada al X** es una enfermedad recesiva ligada al X que resulta de un defecto en el gen de la tirosina cinasa de Bruton (BKT). El desarrollo de los linfocitos B no pasa de la etapa prelinfocito B.

La **inmunodeficiencia con hiper IgM** es un defecto en CD40L (CD154) que impide cambio de isotipo.

La **deficiencia de IgA selectiva** es la inmunodeficiencia más común, puede ser asintomática.

Aspectos clínicos de la inmunidad: inmunodeficiencias

Células accesorias

- **Síndrome de Chediak-Higashi:** un defecto en LYST/CHS1 (regulador del tráfico lisosomal) genera una fusión defectuosa de los lisosomas y fagosomas, la cual disminuye su capacidad de matar microorganismos fagocitados. Se caracteriza por albinismo y gránulos gigantes en neutrófilos y otras células.
- **LAD1/LAD2 (defecto de adhesión leucocitaria 1/2):** defectos en CD18 y el transportador de GDP-fucosa 1 respectivamente resultan en un tráfico leucocitario anormal.

Deficiencias del complemento

- Se han descrito deficiencias en la mayoría de los componentes del complemento.
- El fenotipo más severo se da con la deficiencia de C3. La C3 juega un papel central es la opsonización y los pacientes con deficiencia de C3 sufren infecciones bacterianas severas con un alto grado de morbilidad y mortalidad.
- Las deficiencias de C1, C4 y C2 parecen no predisponer a los pacientes a infecciones severas sino que se asocian con enfermedades autoinmunes, en particular LES.
- Las deficiencias en los componentes del complejo de ataque a la membrana (MAC) (C5-C6) causan menos morbilidad y mortalidad que la deficiencia de C3. Los pacientes con estas deficiencias tienen un riesgo alto de infección por *Neisseria*. Los niños y neonatos con deficiencias de componentes del MAC son susceptibles a infecciones piógenas severas y sepsis.

Inmunodeficiencias secundarias

- Las inmunodeficiencias secundarias están causadas por factores ambientales tales como la infección (VIH), tratamientos terapéuticos, cáncer y malnutrición.
- Pueden ocurrir en cualquier momento de la vida.

Enfermedades autoinmunitarias

Tejido afectado	Enfermedad	Antígeno blanco
Partes anteriores del ojo	Uveitis (anterior)	Beta B1-cristalina, otras proteínas del epitelio el cuerpo ciliar
Tejido conectivo	Esclerodermia	Antígenos Scl-70, PM-Scl
Eritrocitos	Anemia hemolítica autoinmunitaria	Moléculas superficiales de los eritrocitos
Válvulas del corazón y sarcolema	Fiebre reumática	Proteína M estreptocócica, antígenos del músculo cardiaco
Articulaciones de las extremidades inferiores; a veces ojos y sistemas genital, urinario y gastrointestinal	Enfermedad de Reiter (artritis reactiva)	Posible asociación con agentes infecciosos
Riñones, pulmones	Síndrome de Goodpasture	Colágeno tipo IV de las membranas basales
Intestino grueso	Colitis ulcerosa	Desconocido
Espina dorsal baja	Espondilitis anquilosante	Desconocido
Mielina del sistema nervioso central	Esclerosis múltiple	Proteínas de la mielina (varias)
Células β de los islotes pancreáticos	Diabetes mellitus tipo 1 insulinodependiente	Descarboxilasa de glutamato, preproinsulina, otros productos β celulares

Tejido afectado	Enfermedad	Antígeno blanco
Plaquetas	Púrpura trombocitopénica	Moléculas de membrana de las plaquetas (integrinas)
Músculo esquelético	Miastenia gravis	Receptor de acetilcolina
Músculo esquelético	Polimiositis	Antígenos Jo-1, PM-Scl
Piel	Pénfigo vulgar	Desmogleína-3
Piel	Psoriasis	Desconocido pero hay alguna asociación con infecciones por estreptococos
Piel, vasculaltura, músculo, articulaciones, riñón	Lupus eritematoso sistémico (LES)	Ácidos nucleicos, proteínas cromosómicas
Intestino delgado	Enfermedad de Crohn	Desconocido
Espermatogonia, esperma	Esterilidad masculina (algunas formas)	Desconocido
Membrana sinovial, articulaciones	Artritis reumatoide	Desconocido
Conductos lagrimales	Síndrome de Sjorgren	Antígenos Ro/SS-A
Glándula tiroidea	Enfermedad de Graves	Receptor TSH
Glándula tiroidea	Tiroiditis de Hashimoto	Tiroglobulina

Aspectos clínicos de la inmunidad: autoinmunidad

Tolerancia

- La **tolerancia central** es el resultado de la selección negativa durante el desarrollo del linfocito. Las clonas autoreactivas son eliminadas.
- La **tolerancia periférica** es necesaria porque la selección negativa no es perfecta. En algunos casos, los linfocitos T y B autorreactivos existen pero no responden (**anergia**). En otros casos los linfocitos T reguladores suprimen al linfocito autorreactivo.
- Se da por la pérdida de la tolerancia que da como resultado la respuesta inmunitaria contra antígenos propios. La patología en las enfermedades autoinmunes se da por las reacciones de hipersensibilidad, II, III y IV.

Factores que contribuyen con el desarrollo de autoinmunidad

- Fallas en la tolerancia de los linfocitos T.
  - Sin importar el tipo de respuesta inmunitaria, la autoinmunidad es el resultado de una falla en la tolerancia de los linfocitos T.
  - Las fallas en la tolerancia de los linfocitos T pueden ocurrir como resultado de (1) la ausencia del factor de transcripción AIRE, (2) una disminución en la expresión de la coestimulación (desregulación de CTLA-4) y (3) defectos en los linfocitos T reguladores (p. ej., mutaciones en FoxP3).
- La expresión de alelos de HLA particulares predispone a las personas a la enfermedad autoinmunes.
- El trauma (p. ej., una lesión severa del ojo) puede llevar a la liberación de antígenos secuestrados.
- La infección contribuye con el desarrollo de la autoinmunidad de dos maneras: **mimetismo molecular** e inducción de inflamación. En la primera, los epítopos de un microbio tienen una reacción cruzada con epítopos de las células humanas. La inflamación puede inducir la expresión de IFN-γ, la cual induce la expresión del MHC clase II, incrementando la probabilidad de activar un linfocito T autorreactivo.
- Las enfermedades autoinmunes por si mismas son un contribuyente. La respuesta a un epítopo en un antígeno lleva a la generación de una respuesta otros epítopos en un fenómeno denominado **diseminación de epítopos**.

Aspectos clínicos de la inmunidad: trasplantes

4.6 Resumen

Alorreacciones

- Un **aloantígeno** es un antígeno que difiere entre los miembros de una especie. Los aloantígenos que están involucrados en el trasplante de tejido y médula ósea son proteínas de histocompatibilidad (MHC o HLA). **El principal determinante del éxito de un trasplante es el número de alelos del MHC compatibles**.
- Existen dos tipos de alorreactividad:
  - Rechazo en los trasplantes de órganos sólidos: el hospedador ataca y destruye el trasplante.
  - Enfermedad de injerto contra hospedero (EICH): en los trasplantes de médula ósea el injerto ataca al hospedero.
- La trasfusión de sangre es también un tipo de trasplante. Los antígenos AB0 o de grupo sanguíneo son aloantígenos.

Tipos de rechazo (trasplante de órganos sólidos)

- El **rechazo hiperagudo** se da rápidamente, en horas, y se completa antes de que el injerto se establezca. Es el resultado de anticuerpos pre-eximentes contra grupos sanguíneos o moléculas del MHC.
- El **rechazo agudo** se desarrolla en un periodo de varios días. Linfocitos T alorreactivos del receptor reconocen el **HLA del donante presentado por células dendríticas (reconocimiento directo)** y migran al injerto para atacarlo. Linfocitos T CD4 y CD8 pueden mediar el daño.
- El **rechazo crónico** se desarrolla a lo largo de meses o años y está mediado principalmente por anticuerpos anti-HLA. A medida que las células del donante mueren liberan **proteínas HLA del donante que son procesadas y presentadas por células dendríticas y linfocitos B del receptor (reconocimiento indirecto)**.
- El rechazo puede ser controlado por tres clases de medicamentos inmunosupresores: corticoesteroides, medicamentos citotóxicos e inhibidores de la activación de los linfocitos T.
- El rechazo agudo puede ser controlado mediante anticuerpos antilinfocitos T.

Aspectos clínicos de la inmunidad: trasplantes

Agentes inmunosupresores relevantes para el trasplante

Agente	Células afectadas	Mecanismo de acción
Azatioprina	Múltiples tipos de células	Inhibición de la síntesis del nucleótido
Corticoesteroides (p. ej. prednisona)	Múltiples tipos de células	Inhibición de la transcripción para numerosas citocinas y otros productos involucrados en la inflamación
Ciclofosfamida	Múltiples tipos de células	Inhibición de la síntesis del nucleótido
Ciclosporina	Linfocitos	Inhibición de la transcripción para múltiples citocinas (p. ej., Il-2, IL-4)
Micofenolato mofetilo	Linfocitos	Inhibición de la síntesis del nucleótido y proliferación de los linfocitos
Sirolimus (rapamicina)	Linfocitos T	Inhibición de algunas transducciones de señal inducida por citocinas (p. ej. IL-2)
Tacrolimus (FK506)	Linfocitos T	Inhibición de la transcripción de genes en linfocitos, inactivación de la calcineurina
Anticuerpos contra el receptor de IL-2	Linfocitos T	Inhibición de la activación de linfocitos mediada por IL-2
Radiación	Muchos tipos de células	Inducción de daño al ADN, especialmente en células rápidamente proliferantes
Anticuerpos contra linfocitos	Linfocitos	Destrucción o inhibición de linfocitos o subpoblaciones de linfocitos
Anticuerpos anti-CD4, anticuerpos anti-CD8	Linfocitos T $CD4^+$ Linfocitos T $CD8^+$	Interferencia con la unión de los TCR
Anticuerpos anti-MHC I/II	Células presentadoras de antígeno	Interferencia con la presentación de antígenos y la activación de los linfocitos T por bloqueo

Aspectos clínicos de la inmunidad: inmunofarmacología

Tratamiento de las enfermedades autoinmunitarias e inflamatorias

Enfermedad	Tejidos/órganos afectados	Signos y síntomas comunes	Agentes inmunosupresores/ antiinflamatorios
Enfermedad de Crohn	Capas de la mucosa intestinal	Diarrea, dolor en el cuadrante abdominal bajo derecho con una masa inflamatoria, fiebre y pérdida de peso	Sulfasalacina, corticosteroide, azatioprina, metotrexato, inhibidores del TNF-α
Esclerosis múltiple	Materia blanca del cerebro y la médula espinal	Síntomas sensoriales, neuritis óptica, diplopía, debilidad en los miembros, ataxia, anormalidades cognitivas y afectivas, fatiga, estreñimiento, urgencia/frecuencia urinaria, disfunción sexual	IFN-β-1α, IFN-β-1β, acetato de glatiramer, mitoxantrona, natalizumab, corticoesteroides
Lupus eritematoso sistémico	Articulaciones, músculo, vasos sanguíneos, riñones, piel, mucosa, sistema nervioso central, sangre, corazón y pulmones	Artritis, pérdida de peso, fiebre, fatiga, sarpullido, llagas orales, alopecia y fotosensibilidad	Ácido acetilsalicílico, AINE, corticoesteroides, hidroxiclorquina, ciclofosfamida
Psoriasis	Piel	Lesiones dérmicas edematosas inflamadas cubiertas por escamas blancas plateadas	Esteroides tópicos y retinoides, inhibidores del TNF-α
Espondilitis anquilosante	Articulaciones del esqueleto axial y sacroiliaca	Dolor de espalda inflamatorio y artritis en caderas y rodillas	AINE, sulfasalazina, metotrexato, inhibidores del TNF-α

Acciones que mejoran la respuesta inmunitaria

- Adyuvantes son agentes que se administran con las vacunas para atraer CPA e incrementar su expresión de moléculas coestimuladoras.
- Las citocinas afectan a muchos aspectos de la inmunidad incluyendo el crecimiento y la diferenciación celular, la activación celular, la inflamación y la reparación de tejidos. Se han utilizado interferones tipo I y II para aumentar la respuesta inmunitaria en las infecciones virales (p. ej., hepatitis B y C).

Agentes antiinflamatorios

- Los glucocorticoides inhiben la transcripción de citocinas proinflamatorias.
- Los AINE reducen la inflamación al inhibir la síntesis de las prostaglandinas y el tromboxano mediante la inactivación de la ciclooxigenasa.

4.7 Resumen Aspectos clínicos de la inmunidad: inmunidad tumoral

Cómo se distinguen los tumores de las células normales

- Los antígenos específicos para tumor vienen de proteínas celulares mutadas.
- Los antígenos asociados con tumores vienen de la expresión alterada de una proteína normal.

La respuesta inmunitaria al cáncer

- La respuesta inmunitaria al cáncer es tumor específica.
- Las respuestas inmunitarias innatas al cáncer involucran la muerte por células NK y la producción de citocinas antitumor por parte de los macrófagos, incluyendo TNFα e interferones.
- Las respuestas inmunitarios adaptativas a los tumores son respuestas inmunitarios "normales" e incluyen la generación de anticuerpos antitumor, muerte por CTL y reacciones DTH.

Vigilancia inmunológica y evasión del tumor a la respuesta inmunitaria

- La hipótesis de la vigilancia inmunológica propone que las células tumorales son inmunogénicas y que el sistema inmunológico las elimina inicialmente.
- Los tumores se desarrollan porque inducen la supresión inmunitario o pierden inmunogenicidad.
- Los mecanismos de evasión incluyen la secreción de citocinas supresoras (p. ej., TGFβ) y la modulación de la expresión del MHC.

Terapia inmunológica

- Se han utilizado citocinas para aumentar la respuesta inmunitaria.
- Se ha utilizado anticuerpos monoclonales para etiquetar células para su eliminación o para dirigir medicamentos a las células tumorales.
- El desarrollo de vacunas contra el cáncer es un acercamiento prometedor.
- Se están desarrollando terapias inmunológicas dirigidas a cada etapa de la respuesta inmunitaria normal.

Abreviaturas

ABREVIATURA	DEFINICIÓN
Ac	Anticuerpo
AET	Antígeno(s) específico(s) de tumor(es)
Ag	Antígeno
AINE	Antiinflamatorio no esteroideo
AR	Artritis reumatoide
β_2m	Beta-2 microglobulina
BCR	Receptor del linfocito B (del inglés *B Cell Receptor*)
BTK	Tirosina cinasa de Bruton (del inglés *Bruton Tyrosine Kinase*)
C	Complemento
C2, C3, C4, etc.	Componentes del complemento, tanto de vía clásica como de vía de la lectina
Cadena L	Cadena ligera de la inmunoglobulina
CAM	Molécula de adhesión celular (del inglés *Cell Adhesión Molecule*)
CD	Célula dendrítica
C_L	Región constante de la cadena ligera de la inmunoglobulina
CTL	Linfocito T citotóxico, *también llamado* Tc (del inglés *Cytotoxic T Lymphocyte*)
CTLA-4	Proteína asociada al linfocito T citotóxico-4 (del inglés *Cytotoxic T-Lymphocyte-Associated Antigen-4*), *también conocido como* CD152
C_H	Región constante de la cadena pesada de la inmunoglobulina
DAL	Deficiencia en la adhesión del leucocito
DC	Grupo de diferenciación *también* dermatitis por contacto
DN	Doble negativo, para los marcadores CD4 y CD8, en los timocitos
DP	Doble positivo, para los marcadores CD4 y CD8, en los timocitos *y a veces* en los linfocitos T
DTH	Hipersensibilidad tipo IV *también denominada* hipersensibilidad de tipo retardado (del inglés *Delated Type Hypersensivility*)
EGC	Enfermedad granulomatosa crónica
EICH	Enfermedad de injerto contra hospedero
ELISA	Ensayo por inmunoabsorción ligado a enzima (del inglés *Enzyme-Linked Immunosorbent Assay*)
F(ab')$_2$	Fragmentos de unión al antígeno (bivalente)
Fab	Fragmento de unión al antígeno (univalente)
FACS	Clasificador de células activadas por fluorescencia (del inglés *Fluorescence-Activated Cell Sorter*), *también llamado* citómetro de flujo
Fc	Fragmento cristalizable de la inmunoglobulina
FcR	Receptor para la región Fc de la inmunoglobulina

Abreviaturas

GALT Tejido linfoide asociado al intestino (del inglés *Gut Associated Lymphoid Tissue*)

HEV Vénula de endotelio alto (del inglés *High Endotelial Venules*)

HLA Antígeno leucocitario humano (del inglés *Human Leukocyte Antigen*), MHC humano

ICAM Molécula de adhesión intercelular de las células inmune (del inglés *Immune Cell Adhesion Molecule*) CAM de la súper familia de las inmunoglobulinas

IDCG Inmunodeficiencia combinada grave

IDCV Inmunodeficiencia común variable

IFN Interferón, que pueden ser α, β, o γ

Ig Inmunoglobulina

Ii Cadena invariante asociada al MHC clase II

IL Interleucina

ITAM Motivo de activación del inmunorreceptor basado en tirosina (del inglés *Immunoreceptor Tyrosine Activation Motif*)

JAK Janus cinasa (del inglés *Janus Kinase*) y *a veces*, simplemente otra cinasa

Kappa (κ) Cadena ligera kappa de la inmunoglobulina

KAR Receptor activador de las células NK (del inglés *Killer Activation Receptor*)

KIR Receptor inhibidor de las células NK (del inglés *Killer Inhibition Receptor*)

Lambda (λ) Cadena ligera lambda de la inmunoglobulina

LES Lupus eritematoso sistémico

Linfocito B Linfocito que madura en la médula ósea

Linfocito B-1 Población de linfocitos autorrenovables

Linfocito B-2 Linfocito B convencionales

Linfocito T Linfocito derivado del timo

MAC Complejo de ataque de la membrana del complemento (del inglés *Membrane Attack Complex*)

MadCam-1 Molécula de adhesión celular asociado a mucosas-1 (adresina)

MAGE Antígeno asociado a melanoma (del inglés *Melanoma-Associated Antigen*) (antígeno tumoral)

MALT Tejido linfoide asociado a mucosas (del inglés *Mucosa-Associated Lymphoid Tissue*)

MAP Proteína activada por mitógenos (del inglés *Mitogen-Activated Protein*)

MBL Lectina de unión a manosa (del inglés *Mannan-Binding Lectin*), *también* activación del complemento por la vía de la lectina de unión a manosa

MHC Complejo principal de histocompatibilidad (del inglés *Major Histocompatibility Complex*)

Abreviaturas

MLR Cultivo mixto de linfocitos (del inglés *Mixed Lymphocyte Reaction*)

NFAT Factor nuclear de linfocitos T activados (del inglés *Nuclear Factor of Activated T cells*)

NK Célula NK (del inglés *Natural Killer*, "asesina natural")

P Properdina

PAF Factor activador de plaquetas (del inglés *Platelet-Activating Factor*)

PAMP Patrón molecular asociado a patógeno (del inglés *Pathogen-Associated Molecular Pattern*)

pCMH Péptido unido por el Complejo principal de histocompatibilidad (clase I o II)

PMN Leucocito polimorfonuclear o neutrófilo

PPD Derivado proteico purificado de la *Mycobacterium tuberculosis* (del inglés *Purified Protein Derivate*)

PRR Receptor de reconocimiento de patrones (del inglés *Pattern Recognition Receptor*)

RAG Gen activador de la recombinación (del inglés *Recombination-Activating Gene*)

RBC Eritrocito (del inglés *Red Blood Cell*)

RC Receptor del complemento

Región C Región constante de una molécula o gen

Región V Región variable de una molécula o gen

Rh Antígeno Rhesus, proteína de un grupo sanguíneo humano

RIA Radioinmunoensayo (del inglés *Radioimmunoassay*)

SP Simple positivo para marcadores CD4 o CD8 en los timocitos o linfocitos T

SWA Síndrome de Wiskott-Aldrich

TAP-1, TAP-2 Transportador asociado al procesamiento del antígeno (del inglés *Transporter associated with Antigen Processing*)

TCR Receptor del linfocito T (del inglés T *Cell Receptor*)

Th Linfocito T cooperador (del inglés *Helper T cell*) llamados Th1, Th2, Th17, etc.

TLR Receptor tipo Toll (del inglés *Toll-Like Receptor*)

TNF Factor de necrosis tumoral, (del *inglés Tumor Necrosis Factor*)

T_{reg} Linfocito T regulador

V_H Región variable de la cadena pesada de la inmunoglobulina

VIH Virus de la inmunodeficiencia humana

V_L Región variable de la cadena ligera de la inmunoglobulina

WBC Leucocitos, (del inglés *White Blood Cell*)

XLA Agammaglobulinemia ligada al cromosoma X (del inglés *X-Linked Agammaglobulinemia*)

Notas

Notas

Notas

Notas

Notas

Notas

Notas

Notas

Notas

Notas

Notas

RRS1611